Le Passeur HypnotHique

Bruno Delcombel

Le Passeur HypnotHique

ISBN numérique : 9791040550860

EAN papier : 9791040550877

Librinova

Courriel : contact@librinova.com
Internet : www.librinova.com

Ce livre est une promenade...
Une chanson de gestes...
Une ballade au chant des neurones...
Une balade au champ des neurones...
Livre de réflexions réflexives...

Pr. Sylvestre H. Marimount

Neurophilosophe. NeuroHypniatre-opiniâtre.
Co-auteurs : TOI, de-ci de-là... lis-toi toi-même...

Bruno P. J. de la Petite Vallée...
Peter-John Mac Clombdeel
Neurohypniatres.

Soit 3x33 ans de transes partagées et plus si affinité...

Bienvenue dans la cour de récré... avec à dent et rêve de petite souris...
Où les neurones-enfants s'ébattent... avec la fraîcheur enfantine du cerveau... condition sine qua non... pour des entractes hypnotiques... essai original dans l'univers des neurones... « l'enfant » relaxé désormais chez son dentiste... Ave Brunus Dentix !
Ne pensez-pas à ce que votre cerveau peut faire pour vous ; mais pensez à ce que vous pouvez faire pour votre cerveau... ô transe que faire se peut !

Quant au passeur hypnothique, il va préparer extemporanément le paquetage des bons petits soldats : les neurones…
Prérequis avant prix requis pour la transe-séance !
Attention ! À l'instar de la T.N.T. ! La Transe Neuronale Thérapie, c'est de la dynamique… si TU ne LE LIS pas… JE ne PEUX rien FAIRE POUR TOI !
L'ouverture d'esprit donne une bonne lecture neuronale…
Alors… Lancelotte ! Lancelot ! Merci mille et une fois de plonger dans ce livre…

à TOI
à l'Infini

Œuvre en tiroirs
Autre en miroir

Le rêveur
Je suis là, sans être là : je prends l'air...
Je suis là, sans être le « la » : je donne l'air...
Saimin

Sois comme nous, l'enfant qui découvre...

Entrez en étranger
Partez en ami
« Philoxenia »

PRÉFACE

Ta date de naissance :

Pour l'un de nous, par exemple, c'est voir le jour et prendre le large... dans l'archipel des TOIMOITOUS...
Un 8 avril en l'an 1955... un bon millésime !
Mais voir le jour, c'est aussi voir la nuit...
En me penchant sur ce livre, pour saisir cette bouteille à la mer, je me suis redressé... pour saisir avec le temps qu'en fait, c'était une bouteille une spirale orbitale !
Avec Sylvestre, Peter et Bruno :
des mots mis sur un livre qui délivre...
des maux mis à nu qui s'atténuent...
À toi lectrice, Lancelotte pour ton potenCiel...
À toi lecteur, Lancelot pour ton potenCiel...
Dans le cadre de vie choisi, de ce livre : TOI !
Dialogue des inconscients à travers des paysages choisis : mer (MAR) et (I) montagne (MOUNT)... donc MARIMOUNT
À MARIMOUNT qui révèle l'âme sensible...
Aux mémoires de Bruno, Pierre, Jean DelCombel.
À MARIMOUNT un moi caché...
À marImOunT qui s'efface... devant toi...
À TOI !

Bonne transe–lecture !
Bruno P.J. de la Petite Vallée. D.D.P. – P.P.C.Q.A

INDUCTION ! CONFUSION !

À votre bon cœur !

Ce livre n'a pas de prix... il faut donc le lire à tout prix... et c'est toi qui décerneras son prix !
« Lisez trois fois chacun de mes ouvrages :
La première fois, au moins comme vous êtes mécanisés à lire tous vos livres et journaux ;
La deuxième fois, comme si vous en faisiez la lecture à un auditeur étranger ;
La troisième fois, en tâchant de pénétrer l'essence même de ce que j'écris. »

Georges Ivanovitch Gurdjieff, Récits de Belzébuth à son petit-fils, Éditions Janus, Paris 1956

Pour finir, avec nous, par une lecture neuronale qui permet de jeter ce qui doit l'être... dans la mare au diable ! Puis au bout du compte écrire sa propre légende... Bon transcénario !
Car dans la vie : Penses-tu être libre de penser ?

Penses-tu être libre de pensées ?

« Terraterrement les neurones pensent pour toi
Terracielement les neurones pansent pour toi. » Marimount.
Je peux te comprendre à ma façon ; mais je ne comprends pas à la place de ton cerveau...
Donc tu lis, tu te lis, tu sauras et au final tu seras... un autre... Homo sapiens neuronal...
Seul un certain lâcher-prise peut le permettre. Ce livre-passeur est une occasion, neuve !
Avant lecture, ce livre... comme ses semblables, est muet. Et, comme chacun sait les grandes douleurs peuvent être muettes... Alors une bonne lecture incursive va lézarder ce néfaste silence : grand bonheur que de pouvoir amorcer de la félicité chez l'Autre !
— CroiX-tu ? dit l'égoïste.
— Oui ! Cela permet de re-susciter l'agapè. C'est une des clés du paradis ici-bas...
« Ton livre, prends-le comme un guide sur un chemin donné,
Deviens ton propre guide sur ce chemin éclairé... » Le passeur hypnotHique.
Marimount qui livre avec ses deux pages : Peter et Bruno...
MAINTENANT ! Par-delà les parasites humains qui occupent ce monde... ton cerveau fait déjà ici un travail... il sait très bien ce qu'il doit rejeter dans cette mare ici-bas...
« Mens sana in transe sano »
Cet ouvrage est comme votre cerveau ; il est singulier...
Cependant ses différentes lectures vont le rendre pluriel...
Ni vraiment leçon de choses...
Ni vraiment leçon de gnoses...
Ce livre est une petite mine d'or... pour une immense mine d'or... tes neurones... et dans ce milieu coule une rivière enchantée... qui va de la montagne à la mer... ton cerveau va faire un travail continu... il va tamiser pour

éliminer les mauvais cailloux... et miser sur un futur plus doré... je ne sais pas qui tu es... mais j'ai une certaine idée du fonctionnement de ton cerveau, par la grâce des connexions neuronales...
L'Humain en neurolation depuis la nuit des dents... avec pages d'écriture sur les neurones...
Alors si ce livre semble te prendre la tête ; c'est pour la rendre meilleure...
Cela coule de sources neuronales !
Déjà sens dessus dessous !? Alors pensez fort à ne rien penser...
Car il y a des sens... qui tombent sous le sens... mais qui cachent d'autres sens...
Ainsi, tu saisis ce livre mais tu n'es pas sûr de tout saisir... Rassure-toi, pour nous c'est la même chose ! Parfois l'écriture de la pensée est complexe. En effet, il faut mettre à plat ce que l'on aimerait élevé... Alors, ce livre est toujours une bouteille à la mer, avec une idée plus personnelle qu'un vague S.O.S... il s'agit plutôt d'un S.M.S. : Save My Soul, qui permet de trouver une bonne vague à surfer...
« Car c'est par l'écriture toujours qu'on pénètre le mieux les gens. La parole éblouit et trompe, parce qu'elle est mimée par le visage, parce qu'on la voit sortir des lèvres, et que les lèvres plaisent et que les yeux séduisent. Mais les mots noirs sur le papier, c'est l'âme toute nue. » Guy de Maupassant.
C'est particulièrement vrai pour cet ouvrage, animé par ta propre lecture dans un partage d'anima...
À votre bon sens !
– La transe est un état premier plutôt qu'un état second...
Cet état gère et s'élève au-dessus des données des problèmes.
Cet ouvrage se situe au niveau de tes états d'âme...
Écrire une transe, donne une écriture qui pense en haut

pour panser plus bas...
Cela permet ainsi de lâcher du lest dans un lâcher-prise.
Alors de nouveaux horizons s'ouvrent en perspective...
– La transe de ce livre se livre ; tu passes le permis de conduire ta vie :
Une lecture qui déroute pour une bonne route,
Pour lire à pleines dents maintenant sans le doute,
Avec des voyages qui forment la jeunesse des neurones,
Pour éloigner les mauvais bourdons de la couronne,
Au bout du conte c'est toi qui comptes,
Et en fin de compte c'est toi qui contes...
– Lire c'est se parler...
Alors l'écoute hisse le grand-voile !
Dévoiler l'Autre... c'est accepter aussi de se dévoiler !
« Rien n'est beau que le vrai. » Nicolas Boileau
Un livre qui est à parts,
Parce que tu es à part... à parts pas toujours égales...
Ce livre comme une résonance du chant entier de ta personnalité... ce livre n'a pas d'histoires... ne fait pas d'histoires... ne cherche pas l'Autre source de censures... c'est TON histoire au fil des neurones...
Et puis surtout, cet ouvrage va faire progresser ton « Q.I. » : Quotient Imaginatif grâce aux messagers entre les neurones : les neuromédiateurs...
Ce livre sera comme une sorte de contrôleur des contrôleurs neuronaux : les neurotransmetteurs. Il sera créateur d'images mentales qui vont stimuler la partie créative du cerveau.
Toi enfin, qui écrit sur ce livre une nouvelle histoire sur tes neurones, en récompense de tes bonnes images...
La créativité, c'est la liberté !
Lancelotte ! Te voilà avertie !
Lancelot ! Te voilà averti !

Pour commencer : voilà la question... qui parle aux neurones, car le cerveau cherche toujours une réponse à une question !
Tu es plutôt mer ou montagne ? ...
Pendant que ton cerveau y réfléchit...

L'imaginaire : soit l'enfant qui lit ! ...
Le réel : tiens ton livre le reste se fera tout seul...

Remerciements.

En premier lieu… je remercie la Mer et la Montagne.
Elles donnent un sens à la vie au sens littoral… et minéral…
Elles m'offrent surtout deux clés efficaces, parmi d'autres, pour l'inconscient… comme une fertile Terre à pis…
Et puis à ceux qui ont su me lire… à leurs façons :
Muriel D. / Marou M. / Jean-Marc C. / Laurent Z. / Françoise C.
Corinne P.- M. / Valentin P. / Daniel K. / Franck V.
et… TOIentou K. !
Enfin ce dicton-bouclier :
« À la Saint-Bruno, les feuilles tombent dans le bô. »
Maintenant, toute ressemblance avec des personnes existantes ou ayant existé est pure intention… car ce livre est destiné à un être qui possède un cerveau humain…
Les fariboles s'envolent !
Il n'y aura pas de son pour l'âne, mais pour l'âme…
« Les Hommes jugent les choses suivant la disposition de leur cerveau. »
Spinoza
Schéma de la transe en danse :
entre, toi et moi… lecture du conscient…
puis, toi est moi… lecture de l'inconscient…
alors, toi émoi… lecture inconsciente…
enfin, TOI et moi… lecture consciente…
Livre distractif, dissociant, puis reconstructif…
« L'inconscient, c'est tout ce qui n'est pas conscient. »
Docteur Milton Hyland Erickson.
À mes amis, lecteurs éternels, les neurones…

/ TRANSE – RAMAGE /

FACE à TOI

« Ô que nous mêlions, âmes sœurs que nous sommes,
À nos vœux confus la douceur puérile
De cheminer loin des femmes et des hommes,
Dans le frais oubli de ce qui nous exile. »

Paul Verlaine. IV Ariettes oubliées.

Autant te le dire tout de suite, ce livre à la prétention d'être neuromédicinal... Transse Neuronale Thérapeutique... en visant l'élite neuronale universelle... humble cheville ouvrière... et dans son genre c'est un essai unique au monde... tout en étant une première mondiale... dans l'univers... supra-ordinaire... rien que ça, tu te dis... et ça te fait sourire !? bien... et oui c'est logique... ici et là... politesse de l'espoir... l'humour est une forme de... lâcher-prise... tu prends ainsi du recul... et plus sérieusement... tu réalises... que ce cycle de transes formé... te transe-formera... car c'est TOI qui est l'unique objet de ce ressentiment... et donc unique au monde...
Métaphores... Métaphormoses... Métamorphoses...
« Ne dites pas simplement que vous avez lu des livres. Montrez que grâce à eux vous avez appris à mieux penser. »
Épictète
Vous venez de saisir ce livre, et si tu le saisis... il restera éternellement ton ami...

Bruno : quid de ce livre ?
Peter : to be livre or not ?
— Sylvestre : ce livre est personnel, c'est à dire à toi, c'est dire à toi, c'est à toi, c'est toi, TOI... à la nuance près... que l'ego se croit éternel... mais paradoxalement pour que les neurones trouvent la lumière, il faut que l'ombre de l'ego s'estompe...

Voilà... tu lis maintenant CONFORTABLEMENT ton livre... pour que tu sois encore mieux RELAXÉ... tu décroises tes pieds... bien... pour une MEILLEURE CIRCULATION... très bien... ta lecture peut se faire d'une ou deux mains... comme le niveau de lecture peut être variable... ta transe-lecture te DISSOCIE... pour une MEILLEURE RESPIRATION neuronale... tu intègres les sons qui t'entourent... le TRAVAIL NEURONAL s'effectue naturellement...

Ce livre ouvert qui pense te lire à livre ouvert...

Ce livre-miroir aux tiroirs secrets... qui se révèlent...

Car toute personne est hypnaudible...

« Dans la vie tu vas réaliser qu'il y a un rôle pour toutes les personnes que tu rencontres. Certaines vont te tester, d'autres vont t'utiliser, d'autres vont t'aimer, et d'autres vont t'enseigner. Mais celles qui sont les plus importantes sont celles qui font ressortir le meilleur de toi-même. Ce sont des personnes étonnantes et rares, qui vont te rappeler pourquoi la vie vaut la peine d'être vécue... »

Le soldat inconnu de l'âme...

Il faut te protéger aussi : « Les meilleures personnes possèdent le sens de la beauté, le courage de prendre des risques, la discipline de dire la vérité, la capacité de sacrifice, ironiquement, leurs vertus les rendent vulnérables ; ils sont souvent blessés, parfois détruits. »
Ernest Hemingway

Ce livre va te prendre la tête, pour mieux te la rendre...

Ce livre doit se prendre et se comprendre comme une transe scripto sensu... et cependant lato sensu ! Avec des penseurs qui te percent à jour par leurs citations... comme autant de touches inductives sur le piano de la transe écrite... à ta portée... mais aussi dans le train de la transe écrite où les citations sont autant d'aiguillages...
Ce livre simplement comme un sac transe-tout... où il y a... à apprendre et à enlacer...
Ce livre est donc une bonne mine... à retardement !
Le livre aux multiples rus, sources de thérapie...
Alors, si un homme averti en vaut deux ; un homme qui sort d'une transe-lecture en vaut trois !!!
« Tout homme ouvrant un livre y trouve une aile, et peut planer là-haut où l'âme en liberté se meut. » Victor Hugo
Aile-toi, le ciel t'aidera...
Citations qui t'exposent à une certaine vérité... à une acceptation... à une renaissance... alors...
« Au fond de chaque mot, j'assiste à ma naissance. » Alain Bosquet. Premier Poème
Une bonne citation vous tend la perche le temps d'un éclair à travers les époques...
Ne pense pas lire ce livre à tête vraiment reposée... si tes neurones veulent paresser, dans ce cas, laisse tomber et laisse-toi tomber ! Tes neurones vont transpirer, et c'est heureux ! Car sa vraie lecture évitera la transe-pire... Dès lors, il faut déjà s'estimer heureux d'être un bipède à peu près cortiqué...
Transe et lâcher-prise : décrocher, un temps, de la lourdeur humaine pour un nouveau schéma neuronal... moteur ! Transe... Neuronale... Thérapie... ACTION !
« Une idée sans exécution est un songe. » dirait le Duc de Saint-Simon.
Retrouve l'enfant en toi !
Retrouve ton âme d'enfant !

Car l'enfant plonge plus volontiers dans un livre...
– Enfant :
tu lis sans lire
tu lis cent lyres
tu lis sans ligne
tu lis cent lignes
tu lis cent pourquoi
tu lis sang pourquoi
tu lis cent fautes
tu lis sans faute...
Alors, tu peux goûter ce livre, en fait plus le déguster que le dévorer ! Le fait de jouer avec la distorsion du temps tue dans l'œuf le bibliophage qui peut se cacher en toi en lisant cette phrase qui peut te sembler interminablement longue et je dirai même plus pour toi-même interminablement longue...
Prends ce livre comme un chemin vers l'homéostasie, par une sorte de pratique sportive de tes neurones...
Métaphores initiales pour le cerveau :
Tu es et resteras la star de tes neurones !
Donc tu dois développer ces poussières d'étoiles...
Tu es le tsar de tes neurones !
Donc autocrate qui développent ses sujets...
Si nous semblons habiter ce livre, pour de vrai, c'est toi le propriétaire !
Puisque tu vas activer tes neurones en lisant ce livre-miroir sans tain... et ton cerveau va donc réfléchir...
il réfléchit dans ce livre-miroir... et puis...
il réfléchit sur ce livre... et puis...
il réfléchit avec ce livre... et puis
ce livre te délivre... avec ta lecture consciente...
avec ta lecture inconsciente...
et se lire pour une lecture sublimée... qui donne du temps au temps...

L'hypnose pratiquée est en fait de la « psychologie neuronale ciblée » ...
Confusion... transe... liance... alliance... reliance...
Ceci n'est pas un livre...
« Si une seule des phases de ce livre, vous a plu ; je serai déjà bienheureux. »
Mais si tu crois avoir lu « phrases » ; j'en suis encore plus heureux... on va s'entendre encore plus vite ! Si tu viens en plus de vérifier... même chose !
Ce que ton conscient ne perçoit pas, ton inconscient le saisira.
Parfois cela n'a ni queue ni tête pour le conscient, mais reste en tête pour l'inconscient...
Dans le cerveau, rien ne se crée tout se transe-forme...
Volant de métaphore en métaphore... le circuit court neuronal, rend plus intelligent !
Alors, comme une gentille bombe à retardement, il y aura quelques étincelles éternelles...
Tiré d'un ancien slogan sur l'ivresse... de la lecture ici...
« Tu t'es vu quand t'as lu ? » Sais-tu réellement les conséquences d'une parenthèse enchantée où tu survoles un parterre de pierres d'achoppement...
L'Homme est parfois plus un parasite de la Terre que son amie... on part de la mer ou de la montagne afin de monter vers le ciel... pour se racheter...
– « Tu es plutôt mer ou montagne ? ... »
Une question nous interpelle toujours !!!
Automatiquement le cerveau cherche sa réponse... dans cette induction qui s'installe par effet HypnotHique Homonyme : « l'induction Marimount » ...
Et puis :
Hypnose comme poétique du rêve...
Hypnos comme aède du rêve...
Hypniatre comme messager du rêve éveillé...

Hyp ! Hyp ! Hyp ! Hypnose ! Vous allez allumer les mèches pour des feux d'artifice hypnotiques !
Alors ton cerveau y réalisera les plus beaux bouquets...
Sur l'observation de notre maître à penser :
« L'état **HypnotHique** est une transe-position de la transe naturelle et quotidienne.
La transe c'est **l'Homme**. »
Pr Sylvestre Heaven MARIMOUNT
Et puis avec d'autres... nullus humanum est, sed perseverare diabolicum est.
« Sois je gagne, sois j'apprends. » Nelson Mandela
« La vie est simple somme toute. Mais elle peut parfois se compliquer ou bien on aime se la compliquer. Et les autres aussi peuvent nous la compliquer. » Dr. Zoé de Lapaslisse
« Que dire ?
La Vie... c'est cousu de fil blanc originel...
Elle nous entache...
Il faut pouvoir s'en détacher...
C'est marche ou rêve... » Le Sâdhu Samudrparvat
« La vie se déguste en transes fines. » Pr. Shinrin UMITOYAMA. Neurophilosophe. Hypniatre kyotoïte
Déguste dans cette vitrine, le mille-feuille de transes qui se présente à toi...
« Il faut de tout pour faire un monde, dit-on.
Mais ton univers est fait de tout petits riens... » Sammkat Géejgitangor
Être un « passeur hypnotique » est à la portée de tout le monde. Nous avons tous cette petite musique intérieure... la transe-mettre est une autre histoire...
Le passeur hypnotique va, lui, cultiver un talent ; alors que le « Passeur HypnotHique » va développer un don. C'est la connaissance de causes... pour la bonne cause !

Ainsi, et alors que vous lisez ces lignes... le « Passeur HypnotHique » a déjà entrepris son travail... La couverture vous induit dans le jeu de la transe ; et puis vient l'effet d'amorçage.
Votre âme d'enfant est captée...
Lancelotte, Lancelot : ça te graal où ?
Loup y es-tu ?
Oui il y a un loup...
Les neurones crient au loup !
Dans la gueule du loup,
On élimine le loup dans la bergerie...
Dans ton jardin monte sur la balançoire hypnotique qui fait osciller ton cerveau, entre ton conscient et ton inconscient.
Et de fait... de toujours lire ces lignes, prouve que vous tenez déjà ce livre en catalepsie... d'une certaine façon... la vôtre... et indique que votre inconscient est en action... depuis un bon moment...
Ah la vie... tu crois que tu es dans un tortillard ; mais tu es dans un trans-univers-express !
Alors, la transe peut permettre de flâner et prendre de bonnes correspondances... gagner du temps sur le temps... ainsi va la vie... neuronale... certains trains de neurones seront bloqués dans des gares désaffectées... ils affectent la vie en bloquant d'autres trains pour différentes destinations... ils empêchent aussi la formation de nouveaux trains... comme le train électrique des enfants qui tourne en rond... le passeur hypnothique devient alors le... transe-formateur qui va transformer les circuits... puis un aiguilleur de trains neuronaux venu du ciel... catalyseur de destinées...
Ici, il y a donc une invitation au voyage cérébral, avec votre passeport neuronal pour un... relaxant... lâcher-prise !!!

Sur ce, Mer ou Montagne ?
Lancelotte ?
Mer ! Bien... très bien... Tu sais... je suis le meilleur car je pense que tu es la meilleure...
Tu es la meilleure... mais tu ne le sais pas... encore...
Lancelot ?
Montagne ! Bien... très bien... Tu sais... je suis le meilleur car je pense que tu es le meilleur...
Tu es le meilleur... mais tu ne le sais pas... encore...
Sinon, à quoi bon ?

/ TRANSE – PRÉFACE /

« Celui qui n'est plus ton ami ne l'a jamais été. » Aristote
Une pensée qui peut panser bien des blessures, en ce qui concerne la nature humaine…
Comme tu l'as remarqué, Aristote est un ami très proche en pensées…

Lancelotte. Lancelot.

Tu vas lire ce livre, cet essai… un mille-feuille de transes… une transe ferrata…
Tu vas parcourir ce livre, et ses mots vont se promener dans ton cerveau…
Plus précisément, ils traversent la forêt neuronale avec ses arborescences changeantes…
À l'instar de la pipe de Magritte, ceci n'est pas un essai… car le but est une transe-formation !
Tu verras ce n'est pas un conte à dormir debout. En effet, le rêve éveillé peut se réaliser… dans le couloir du temps… avec un meilleur à venir… avec un meilleur avenir !
Cet ouvrage n'est pas un galop d'essai avec un cheval sans tête, avec un cheval sans nom… Puisque c'est toi qui tiens les rênes. Dans cette chevauchée fantastique neuronale, tu aménages ta monture pour voyager plus loin. Et puis, tu fusionnes avec les auteurs dans ces nouveaux paysages…
Prends… le temps… de lire ! Saisis-le !!!
Car le temps t'happe… et de vivre dans le déni aussi…
En effet, si l'on nie les faits ; il n'y aura pas d'effets.

La séquence d'ACCEPTATION est une condition sine qua non.
Dans l'erre du temps, si tu ne vas pas à Marimount,
Marimount n'ira pas à toi...
« Ainsi de votre chant la marche cadencée
Imite l'action et note la pensée. » Charles Nodier
Tu es face aux auteurs. Marimount est une étoile interplanétaire... quant aux autres, ils vont se conjuguer tels des homonymes, ou alors des hétéronymes comme dirait le grand auteur en hauteur : Pessoa.
Dans la confusion, la transe, la lecture consciente n'est pas celle de l'inconscient... mais il ne s'agit pas de perdre conscience, ni d'être inconscient !
Mais plutôt d'une ballade promenade, enchanteresse, parmi les neurones... et chacun y trouvera son chemin... balade pour une tranquillité neuronale...
Quoi qu'il en soit, ce livre sera toujours ton ami...
Ouvre ton grimoire miroir... livre-miroir à tiroirs... accommodants...
Pour le cerveau, la vie est un compte de faits.
Et ces faits selon les circonstances sont : ancrés, oubliés, biaisés, ignorés...
Alors, nous escomptons sur une lecture semée de petites transes cathartiques...
In fine, Lancelotte, Lancelot : les yeux dans les yeux,
d'âme à âme,
au bout du conte, c'est toi qui compte...
À toi, Lancelotte Sœur d'âme...
À toi, Lancelot Frère d'âme...
« On a marché sur l'ego. » Béder. Éditions Castrum
Pour l'heure,
à la post-préfacière Lancelotte Pierrette,
au post-préfacier Lancelot Bruno,

qui se confondent dans ce même curriculum vitae, en raccourci...
D.M.D. – P.P.C.Q.A. – Psychothérapeute éricksonien.
C.E.S. Psychologie Médicale Générale. 3ème cycle universitaire.
Conférencier et formateur international senior, et universitaire en hypnose médicale.
Et puis aussi...
— STOP ! À chacun : « Pour qui te prends-tu ? » dirait le Doyen de la « Faculté » des neurones... On marche sur l'ego, ça porte bonheur !
Maintenant tu arrêtes ! Car l'ego n'est pas l'alter ego du quotient intellectuel. Et comme tu le sais bien, l'ego doit se dissoudre dans la transe... tu dois échapper à « l'ego meumque jus » ! Avec l'ego, nos désirs sont désordres... faites vos « je », rien ne va plus !
Lancelotte ! Lancelot !

L'ego luit avec l'autre
Mar i mount t'éclairent
Ce jour est un Autre
Ce livre t'est clair...

En revanche le curriculum vitae, au sens propre, de tes neurones m'interresse...
Alors, ego ? ega ? egay ? Peu importe, nous garderons ici l'ego transcendental !
Ainsi dans la transe, deux égaux valent toujours mieux que deux egos...
Chassez le naturel, il revient au galop... Horace revisité par Philippe Néricault Destouches !
— Bien, Maître Marimount ! En fait, on voulait se rassurer sur notre propre légitimité... car chassez le doute, il revient au galop !

Et puis : « C'est une grande misère que de n'avoir pas assez d'esprit pour bien parler, ni assez de jugement pour se taire. » Jean de La Bruyère.
Sans parler de la prétention d'écrire...
Heureusement le script d'une transe échappe à tout jugement et donc toute prétention !
« Il faut donc prendre vue sur cet hôpital universel qui est le monde. » André Suarès.
On rejoint ici, la sagesse marocaine : Le bonheur humain est chose infiniment fragile et le
Rétributeur – qu'il soit loué ! – met toujours le bien à côté du mal, le malheur près de la joie et l'épine à la tige de la rose.
Pré-partum neuronal...
Je transe-fère, la parole à nos Maîtres... d'école... de la vie...
On va parler, d'une certaine façon, de toi... cela t'intéresse ? tu t'intéresses ?? bien...
Très bien... le dialogue des cerveaux s'ouvre encore un peu plus !
Si, parfois, tu as l'impression d'être étourdi ou dérouté dans ta lecture, c'est logique...
Car c'est biologique... le cerveau fonctionne et s'active comme cela...
Ce livre est un correcteur d'écriture neuronale réciproque.
On va jouer et gagner ensemble avec le « Quotient Intellectuel Neuronal » ...
La transe thérapeutique est un PARTAGE entre deux êtres.
Il ne peut y avoir une forme d'autorité sur l'autre. Cette sorte d'autorité qui est la source de tous les abus...
Transe en danse éternelle !
À cet endroit mythique, la montagne plonge dans la mer...
Alors, l'aigle en profite pour interpeller la mouette rieuse...
L'aigle : j'aimerais ton avis... tu sais comment à commencer l'Histoire ?

La mouette rieuse : oui, pour moi c'est à l'existence des premiers neurones...
L'aigle : et sais-tu pour l'Homme ?
La mouette rieuse : oui je le sais ; mais je ne veux troubler personne...
Ah l'humain... plus tord à tord que bord à bord...
et plus corps à corps que cœur à cœur...
« La vie est un songe. » Pedro Calderon de la Barca
Pour mémoire...
Il y a 10.000 ans environ les Chamanes, Amérindiens d'Amérique du Nord, utilisaient la transe hypnotique pour communiquer avec les esprits...
Il y a 4.000 ans les Égyptiens avaient des Temples du Sommeil. Les prêtres guérissaient en murmurant des mots à l'oreille des malades...
Et puis : — « Gilgamesh, là où se portera le désir de ton cœur, j'irai et je m'engage à ce qu'il revienne avec moi de ce voyage. »
Gilgamesh le sumérien, et Enkidu qui représente en fait... le Moi Idéal et le savoir inconscient (nous avons déjà là, la métaphore du « passeur hypnothique » épique, 2.650 ans environ avant J.-C.). La véritable histoire de Sumer commence à l'époque suivante, appelée proto-dynastique, entre 2.700 et 2.300 avant notre ère, à peu près. —
S.N. Kramer (p.17). L'Histoire commence à SUMMER. Arthaud
Bienvenue dans ton épopée Lancelotte...
Bienvenu dans ton épopée Lancelot...

Livre-transe, lecture enchantée...
Lecture entransée, transe-livrée...

Transe à part, en aparté didascalique... késako ? Et bien voilà, c'est à la fois la règle du jeu et celle du « je », avec une induction confusion : vous entrez en scène, pour devenir l'acteur, sans masque... dans le théâtre de votre vie... dans une transe-lecture...
Ainsi, prenez le temps, toujours à bras cataleptique, de parcourir ce livre pour un transport cérébral, en vue d'une transe-position neuronale.
Car comme le disait le Grand Maître Tushidotomo :
La vie est courte.
Et l'égoïste courre.
Alors, petite Lancelotte ou bien petit Lancelot :
Tu prends du temps au temps...
Tu vas lire ce livre à graal que veux-tu !
Tu lis ces lignes et tu es déjà ailleurs...
Tu lis ce livre, et il y a âmes qui vivent...
Et ton inconscient prendra, alors, les bonnes sentes... pour la nuit des temps !
Et en pratique aussi, tu le verras, à partir de la nuit des dents ! ...
Lancelotte ou toi Lancelot...
à partir de maintenant je suis sûr d'une chose sur toi tu viens de lire ces mots et aussi que tu ne penses pas penser à un éléphant rose tout en y pensant sans y penser et que tu vois aussi et perçois maintenant cette belle libellule qui danse à travers la campagne et qui survole
encor la mer avec ses calmes et ses tempêtes et puis comme aspirée par la montagne monte au firmament d'une voûte étoilée
merci Lancelotte pour l'ouverture d'esprit de ton conscient
merci Lancelot pour l'ouverture d'esprit de ton conscient
voyage en transe... je de maux et jeux de mots sont sur un même bateau
alors dédicaces d'anticipation , en reprenant l'expression,

jadis, de ma grand-tante « Bonne Sœur » dans sa chambre au couvent :
à toi, lectrice, Lancelotte, « sœur d'âme »,
à toi, lecteur, Lancelot, « frère d'âme »,
que vos âmes raisonnent sur terre
que vos âmes résonnent dans l'univers...
Grand théâtre et petits acteurs.
La terre, comme un petit atome dans l'univers, qui tourne sur elle-même.
Peter : Le commun des mortels vit dans le réel. Le concret est le cadrage du rêveur...
L'idéaliste vit en « démolcratie ». Et tout ce petit monde doit tourner rond, pas simple...
Bruno : En rappel, l'Homme est poussière d'étoiles. Il peut y avoir, effectivement, un bémol dans la mole...
Sylvestre : Et puis, les particules ne sont pas toujours si élémentaires...
Je ne suis pas là pour les autres et pour penser à leur place... déclarait un disciple de Xénocrate.
Maintenant, à toi de jouer Lancelotte !
Maintenant, à toi de jouer Lancelot !

Toi, le disciple, en compagnie du Professeur Marimount.

/ TRANSE – Pré-faces /

Cet ouvrage est inéluctablement dédié au nombre incalculable de milliards que représentent les présents et futurs véritables lecteurs : les neurones !
Et en l'occurrence, ici, TES neurones… mais les nôtres aussi, par le fameux effet miroir !
Nous voulons remercier notre élève de la première heure et historiquement :
Brunô, un alter ego, d'avoir très largement insisté… léger euphémisme… pour que l'on écrive ce livre de concert tous les trois. Il faut le dire, sans lui, pas d'efforts pour coucher, voir accoucher sur ces pages nos ressentis… la tâche n'était pas si aisée…
Sylvestre H. Marimount
Dr. Peter-John Mac Clombdeel. Hypniatre. D.D.S.

Dr. Bruno de la Petite Vallée. Hypniatre. D.M.D.

Ainsi… « LA VIE SE DEGUSTERAIT EN TRANSES FINES… »

enfin… c'est selon le « destin » … le goût du jour… et puis aussi avec qui !
Donc toi, l'Homme fort avec les faibles et faible avec les forts, passe ton misérable chemin… tu ne joueras jamais dans la même cour !

... bon... jour...

« Ce qui trouble les Hommes ce ne sont pas les choses, ce sont les jugements qu'ils portent sur les choses. »

Épictète. 1er siècle après J.-C.

Tu es plutôt MER... ou MONTAGNE... ?
...Vingt mille lieux sous les mers...
...Vingt mille cieux dans les airs...
Voilà, c'est fait ! TON CERVEAU vient d'animer encore une fois et pour de bon ce livre, et pour le bon... Sans lui, sans toi, il ne serait que matière inerte...
Oui, Peter ?
– Je propose un break...
La lecture est de l'hypnose dynamique,
et avant que l'AUTO-hypnaudit ne démarre,
vous emplissez votre coffre de balises,
CAR la déesse vous guide avec ses mots-clés, de ce VEHICULE...
Mais en fait ce livre, ton livre, accompagne les pages de ta vie qu'il reste encore à écrire... je l'écris pour TOI et moi ; car cela ne regarde personne d'autre ! En général et en particulier ici, le résultat d'une lecture, a fortiori d'une transe, est forcément intime. En effet on ne peut partager une modification cérébrale, qui est physiologiquement et anatomiquement, et logiquement toute personnelle... redondance neuronale... une sorte de « diaconie » réciproque... TON livre... TON marimount... TOI !
Là, toi qui me lie... tu me comprends... et toi qui me lit aussi...
« Le monde est fait pour aboutir à un beau livre. » Mallarmé

Métaphore pour le livre de ta vie...
Mais encore faut-il savoir enlever les mauvaises pages de sa vie, et le pouvoir ! Et ne jamais sous-estimer l'ennemi car, en l'occurrence ici, c'est peut-être bien toi !
Il faut donc lâcher prise, mais aussi pour enfoncer le bon clou, avec l'outil hypnothique... il faut une synergie, entre les éléments en présence !
« Mais les mots noirs sur blanc, c'est l'âme toute nue. » Guy de Maupassant. Notre cœur
Ici, pas question d'examen de conscience... mais plutôt un voyage au pays de l'inconscient...
On peut parler d'une ballade neuronale entre deux cerveaux, d'un quadrille entre deux conscients et deux inconscients, et in fine d'une transe en danse...
Alors ce livre n'est pas un dictionnaire bêtement amoureux de l'hypnose. Il n'est pas question de détailler l'hypnose. De plus, on ne peut prétendre galvauder la relation en transe de deux personnes. L'agapè qui en résulte ; nous mène au firmament...
Parmi les « inventeurs » de l'inconscient, nous citerons le médecin Allemand Carl Gustav Carus (1789-1869). Selon lui, l'inconscient contient un savoir inné. Il est indépendant du temps et de l'espace. Notre inconscient est relié directement au reste du monde et particulièrement à nos semblables...
Plus « simplement » en rappel, pour Milton H. Erickson :
« L'inconscient est tout ce qui n'est pas conscient ! »
La Vie est « états de conscience » ...
Et l'inconscient n'est pas un roseau pensant.
En rail ! pour un voyage neuronal...
La Vie se déguste en transes fines...
« Nous sommes tous un rayon de soleil pour quelqu'un, mais on ne le sait pas toujours. » Antoine de Saint-Exupéry
Le passeur hypnothique, lui, le sent... Le cerveau voit et

revoit la couverture du livre... l'accrocHe HypnotHique... H... H... H...
Triangle HypnotHique des auteurs ! : la ligne ortho-grapHique est franchie pour un essai transe-formé...
Le « passeur hypnothique » c'est donc aussi évidemment et indubitablement ce livre, lui-même ! Scriptural !
Bien sûr, « Écrire est une forme de thérapie. »
Graham Green
Mais la réciproque est de mise ici...
Car animé par ta lecture, c'est vraiment TOI-même à travers ce passeur...
Paradoxalement, lire c'est se parler... et l'écoute hisse encore le grand voile...
Il va falloir se lire, mais pas dans le sens du « Connais-toi toi-même ! », formule aussi aberrante, quand on y pense... que l'injonction paradoxale : « Sois spontané ! » ...
En effet, on le verra, la pratique de l'hypnose n'est en fait qu'un habillage neuronal sur mesure...
« JE » face au miroir : reflet énigmatique...
« JE » existe face à l'AUTRE...
« JE » face aux Autres, c'est encore une autre histoire...
Sinon, parfois, la nuit je me sens seul...
Mais l'hypnose, c'est aussi composer une mémoire future dans une harmonie positive.
En fait, l'hypnose existe sans exister... et n'existe pas en fait... comme moi...
Marimount, mon nom, signifie : « Mer et Montagne » en Catalan.
Attention ! Si j'ai un certain don de l'induction de la transe ; les ressources sont chez toi.
Tout ce qui n'est pas reproductible n'est que prétention...
Ainsi on peut lire ce livre en étant soit à la mer, soit à la montagne... soit en étant... ailleurs...

Le cerveau a ce talent de dissociation. C'est comme si, à partir d'un lieu agréable que vous connaissez bien ; cela permettait d'ouvrir un autre monde… dans un cadre universel.

Pour le départ en transe, la métaphore du sujet est la meilleure ; volontairement dirigée vers la mer ou la montagne… Bien sûr, la technique est didactique, mais efficace… et aussi reproductible… enfin et surtout universelle ! Cependant le souvenir choisi avec des images agréables t'appartient… ceci dit pour l'enchaînement, tu es dans une transe bien accompagnée, car :

« Bien faire des métaphores, c'est bien voir le semblable ». Aristote

Alors, la transe guidée devient véritablement le propre de l'Homme…

Métaphore dans la métaphore…

Métaphore – Métaphare !

Vous avez ce pouvoir de vous dissocier. On peut être là… et ailleurs…

Dans ce livre, Marimount se livre… pour mieux dé-livrer… et se délivrer !

La lecture de ce livre est une transe sans gêne, voire même sans gènes !

Tout n'est pas écrit… car personne ne connaît l'avenir !

Lecture consciente… Lecture inconsciente… Niveaux de conscience… Vous voilà !

Lis-toi, toi-même… afin de mieux écrire…

Enfin plus personnellement, écrire, il faut le dire… c'est aussi l'espoir de partager une certaine solitude…

« L'autre cet ennemi éternel. » Dante

Aussi, comment le dire ? Il m'arrive de ressentir comme un vide sidéral… étant alors réduit à un simple électron libre qui circule dans l'univers… Et puis, un songe fugace, un rêve plus concret ou une transe partagée… et aussi parfois un orgueil ravalé, me redescendent sur terre... agapè pour l'éternité...

« Pour être heureux, il faut penser au bonheur d'un autre. » Gaston Bachelard. La psychanalyse du feu. Gallimard, 1937

La voix comme appeau des neurones !

Voilà, tel le charmeur de neurones... je vais parler à tes neurones... à des neurones... choisis... ma voix vibratoire caressante entraîne comme un ronronnement neuronal... certains m'entendront... d'autres m'écouteront... certains me suivront... d'autres s'échapperont... puis caresser dans le bon sens... pour mieux revenir... pour que les neurones parlent aux neurones, cette fois... multiplication des neurones... connexions privilégiées... la transe en danse... au son d'une musique absolue qui enchante tes neurones... la transe à deux devient une... on ne refait jamais deux fois la même transe... une séance est une et indivisible... en transe, ce sont tes neurones qui lisent... une relecture est une autre lecture...

En fait, tu vas passer de la lumière à l'ombre des branches neuronales... puis on va éclairer certains circuits neuronaux... on va en éteindre d'autres... on va en créer encore d'autres... in fine on passe de l'ombre à une nouvelle lumière... on devient plus éclairé sur le nouveau chemin à prendre... le conscient pense reprendre les manettes... le passeur hypnothique s'efface...

Horace : « Verba volant, scripta manent ».

Si notre écriture semble couler de source ; elle n'en est pas pour autant automatique, tant s'en faut ! Si les paroles s'envolent, par la grâce d'une transe, les bons écrits restent... sur les neurones. Le verbe, du mot grec « logos », permet la réflexion. Puis les mots vont transe-scrire la pensée créatrice... et chemin faisant... dans une lecture intemporelle dopaminée...

par transe-figuration... transe-mutation... les mauvais

épisodes s'effaceront...
Alors, nous obtiendrons un bain de jouvence neuronal.
« Je veux que vous ne soyez pas d'accord avec moi, afin d'explorer votre propre façon de penser et libérer vos ressources. » Milton H. Erickson
Et ces créations de nouvelles sentes neuronales n'appartiendront qu'à vous...
Verbes à thème :
« L'imagination est plus importante que le savoir, car le savoir est limité alors que l'imagination embrasse l'univers entier. » Albert Einstein
Mundus imaginalis : mer et montagnes imaginales...
« L'âme atteint sa plénitude au moment où sa présence se « creuse », comme si l'ampleur du creux était seule susceptible de suggérer « l'urgence de tel relief », comme si la résonance du creux livrait la vérité de l'ascension spirituelle et que l'abîme de la « mer imaginale » était le seul à pouvoir manifester authentiquement ce que le « Mont » de la « terre de l'âme » cherche depuis toujours à faire. Le souci de l'âme naît bien aux gouffres du parent... » Cynthia Fleury. Métaphysique de l'imagination. Chap. Le mundus imaginalis (p.629)
Dans la concrétisation de l'imagination.
« Dieu a donné à la mer le danger et l'abîme,
mais c'est en elle qu'il reflète le ciel. » Fernando Pessoa
Se détacher momentanément des maximes de Kant : penser par soi-même, penser en se mettant à la place de tout autre, toujours penser en accord avec soi-même...
pour un quant-à-soi...
Induction neuronale : court-circuit pour un circuit court...

/ TRANSE – INDUCTION /

On réapprofondit l'induction...
Lectrice Lancelotte :
— Tu es plutôt mer ou montagne ?
— Mer...
— Bien... tu vas t'imaginer... en train de fermer les yeux ouverts pour mieux voir... et retrouver les images d'un souvenir avec des images AGRÉABLES... et tu vas te sentir plus... CONFORTABLE... pour la lecture de ce livre... bien... très bien... tu es confortable avec ta mer... Merci à ton conscient pour sa compréhension... Merci à ton inconscient pour ses ressources...
Retour en âge ! ...
Et toi ! Lecteur Lancelot :
— Tu es plutôt mer ou montagne ?
— Montagne...
— Bien... tu vas t'imaginer... en train de fermer les yeux ouverts pour mieux voir... et retrouver les images d'un souvenir avec des images AGRÉABLES... et tu vas te sentir plus... CONFORTABLE... pour la lecture de ce livre... bien... très bien... tu es confortable avec ta montagne... Merci à ton conscient pour sa compréhension... Merci à ton inconscient pour ses ressources...
Retour en âge ! ...
Lancelotte : Lancelot ! J'ai lâché prise avant toi... nananère !
Lancelot : C'est çui qui dit... qui y est...
Régressions en âge ! ... on retombe vite dans l'enfance...

Voilà ! On se retrouve avec un lâcher-prise cérébral automatique qui suit la prise en main ferme de ce livre ouvert… au poids léger… de plus en plus léger… et les mots s'envolent vers les régions cérébrales…
Pensez fort à ne rien penser… ENTREZ… plus PROFONDEMENT… dans…
La… TRANSE… HYPNOTHIQUE…
Pré-ambule… ou avant de se promener… encore plus avant… verbatim intime ressenti, à ce moment-ci, pour quelques dédicaces personnelles :
à l'Amour, ancrage des âmes errantes…
à l'être aimé, pour son soleil permanent qui rend la mer brillante… et ses 3 moussaillons qui prennent la mer, avec leur descendance…
à toutes les âmes sœurs…
au passeur hypnothique qui s'ignore encore…
Maintenant, que tu es à la mer ou à la montagne… ou déjà… ailleurs…
L'inconscient va pouvoir jouer avec la phonétique…

OUVRONS NOS YEUX !

« Écrire, c'est aussi ne pas parler. C'est se taire. C'est hurler sans bruit. » Marguerite Duras.
C'est le livre qui te lit, qui te lie, ou c'est toi qui lis le livre ?
Lis-toi, toi-même… et soit ce livre… et soi se livre…
Fiat mentis et facta est lux.
Je te rassure ; la confusion est plus souvent à l'oral qu'à l'écrit… neuronal. Et l'induction hypnotique sera alors plus simple… et la répétition est un soutien… un ancrage…
Transe comme moteur : pour un écrivain, un écrit vint, sans être un écrit vain… tu lis et tu vas lire ce livre… et ainsi tu voyages dans cette conversation HypnotHique

entre plusieurs cerveaux... de réflexion en réflexion... MAINTENANT ! ... dans les sentes de l'inconscient...

Pour une meilleure marche... un livre qui te balade sur un fond de ballades... transe-formantes... parmi les gnoses de la vie... sens et double-sens pour tous les sens... le bon sens...

...entracte neuronal... entre acte neuronal...

Maintenant comme le dit, si bien, Gustave Flaubert : « Un livre est une chose organique, cela fait partie de nous-mêmes. ».

Selon un proverbe chinois : celui qui t'écoute te domine. Mais ici, nous ferons plutôt référence à Nicéphore Sudbon, dans « Les fleurs du bien » : « celui qui te fait bien lire, te modèle... »

... c'est vrai, alors que tu parles à mes neurones, ma tête est là, tout en étant ailleurs...

Détache ce qui te ceinture, pour un voyage cérébral... Alors décroche la lune ! Bouscule tes idées reçues ou non reçues... le remue-méninges est lancé ! Entrons plus encor dans la transe !

« L'énergie de l'esprit est l'essence de la vie. » Aristote

Les inductions successives, tu l'as compris, seront les différents plans du plan de voyage dans ce livre... car toi seul connaît la destination...

Lire ici, c'est donc parcourir un album composé de transes ; qui peuvent produire des flashs et des flash-back dans votre cerveau. Ajoutons encore une fois, que la confusion est une technique dans la transe hypnotique hypnothique, ainsi que la répétition aussi, la répétition aussi... Votre inconscient l'a déjà constaté pour vous... et il y travaille !

La lecture de ce livre est du temps libre pour un esprit libéré. La pensée peut, doit, s'égarer... de temps en temps... et puis, elle se recadre par la reprise de la lecture, et puis elle s'égare à nouveau... On l'aura compris la lecture du livre,

d'une seule TRAITE est… VACHEment impossible pour le jeune POTache Lancelot et la jeune Lancelotte Perrine avec son pot au LAIT…
Toi petite Lancelotte ! Toi petit Lancelot ! Profitez toujours de ce retour en âge, pour un apologue sans morale… je veux bien t'apprendre une leçon ; mais je ne veux pas te faire la leçon… ni te la donner !
Une transe légère peut être profonde… On le verra, on le vivra ; en fait c'est plus la profondeur du résultat qui compte ! Le résultat tout court…
En effet, si vos rêves ne sont pas toujours la réalité ; la transe peut cependant aider à les vivre ou les réaliser.
Ainsi ce livre pour se découvrir… il suffit d'enlever le vêtement du conscient…
Alors l'ouverture d'esprit de ton inconscient sera charmée… permettant l'accès à toutes ces ressources…
Il était une fois…

ou plutôt de maintes fois…

le passeur hypnothique…

Mais raconter l'hypnose n'est pas un conte à dormir debout ! Il peut s'agir au contraire d'un rêve éveillé qui va être guidé.
Entre autres, parmi ces guides, nous avons :
Le poète qui se projette… la poésie est le probe de l'Homme…
Le quidam pense… « et moi » ?
Le poète pense… émois !
Et en ce qui nous concerne, proprement : l'hypniatre qui se projette avec l'Autre…

« Verba volant, exempla trahunt... » Les paroles volent, les exemples entraînent.
À travers TA lecture, au-delà du logos, TU retrouves le paradigme perdu !
« Avant tout, je rassemble un être éparpillé...
Après tout, je suis là uniquement pour cela... »
Professeur Estrella Ratava
Psychiatre-Neurohypniatre
Carioca
Pour conceptualiser le plafond de verre à soi... écoutons le roi des hétéronymes :
« Il est une certaine fatigue de l'intelligence abstraite, et c'est la plus affreuse de toutes.
Elle ne pèse pas comme la fatigue physique, elle ne trouble pas comme celle qui naît de la connaissance et de l'émotion.
C'est le poids de notre conscience du monde, c'est de ne pouvoir respirer avec notre âme. »
Fernando PESSOA
Le livre de l'intranquillité (p.77). Édition Christian Bourgeois (1999)
Titre original : Livro do Desassossego por Bernardo Soares. Assirio & Alvim 1998
À ce propos, il nous revient en mémoire ce proverbe de tailleurs de pierre :
« La pierre devient dure, quand le courage s'arrête... »
Prologue du poète Mariserra :
– Ce livre où l'âme se livre, se délivre...
Pour les poètes, c'est une évidence.
Pour les rêveurs, c'est une connivence.
Pour les autres, c'est une connaissance.
Lecture coup de théâtre pour une catharsis.
Âme, que paix soit avec toi... –
Et maintenant d'Oscar Wilde (portrait de Dorian Gray) :
« Oui, c'est un des grands secrets de la Vie :

Guérir l'âme par les sens,
Guérir les sens par l'âme. »
Veuillez entrer plus encor dans la transe !
— Lancelotte : je ne suis pas sûre que l'hypnose marche avec moi...
— Lancelot : moi pareil !
Une petite résistance... une transe-gression...
— Alors voilà, jeunesses, encore une potacherie de plus, pour vous !
Bon vous parlez, bien un peu, anglais ?
— oui...
(tu dois lire à HAUTE voix !)
— vous prononcez comment « nouveau » en anglais ?
— new ! ... vous me répondez, tous les deux, en phonétique : NIOU !!!
— bien... perfect ! et maintenant comment prononcez-vous la capitale des Etats-Unis ?
— New-York ! ... vous me répondez en tout de go : NOU !!! York
— vous êtes sûrs ? C'est bien prononcé ?
— ouiii ! Sûrs, c'est Nou... York
— bien... merci pour votre réponse capitale... et en chœur !
Conséquence, d'une transe-atlantique... une transe légère en surface, peut être profonde...
Maintenant, nous allons pouvoir capitalement faire ensemble et en transe, une petite visite de Washington...
Trance dance... lose your mind... find your soul...
Come back ! Revenez ici, en France, à votre rythme...
— Au fait ! Quelle est la capitale des U.S.A. ? ...
À travers le plaisir que vous pourrez chercher et ressentir dans votre propre lecture ; ce que nous prendrons comme évidemment une sorte de REconNAISSANCE de la part de votre cerveau, mais aussi et surtout une séquence d'acceptation de la transe : à la fois évidente et libre de

votre part. Cela va permettre ainsi d'avoir le même « état d'esprit », au sens propre comme au sens figuré et de jouer sur les états d'âmes... le circuit de la récompense en somme. La « volonté d'ACCEPTATION » est, en effet, toujours la partie pré-requise lors d'une transe.
Mais une séquence acceptation, c'est aussi accepter d'avoir la volonté de CHANGER...
Si la motivation du sujet tend vers zéro ; alors, la passe du passeur hypnothique ne passe pas ou si peu. Donc, on te relance sur la piste de la Vie pour que tu te déPASSES...
Nous rejoignons ici l'importance qu'accorde aujourd'hui la psychologie au sentiment de liberté. En effet, la liberté est l'une de ces conditions dans lesquelles nous agissons. Ainsi fondamentalement, si nous avons le sentiment de réaliser un acte donné dans un climat de liberté réelle ou illusoire, nous aurons alors davantage le sentiment que cet acte reflète ce que nous sommes, nos motivations et nos traits de caractère. Cela n'aurait pas été le cas si nous avions émis le même acte dans un contexte de contraintes... tu es libre de le croire...
Je suis libre de l'écrire...
Ovide (Métamorphoses, II, 553), le poète latin, nous conforte dans cette pensée libre, sans modèle : proles sine matre creatam.
Votre ouverture d'esprit et nos libertés de penser et donc de pensées, travaillerons en synergie !
Le banc de pierre :
Comme tu le sais, toute lecture s'accompagne d'une transe plus ou moins légère. Ce qui fait que chaque livre est, en quelque sorte, un passeur hypnotique ; il vous transe-porte quelque part... avec plus ou moins d'efficacité... et seulement dans le meilleur des cas et non le pire, il devient un... passeur hypnothique !

Maintenant ! Vous imaginez être, assis sur un banc de pierre. Une lecture simplement distrayante vous fera ressentir la dureté de la pierre au bout de quelque temps... Voilà, vous-même commencez à ressentir votre propre assise, car évoquée maintenant par votre cerveau... et puis... cela va s'estomper à nouveau...
Et puis... avec ton livre plus prenant, votre cerveau oublie le banc de pierre, oublie son assise. Une dissociation s'installe, entraînant comme une anesthésie de votre séant... comme une sorte de lévitation... vous vous élevez...
Mais aussi et encore, dans la dissociation, votre cerveau dans la transe bâtira sur cette pierre... Car cet essai est une pierre, parmi d'autres, qui participe à ton édifice.
Il faut noter qu'un film ou une émission de télévision n'échappent pas à cette règle, évidemment : l'écran est, de fait, hypnotique... tu penses à une publicité ? Logique...
Mais attention à l'écran hypnoTIC qui mène le cervO en canalettEAU !

/ TRANSE – PORT /

Métaphore et transe-port :
« En général, toute découverte qui apprend à l'homme des faits dont il ne se doutait pas, ou qui l'investit de forces nouvelles, doit être accueillie avec transport, parce qu'avec ces forces ou ces connaissances il peut voyager à travers une région inconnue aux générations passées, et que c'est pour lui le comble de l'imprudence et même du ridicule de dire hardiment : Je ne veux point visiter ce pays, je n'ai rien à y voir, sans savoir ce qu'il peut y chercher, et bien moins ce qu'il peut y trouver sans le chercher. »
Premiers Essais de Xavier de Maistre. Annecy et Chambéry, in-8, 1874.
Avertissement, toujours, à l'ego...

« Que voulez-vous que je lui apprenne ? Il ne m'aime pas... » Socrate

« Je sais ici, qui m'aime et qui ne m'aime pas ! ». Le Docteur Milton H. Erickson regardant tour à tour chaque protagoniste dans les yeux, lors d'une de ses formations en psychothérapie hypnotique.

Il prouve ainsi, par le biais de l'amour et de l'humour, la puissance de l'observation. Avec en plus, le choix illusoire de choisir ou non d'aimer leur professeur...
Il faut noter dès à présent que « l'observation » est la base de toute communication « dirigée » ...
Maintenant, il y aura ce que nous avons voulu dire ; et puis, ce que vous avez bien voulu lire ou cru lire... ce qui est la base de la transe-formation ! Par moment,

certains passages vont vous laisser confus, puis songeur, voire interdit... Alors un début de transe s'installe, ce qui permet au cerveau de faire un travail. L'inconscient sait ce qu'il faut faire ! Le cerveau s'approprie les idées qui semblent lui convenir ; comme si le cerveau vagabondait sur un nouveau chemin neuronal qui lui correspondrait mieux... et bien sûr pas toujours de façon consciente, pour ne pas dire presque jamais... on change sans penser que l'on change... que l'on a changé...

« Ma tête et mes mains sont tellement prises par le troisième acte qu'il n'y aurait rien de miraculeux si j'étais moi-même transformé en un troisième acte. »

Lettre de Wolfgang Amadeus Mozart à son père (1781)

Si l'on reprend : l'auteur et les co-auteurs, redondance hypnotique...
— TOI ! Bien sûr ! C'est-à-dire toujours toi petite Lancelotte, toi petit Lancelot... ton inconscient, et ton univers dans l'Univers, avec la tête toujours en quête de graals... alors... vous deviendrez à tous les coups : P.P.C.Q.A. Honoris Causa et récipiendaires de votre propre cause, de votre propre moi...
P.P.C.Q.A. : Pas Plus Conscient Qu'un Autre !!!
Car à toi, Bruno te parlera consciemment...
Car à ton inconscient, Peter te parlera...
Car à ton univers, Marimount te parlera...
Le monde est une pensée... Le monde est pensé... Le monde est pensées...
Et enfin, last but not least, dixit Peter en bon écossais, « l'Inconscient collectif » via des cerveaux illustres qui se distinguent par leurs visions, te parleront à travers leurs réflexions...
La transcendance permet à l'Homme de passer du sensible à l'inintelligible...

– Oui, Peter ?
– Du feelback au feedback !
– Ok !
Ce livre-ci est un tour de passe-passe hypnotique au sens littéral ; donc il n'est pas question de magie, ici. Et n'espérez- pas nous lire à livre ouvert !
Car l'hypnose est aussi fille d'allégories... En effet, ce livre sera d'abord le reflet de vous-même dans les chemins, parfois tortueux, escarpés mais jamais impénétrables, de l'inconscient. D'instinct, il choisira son propre niveau de lecture... son propre sens... son propre BON SENS...

« C'est le paradoxe suprême de la pensée que de vouloir découvrir quelque chose qu'elle ne peut pas penser. » Kierkegaard. Miettes philosophiques (1844)

Les auteurs de ce livre, ou plutôt les acteurs de cet ouvrage se confondent, par la pensée, finalement tous les trois en MARIMOUNT, au sein d'une fraternité d'esprit. Ils ne cherchent pas la gloire, mais ils veulent laisser s'épanouir cette gloire qui se trouve en chacun de nous... Le seul titre de gloire possible est celui d'être un catalyseur dans l'échelle du temps, à un instant « T » de la transe partagée. Et, nous remercions déjà ici la plasticité neuronale des cerveaux, une caractéristique de l'enfance qui perdure ; cette faculté universelle qui permet le changement dans le renouvellement.

« L'apprentissage est l'allumage d'une flamme, et non pas le remplissage d'un navire. » Socrate

Pour le Passeur HypnotHique, l'humilité impose de s'effacer devant les ressources et donc la réussite de l'Autre. Ce faisant, le passeur évite l'écueil d'une gloire non méritée et vaine.
Et, pour être une bonne lumière, il faut savoir rester dans l'ombre...

Le cas échéant, le fameux mot de Madame de Staël, nous rappellera à l'ordre : « La gloire est le deuil éclatant du bonheur. » Ainsi, nous préférons vivre et rester cachés derrière notre Maître Marimount...
Puisque le secret du bonheur encore, selon la phrase maîtresse de Jean-Pierre Claris de Florian, est : « Pour vivre heureux vivons cachés ! ».
D'autant plus que lors d'une transe-figuration la gloire appartient, encore une fois, au sujet concerné !!! Et ne concerne que lui !
Il y a tout au plus une transe-mutation pour que la chenille devienne un papillon ou bien qu'un papillon devienne un plus beau papillon et vole plus loin ... La transe est donc là, pour écheniller à bon escient, le jardin des neurones.
– La photo prise par Bruno sur la couverture est une induction en soi : provenant de l'enfance cet « ancrage » hypnotique est un petit bateau jouet ancien, J.E.P. (Jouet Éducatif de Paris 1930-1940) appartenant à la collection de Peter, en résurgence d'un très léger syndrome de Peter... Pan ???
Métaphore allégorique...
En fait, nous avons choisi cette photo en référence à l'enfant, qui est toujours en nous.
Mais ton cerveau l'a bien capté aussi ; puisque tu lis toujours ces lignes...
Nous voyons sur ce bateau, un pilote à l'avant. Il navigue dans une zone plus ou moins éclairée. Ce pilote représente le cerveau gauche, notre ego, bref le conscient. Nous pensons tous, ainsi, être le capitaine de notre vie...
Qui est le capitaine ?

En fait, à l'arrière de ce bateau, il y a un pilote invisible. C'est, lui, le vrai pilote ! Il est représenté, par notre cerveau droit, notre inconscient. Mais ce cerveau a aussi accès à l'inconscient collectif, grâce à un langage universel… Notre âme semble flotter dans l'Univers…
Et ce pilote, c'est encore toi Lancelotte ou toi Lancelot ; vous qui embarquez à bord de ce bateau-livre… pour une croisière de la transe où l'on ne mène pas en bateau…
Ainsi recevez cette Mnémosyne, gage d'amitié, marque de souvenirs, mais aussi de projections !
Parle à mes neurones, quand ma tête est ailleurs…
Ou autrement dit, la mémoire revisitée par un passeur hypnothique permet, nous le verrons une « Exaltation Neuronale Ciblée » … assurant ainsi le changement souhaité, grâce à un moment de sérénité dans le bazar entropique… sans l'ère de rien…

Le Passeur hypnotHique : « Voyez qu'un bon génie à propos nous l'envoie. » Corneille

/ TRANSE – FIGURÉE /

ENTREE de la TRANSE... afin d'être plus confortable...
toujours plus confortable...
ENTREZ dans la TRANSE encore plus profondément !
MAINTENANT !

« Mens agitat molem. » !

L'esprit meut la matière. Selon Virgile, dans l'Énéide.

Et c'est ainsi, comme le décrivait déjà Aristote, que la puissance active va être libérée. Cela va permettre le changement dans un autre être, mais aussi dans le même être en tant qu'autre...
En tant qu'hôte... l'hôte dans l'hôte et réciproquement... transe énantiosémique !

Hyp ! Hyp ! Hyp ! HYPNOSE !

« Borné dans sa nature, infini dans ses vœux, l'homme est un dieu tombé qui se souvient des cieux. » Alphonse de Lamartine
« There are only two ways to live your life. One is as though nothing is a miracle. The other is as though everything is a miracle. » Albert Einstein. Prix Nobel de Physique (1879-1955)
« Car nous sommes où nous ne sommes pas. » Pierre-Jean Jouve. Lyrique (p.59)

Le poète, se confondant parfois avec le rêveur, est toujours en transe. Ainsi les rêveurs, en général, sont toujours transe-portés dans leurs pensées. Comme nous le dit Victor Hugo : « La pensée est un vin, dont les rêveurs sont ivres… ». Ainsi, la pensée du rêveur peut s'apparenter dans la journée, au vol multidirectionnel de la petite chauve-souris à la tombée du jour. Elle évite ainsi de heurter sa sensibilité… Pour le rêveur, le monde s'arrête de tourner ou plutôt ce monde continue de tourner, mais sans lui… Il se retrouve ainsi à la recherche du temps gagné.
C'est une quête perpétuelle pour lui, de retrouver une cohérence entre son monde et le monde réel…
Ainsi va le rêveur éveillé… Mais si la vie le réveille trop, certaines sorties de transes créant un décalage, finalement peuvent le perturber… ne pas brusquer un rêveur !
Poète, rêveur : l'existence de tous les jours n'est pour eux qu'une métaphore, la rêverie, un refuge. Le rêveur est toujours en présent-ciel…
Le passeur hypnothique, lui, à la faculté de le transe-mettre à l'Autre de façon formelle ou informelle. Alors que l'hypniatre, lui, transe-porte cela à l'Autre en cas de nécessité, de hasard opportun, ou de demande précise. L'union des deux est symbiose du don et de la connaissance de cause… et de l'Autre !
DANS LA NYMPHÉE.
« Le vice de l'âme, c'est l'ignorance. En effet quand une âme n'a acquis aucune connaissance des êtres, ni de leur nature, ni du bien, mais qu'elle est toute aveugle, elle subit les secousses violentes des passions corporelles… »
Corpus Hermeticum, Traité X
« Quoique tes yeux ne la voient pas, sache, en ton âme, qu'elle est là, comme autrefois, divine et blanche. »
Charles van Lerberghe. Entrevisions (1898)

« L'hypnose n'est plus dans l'hypnose, elle est toute où je suis. »
Professeur Mori Yamatoumi. Neurologue.Hypniatre. Tokyoïte Japonais
Le coup d'état hypnotique permanent, en somme.
L'Homme n'est pas une équation, mais un mystère ; pense tout bas et aussi tout en haut le neurophilosophe. Les chiffres n'expliquent pas tout !
Ancien poème vers 1955, d'un auteur inconnu...

Dame !

Dames, il n'y a pas mort d'âmes,
Même s'il y a, parfois, mort dans l'âme.
Il y aura, toujours, le chemin de l'espérance,
Surtout quand le destin croise la bonne transe.
Alors, par l'alchimie de la transe-duction neuronale,
La vie se prépare au firmament astral.
Dame ! Il n'y a pas mort d'âme...
Bruno, Peter, Sylvestre, toujours vos serviteurs en tant que triade à essai littéraire... et littéralement vos passeurs de transe...
Pour une belle définition du passeur hypnothique, nous reprendrons les vers d'Eschyle sur Amphiaraüs :
« Il ne veut point paraître juste, mais l'être ;
Son âme est un sol fécond
Où germent les prudents conseils... »
Au-delà de notre Maître Marimount,
Tous, un jour, nous rencontrerons un passeur hypnothique sous la forme aussi bien d'une expression, d'un mot, d'un bon mot, d'une phrase, d'une citation, d'une attitude transe-portée par un parent, un ami, un professeur, un inconnu ou encore sous la forme aussi bien d'un livre, un film, une rêverie, un paysage... un miroir ! ... mais aussi...

plus basiquement une publicité... que sais-je ? Ou plutôt ce que TU SAIS et que je ne sais pas...
Et il se passe, alors, quelque chose en vous, comme un déclic salvateur !
Ah !? Quelque chose, vous revient en mémoire ! Eh bien... voilà ! C'est exactement ça !
Nous y sommes...
Cette rencontre, ou potentiellement ces rencontres peuvent faire partie de ce que l'on appelle communément le destin...
Concernant le hasard, nous laisserons la responsabilité de cette sentence prêtée à Albert Einstein : « Le hasard, c'est Dieu qui se promène incognito. » !
De mauvaises surprises ? Que Dieu m'en garde ! ...
Et mise en garde :
« Car tout homme, dès le naître, reçoit en l'âme je ne sais quelles fatales impressions, qui le contraignent à suivre plutôt son destin, que sa volonté... »
Pierre de Ronsard
Et toujours ce livre qui vous lit ou vous qui lisez ce livre ?
Commencer par vous livrez, autant que faire se peut...
Il faut pourtant pouvoir garder son libre-arbitre, et pourquoi pas, son propre « livre-arbitre » ; quand tout semble vouloir vous manipuler. En effet, la lecture d'un livre peut vous libérer de ces chaînes... Ici comme un livre à « charme », et non à charge ! Alors, chacun sa lecture... et se démarquer pour avoir chacun son chemin... afin d'éviter un vent sisyphique...
– Au passage, une remarque importante : notons que lire c'est « écouter avec vos yeux ». En effet, le cerveau présente de nombreuses similarités lors de la lecture ou l'écoute d'une histoire.
Alexander G. Huth, and Jack L. Gallant
MIT Technology Review. 25/09/2019.
– Un piaf qui passe et gazouille :

Esgourdez bien, Braves Gens !
Sans Agapè, on n'est rien du tout...
Pas d'âme Pas d'âme...
Nous passerons sur l'oxymore... au son pléonastique : « occis-mort » sur la vie ; qui pour certains est faite, hélas, de transes fines plus ou moins épaisses ! et donc lourdes à porter...
La transe comme fluide de l'eau de la... vie...
Ici, on peut entendre Victor Hugo :
« Aimez et souffrez, espérez et contemplez. Malheur, hélas ! à qui n'aura aimé que des corps, des formes, des apparences ! La mort lui ôtera tout. Tâchez d'aimer des âmes, vous les retrouverez. »
En outre, et plus terre à terre, Plutarque citant Androclidas sur Lysandre : « Il faut, disait-il, tromper les enfants avec les osselets, les hommes avec des serments. », nous voilà prévenus... Pour peu qu'il y ait du pain et des jeux, alors là, le tour est joué pour nous endormir, enfin presque... Car Homme averti en vaut deux, encore !
En effet, on ne peut pas ne pas influencer. Chaque communication appelle des réponses conscientes ou inconscientes, et par voie de conséquence une manipulation : alors on ne peut pas ne pas manipuler, autant en être conscient. Et on ne peut pas ne pas être manipulé, même un tant soit peu ; et là c'est du domaine de l'inconscient...comme si nous n'avions pas le monopole de notre propre cerveau !!!
– Il n'y a plus que les ignorants et les esprits grossiers, pour croire à une liberté qui appartiendrait à chacun des actes de l'homme, à un « liberum arbitrium indifferentiae »
Arthur Schopenhauer
Nous allons rejoindre, l'allégorie de la caverne de Platon :
« Or, dis-je, le présent discours fait voir que toute âme a en elle cette faculté d'apprendre et un organe à cet usage, et

que, comme un œil qu'on ne pourrait tourner de l'obscurité à la lumière qu'en tournant en même temps tout le corps, cet organe doit être détourné avec l'âme toute entière des choses périssables. »
(Trad. Chambry)
Mais il y a aussi ce proverbe chinois, qui nous recommande :
« Celui qui sait qu'il ne sait pas, éduque-le. Celui qui sait qu'il sait, écoute-le. Celui qui ne sait pas qu'il sait, éveille-le. Celui qui ne sait pas qu'il ne sait pas, fuis-le. »
Autrement dit, il n'est pas bon, de partager la lecture de l'inconscient avec tout le monde. Cela peut aussi être une crainte pour les formateurs et préparateurs mentaux que nous sommes, en hypnose dans le cadre médical et sportif et forcément psychologique… et bien sûr, dans un ordre plus général, pour toutes les sortes de maladroits ou de pervers !
Nous ne sommes pas totalement naïfs… Nous savons comme La Bruyère qu'il y a « des âmes sales, pétries de boue et d'ordure… ». Puissent nos instincts nous les épargner ou les confondre… Le dictateur est un trépasseur hypnotique. Et en général, la transe collective ne présage rien de bon…
Hypnose de profundis.
Un morpion hypnothérapiste prenant mon cerveau pour une piste… dans un mirage narcissique il dérapa… et dans la honte il s'écrasa…
Ainsi, plus l'ego sera important ou gonflé… plus il cherchera une pratique de l'hypnose qui le grandira à ses yeux. Nous sommes dans le cas de figure d'une domination puérile et stérile !
Et puis maintenant, il n'est pas nécessaire de désespérer pour entreprendre…
L'homme n'est pas toujours un loup pour l'homme !

Nous pensons alors... à la louve capitoline... et aux louveteaux que nous sommes...
Il faut avoir aussi la lucidité d'admettre que l'on joue dans la cour des petits... l'âme maternelle, de la maternelle, est là. Ceux qui pensent réellement jouer dans la cour des grands, sont presque « perdus » à jamais ! Diantre ! Ils sont aveuglés et isolés par leurs egos qui leur brouillent l'écoute ; et passe ainsi à côté de l'âme-son universelle...
La psychologie n'est pas qu'une histoire de recettes... Mais une rédemption est toujours possible, et ce, à tout moment !
Maintenant, le quant-à-soi qui se prend trop au sérieux ? Mais c'est aussi désespérant et navrant qu'une star, seule dans le désert... dans la nuit... sous la voûte étoilée...
Oui, Lancelotte Marilyn, tu veux ajouter quelque chose ?
« Une carrière réussie est une chose merveilleuse ; mais on ne peut pas se blottir contre elle la nuit quand on a froid l'hiver. »
Merci ! Norma Jeane Mortenson...
Cependant, tu es la seule star dans ton propre ciel étoilé...
L'Étoile voit la planète bleue.
L'Homme voit la Terre qui en voit de toutes les couleurs.
L'Homme poussières d'étoiles...
Quod erat demonstrandum !
Ainsi quand vous saurez ce que vous ne savez pas savoir, alors seulement vous serez prêt pour une quête intérieure...
Question d'un lecteur, qui n'est pas encore tout à fait bien dans sa peau de liseur... de Lancelotte ou de Lancelot : « Qu'est-ce que, vous avez bien voulu dire ? ».
Réponse de l'auteur : « Qu'est-ce que VOUS avez... bien... voulu... lire ? ».
Question d'un journaliste à André Malraux :
– « Dans votre roman, L'Espoir, tous les personnages sont intelligents. Pourquoi ? »
– « Vous ne rencontrez pas assez d'imbéciles dans la vie ?

Il vous en faut aussi dans les romans ? »
Honni soit qui mal y pense !
Mais pourquoi sous-estimer son lecteur, son partenaire donc ? Tant qu'il y a des neurones, il y a de l'espoir !
Âme Sœur ! Âme Frère !
Souviens -toi ! Pas Plus CONscient Qu'un Autre : PPCQA !
Maintenant une réflexion à la fois saine et crue attribuée à Sigmund Freud : « Avant de vous diagnostiquer une dépression ou une faible estime de soi, assurez-vous d'abord que vous n'êtes pas, en fait, juste entouré par des trous du cul. »
Déni soit qui mal y pense !
Une question : vaut-il mieux une intelligence vive mais peu sûre plutôt qu'une intelligence lente mais sûre ? Le problème ne se pose pas dans la transe...
« L'intelligence neuronale » est là !
« Aieee confiaaance... » Kaa.
Mais attention ! Qui dit confiance, dit confidences... Peter : Yes ! Confidence we trust !
Pour cet essai, nous espérons nous démarquer de Pierre Teilhard de Chardin qui déclare dans son ouvrage, Le phénomène humain :
« Parmi ceux qui auront *essayé* de lire jusqu'au bout ces pages, beaucoup fermeront le livre insatisfaits et songeurs, se demandant si je les ai promenés dans les faits, dans la métaphysique, ou dans le rêve. »
Nous respectons votre remarque mon Père ; mais nous revendiquons ici les trois, Monseigneur ! ... Effectivement par le terme « beaucoup », il faut comprendre votre partie « cerveau gauche » qui est analytique... et qui est seulement une partie de vous. Il y a comme un côté réducteur de ne s'adresser qu'à la partie consciente du cerveau. Nous sommes tous, en effet, guettés par la philantie ; un amour de soi-même qui peut nous aveugler.

La partie inconsciente du cerveau évitera, en principe, cet écueil.
Le but est, tu l'as compris, en principe de se lire soi-même en lisant l'autre... Bien sûr, on apprend aussi sur soi en écrivant. Mais si un livre n'évoque rien pour vous, alors il n'est qu'un simple témoignage de celui qui écrit... vanité des vanités... Ce qui est forcément plus réducteur... même si l'intention est bonne !
« Tout homme qui sait lire, a le pouvoir de se dépasser, de multiplier les moyens par lesquels il existe, de faire en sorte que sa vie soit pleine de signification et d'intérêt. »
Aldous Huxley
Et selon Georges Luis Borges : « Le livre est une extension de mémoire et d'imagination. »
Lancelotte, Lancelot.
– Enfantillages.
Maintenant, vous observez cette scène de la vie dans un champ, forcément magnétique... et vous pensez cette scène... et vous la rêver... vous la vivez !
– un enfant, voit un ballon au loin, une sorte de boule sur une grosse boule : la Terre... Il court vers lui, on l'observe :
– il l'ignore : « no sport » dirait Peter le churchillien : rêveur ?
– il lui donne un coup de pied, d'instinct : footballeur ?
– il le prend dans sa main et le lance : handballeur ?
– il le prend dans ses mains et le fait rebondir, et le lance : basketteur ?
– il le prend, le lance en l'air et le relance de ses deux mains : volleyeur ?
– il prend un bâton pour le frapper : golfeur ?
– il l'enlève, car il a vu semer ce terrain...
etc... etc...
Préjugés à moisson dans le pré, certes, mais le sport cérébral, lui, sera toujours présent :

pas de repos pour le cerveau !
Il aperçoit enfin, un drôle de ballon en forme ovale. Que faire de ce truc ? Arrive un autre enfant qui lui demande de faire la passe : rugbyman ?
En définitive, quel que soit le sport ou la direction prise, l'enfant le plus sensible sera le passeur altruiste... et l'hypersensible voudra toujours donner son ballon... faire une passe... ou tout simplement ne pas déranger la nature...
Il y a aussi ceux qui ne verront jamais le ballon et ceux qui ne saisiront jamais la balle au bond !
Il y a aussi ceux qui se promènent dans toutes les « sphères » de l'Univers... sans voir le ballon... rêverie quand tu nous tiens...
D'ailleurs... nous pressentons qu'il existe un guide astronomique dans l'Univers. En rapport télépathique nous avons pu lire dans Starvisor cette remarque : « Sur cette planète, la Terre, il semble que pour le mérite ; il vaut mieux taper dans un ballon que de soigner. »
Certes... mais peut-on encore vivre seulement d'amour, d'humour et d'eau fraîche, sans plateau d'argent ou de récompense... ?
Pour nous tous, il faut lâcher du lest pour mieux lâcher prise... dégonfler le ballon de nos egos... afin de prendre de la hauteur dans cette montgolfière hypnotique...
La transe vole au-dessus du communautarisme.
Là, le cerveau se demande où l'on veut en venir... coureur de fond solitaire...
Bon, tu peux chercher à comprendre... mais ne cherche pas à saisir !
Voilà, pour déterminer le genre de l'enfant, nous ne sommes sûr que de deux choses :
Le quotidien est de genre masculin.
La transe est de genre féminin.
Le « reste » n'est que préjugé...

Seul, votre cerveau a pu définir le sexe, son sexe, sans précision de notre part soit dit en passant. Car par analogie, il pense à lui-même ou bien à une connaissance. Dans notre propre état d'esprit, peu importe fille ou garçon... ou... puisque TU ES !

– Lancelotte ! – Présente !

– Lancelot ! – Présent !

– Lanciel ??? – Présent ! ... cIEL !

C'est « iel » que j'aime... Mais... iel de quelle essence es-tu ?

Tu es couci-couça, coup-ci coup-cà. Ah bon !? Peu importe en fait, car ton cerveau marche comme tous les autres... en séquence d'acceptation... pour le reste tu es unique...

La transe est universelle ! Transe asexuée donc... ce qui rend l'air déjà plus respirable !

Une « foi » pour toutes, la transe-genre n'existe pas. Puisqu'il ne peut y avoir de préjugés face à l'âme...

Lancelotte, Lancelot, avec nous trois, nous formons pour l'instant le club des cinq.

Et nous allons refaire le monde ce jour, nous constatons donc :

- On refait l'Histoire
- On refait le sexe
- On refait l'intelligence
- On refait la vie
- On refait la mort

Et nous ? Nous sommes refaits !

Mais Demain est un autre jour...

Et puis quant à notre trio de base, nous sommes aux abonnés absents.

« À l'imbécillité nul n'est tenu »

Lancelotte, Lancelot : test de la pièce...

Pièce de théâtre du monde.

Tu entres dans une pièce avec du monde :

– tu cherches en premier lieu les fenêtres de cette pièce ?
– tu te sens une pièce maîtresse ?
– tu te sens pièce rapportée ?
– tu es l'enfant qui dans son coin compte ses pièces ?
– tu te sens mis en pièces ?
– tu quittes cette pièce en leur rendant la monnaie de leur pièce ?

Quoiqu'il en soit, il reste cette « pièce montée », qu'est la vie, à savourer...

Et si l'on observe, à présent, la photo d'un cerveau d'un être humain : il sera difficile de préciser le « sexe » de ce cerveau, comme de préciser ses croyances ou la couleur de sa peau. La transe ne connaît pas les préjugés, comme on le répète. Et l'Agapè est bien au-dessus de tout cela...

Chant universel :

Allons enfants de la fratrie !

Le jour de gloire de la transe est arrivé...

Ainsi pour nos chairs amies, genres de transe et communion d'esprit sont de mise...

Maintenant, par ordre de sensibilité vous êtes :

– Sympathique : vous avez une sensibilité et une affinité avec l'Autre. Votre instinct vous pousse vers l'Autre. Terre-à-Terre... c'est bien, mais les escrocs peuvent aussi être sympathiques...

– Empathique : là, vous ressentez ce que ressent l'Autre, dans un processus d'identification. Ciel-à-Terre... c'est bien, mais attention à ne pas devenir un buvard d'émotions qui se délite peu à peu...

– Hypnotique : votre charisme naturel a tendance à mettre l'Autre dans un état de sidération. Terre-à-Ciel... c'est mieux évidemment, mais pas évident... car il faut faire un travail sur soi-même afin d'en réaliser pour autrui.

– HypnotHique : vous influencez de façon magnétique et positive, consciemment ou inconsciemment, l'Autre.

Ciel-à-Ciel… c'est l'idéal, mais pas une fin en soi…
Et quoi qu'il en soit, Voltaire pourrait rajouter sur ce tableau en fond de sagesse ; que la gentillesse est une qualité de l'intelligence…
Mais bien sûr, rien n'est figé, et l'on peut très bien se sentir ou être dans des états différents de disponibilité, suivant les circonstances…
Comme nous suggère, malicieusement et judicieusement, Marimount : « La vie peut être considérée parfois aussi, comme un concours de circonstances, qu'il faut réussir… »
Cette lecture est forcément dédiée à tout le monde, au monde, et surtout aux quelques milliards de lecteurs potentiels, rien que ça… et tout cela, en échappant à la « Littérature industrielle » de Sainte-Beuve. Car nous pensons aussi, à une lecture du monde transe / télépathique virtuelle, NEURONES TU NOUS COMPRENDS ! Et encore, nous parlons bien sûr du monde terrestre, mais nous n'excluons sûrement pas l'univers !
Cela va sans lire, cela ira encore mieux en le lisant…
Parfois, il nous arrive de rêver à une « planète miroir » à la nôtre… mais sans avatars !

/ TRANSE – CRIPTION /

Écrire, c'est permettre de partager plus et plus longtemps ; comme si, d'une certaine façon, on écrivait sur les neurones... Les paroles s'envolent, les transe-écrites restent !
Finalement, sommes-nous les seuls et même tout seul dans ce chemin spatial infini et intersidéral ? À cet effet, nous caresserons « la théorie du tout » tant au niveau philosophique que physique, la transe permettant des interactions fondamentales entre deux êtres et l'Univers : la noosphère de Pierre Teilhard de Chardin dans l'espace...
« Il y a un esprit commun à tous les hommes. » Emerson
Mais, nous nous démarquons aussi de façon hippocratique de la philosophie, de la psychologie, et de la science... sans ignorer que tout est dans tout !
Ce livre est comme une bouteille de verre à la mer, dans l'océan de nos pensées, de toutes les pensées. Nous espérons bien sûr que vous serez un nombre incalculable, à le saisir et à la saisir. En effet, cette bouteille de verre n'a pas pour vocation de se briser sur le rocher de l'incompréhension... Il nous faut l'avouer déjà ici, on se réfugie autant dans l'écriture que dans la lecture... mais le partage des idées est aussi une joie intersidérale, parce que désintéressé...
Enfin, cet ouvrage n'est certes pas une bible, mais plutôt une sorte de cerveau inanimé qui prend vie, toujours grâce à l'action de votre lecture... Le cerveau devient une lampe merveilleuse, sous l'incandescence des filaments neuronaux. Vous trouverez le fort, dans le for intérieur.

Chemin faisant, ce livre devient une œuvre-cheffe grâce à vos nouvelles pensées...
Le livre délivre... le livre des livres...
Anabébiôka : « J'ai repris vie. »
« La vie est insupportable à qui n'a pas à toute heure sous la main un enthousiasme. »
Maurice Barrès. Un homme libre (p.62)
Le mot enthousiasme, au sens étymologique du terme, qui nous rappelle la présence d'un dieu intérieur, source et ressource de potentialités.
Avec une lecture bien pensée, l'hypnose libère ce dieu intérieur ; ce qui entraîne une exaltation de l'esprit. À ce propos pour Aristote : Dieu est un acte pur ; il est la pensée de la pensée... Ainsi, la lecture peut nous permettre une ouverture sur l'auto-perception que nous avons de nous-mêmes. En effet nous n'avons pas toujours une connaissance « directe » de que ce que nous pensons, nous ressentons, nous voulons... bref de ce que nous sommes.
La lecture permet aussi de faire taire un certain babil du cerveau, pas forcément utile et même de temps en temps, carrément parasite...
Et aussi sans oublier, que vouloir n'est pas toujours pouvoir !
Nous nous devons de ne pas courir après des faux-semblants, des mirages. Parfois le changement de cadre de référence peut s'avérer nécessaire. Nous voyons et verrons d'ailleurs, que la transe est une succession de recadrages. D'autant plus que l'objectif n'est pas toujours clair, et qu'un « train de souhaits » peut en cacher d'autres...
La vie nous charade en somme.

Alors ! Marre à bout... bouts de ficelles... sels de mer ou montagne de sel... sel de la vie... vis à vie... vie TA vie...
« Et le désir s'accroît quand l'effet se recule. » Corneille. Polyeucte.
La lecture n'est pas toujours formelle ou réaliste, si l'on peut dire, ou même encore surréaliste. Il y a plusieurs niveaux de lecture, comme il y a plusieurs niveaux de transe.
Lire les lignes,
Lire entre les lignes,
Lire au-delà de ses lignes d'horizons...
En effet, nous pensons à nouveau qu'il existe une sorte de lecture universelle entre tous les cerveaux existants. Évidemment si cette hypothèse est purement intuitive, elle est quand même assez partagée... et nous la partageons... Mais, elle peut être aussi une sorte de télépathie inconsciente... Nous enfonçons ainsi, une porte ouverte sur l'inconscient, en quelque sorte. Et nous suivrons d'une certaine façon André Gide : « Si je n'affirme pas davantage, c'est que je crois l'insinuation plus efficace... »
En aparté, partageons une idée de la destinée humaine selon Plutarque :
« Platon sur le point de mourir, remerciait son Génie et la Fortune de l'avoir fait naître d'abord homme, ensuite Grec, et non point Barbare ni animal sans raison ; et en outre de ce que sa naissance s'était rencontrée avec l'époque de Socrate.
Pour les hommes dépourvus de mémoire et de sens, tout s'efface avec le temps. Incapables de rien contenir en eux, de rien conserver, toujours vides de biens et pleins d'espérances, ils ont l'œil sans cesse fixé sur l'avenir, et laissent le présent leur échapper. Et cependant l'avenir est entre les mains de la Fortune, tandis qu'elle ne peut leur enlever le présent ; et ce bien fait de la Fortune, ils

le rejettent néanmoins comme s'il n'était pas à eux, et ils ne rêvent que cet avenir incertain, juste punition de leur ingratitude. Trop pressés d'amasser le plus qu'ils peuvent de ces biens extérieurs avant de leur avoir donné, dans la raison et la sagesse, une base et des fondements solides, ils ne sauraient jamais satisfaire la soif insatiable qui les tourmente. »

Vies des Hommes Illustres de Plutarque

Traduction Alexis Pierron

Tome deuxième (p.453/454) Charpentier, Éditeur 1845

Le bien écrire, c'est peindre et dépeindre par petites touches le monde tel un canevas, avec une application qui le « joconderait ». L'éternité a ce prix... mais pas pour finir dans un musée. Passe l'ombre d'un vautour... survolant mar i MOUNT !

« Ainsi, Léonard aurait été captivé à tel point par le sourire de La Joconde, parce que ce sourire éveillait en lui quelque chose qui, depuis longtemps, sommeillait au fond de son âme, sans doute un très ancien souvenir. » Sigmund Freud

Un souvenir d'enfance de Léonard de Vinci

Traduit de l'allemand par Marie Bonaparte

Les Essais LVIII (Gallimard)

Soit dit en passant, Dali disait peindre ce qu'il avait dans l'inconscient. Mais ce doit être l'apanage et le dénominateur commun de tous les Artistes ! On pense aussi à Séraphine de Senlis, avec ses peintures effectuées en transes nocturnes. Ils ne sont sûrement pas les seuls ; c'est effectivement le propre de l'Art, de transe-crire une transe personnelle dans un domaine particulier. Et bien sûr, ce processus est valable aussi pour l'écriture, comme pour l'art de la transe... Avec toutefois, un avertissement au passage, « la peinture neuronale » nécessite un cerveau exempt de pathologies notoires... Au cas où, des spécialistes sont là pour cela ! Écrire, c'est repeindre aussi le monde à travers son propre univers... d'où le danger évident de la subjectivité. Mais le fait de considérer que nous sommes trois à l'écrire et le décrire, diminue plus facilement ce risque afin de ne pas être subordonnés encore et toujours à nos egos. En effet, il faut d'abord balayer devant sa propre porte pour pouvoir mieux s'effacer. Alors toujours, l'humilité à travers nos trilogues, permettra la clairvoyance...

Nous veillerons ici, par prudence, à la sagesse écossaise, que nous rappelle souvent Peter :

« Si cela sent mauvais dans sept endroits différents où tu te trouves ; c'est peut-être toi. »

À méditer ou ressasser...

Quant à elle, on le verra, la transe, dans son humilité, permet de rejoindre l'Humanité toute entière. Elle ignore les religions en étant elle-même paradoxalement une religion des âmes ; au sens littéral du mot latin : religare, c'est-à-dire qui relie par une sorte de langage universel... une sorte d'agapéisme...

Les états de conscience dans l'univers de la terre sont les mêmes, seule la forme change.

Ce qui n'empêche pas de respecter les croyances de chacun...

On retrouve ainsi le paradoxe du cerveau, à la fois organe insensible lui-même et ne donnant en même temps aucune visibilité de la personne à qui il appartient. Il ne partage pas facilement ses secrets... pudeur originelle...

La lecture permet un dialogue entre l'inconscient collectif et son propre inconscient...

Nous avons tous, plus ou moins, un environnement « névrotique ». Cette sorte de transe que représente la lecture peut nous libérer, plus ou moins bien sûr, de la même façon de cet environnement... On peut parler d'une hallucination environnementale. Alors le lecteur aura l'avantage et l'opportunité de se prendre en charge lui-même, dans SON monde, son biotope idéal. En effet, le fait de lire évite d'être sur un mode trop conscient. Pour caricaturer cela, dans la vie courante le plus souvent : « on voit ce que l'on sait » et « on entend ce que l'on sait ». Car la communication est souvent superficielle, il n'y a pas beaucoup de partage d'idées. En fait, nous parlons le plus souvent à des « murs » d'égoïsme. Il ne vous est jamais arrivé d'être à un repas, avec plusieurs convives ou bien dans le cadre d'une simple conversation, et d'observer que personne n'écoute personne... ? Enfin si, la plupart des gens n'écoutent qu'eux-mêmes... ici, c'est champ libre... pour entendre le chant du signe !...

« Vivre, c'est la chose la plus rare du monde. La plupart des gens ne font qu'exister. »

Oscar Wilde, qui reprend ainsi l'écho antique de Plutarque :

« Il est nécessaire de naviguer, mais non point de vivre. »

Ou même Socrate pour qui se connaître soi-même est nécessaire, mais pas suffisant.

« La littérature est la preuve que la vie ne suffit pas. » ajoute Fernando Pessoa.

Et ce dernier nous déclare : « J'ai découvert que la lecture est une manière servile de rêver. Si je dois rêver, pourquoi pas mes rêves à moi ? ».

Effectivement cela peut sembler paradoxal, sauf si les neurones parlent aux neurones... une volonté ICI-même...

Il faut donc exister avec l'Autre pour mieux SE comprendre... C'est aussi, peut-être, la condition sine qua non d'une forme de paradis. L'hypnose se positionne alors comme un moyen qui permet une chimie et une alchimie entre deux êtres, une scène qui semble se jouer à deux. Nous pouvons déjà dire que la vie est plus une transe qu'un songe... mais aussi quitte à mourir, autant la vivre !

Voyage transe-sidéral
La vie s'entend de solitude
L'amour développe l'horizon
L'humanité éloigne l'ingratitude
La musique agrémente le fond
Meerundberg

Nous évoquerons à nouveau Mozart, qui voyait ses partitions comme un repas de fête avec ainsi : entrées, plats, desserts. Car il y a autant de plaisir à le composer qu'à le déguster...

Et bien sûr cela peut s'appliquer aussi à une séance de transe hypnotique, comme à la confection ou à la lecture d'un livre.

STOP ! Test-lecture de vos neurones : Question-réflexion ! Lancelotte, Lancelot, vous partez seuls sur le bateau : « L'AMER JOYEUX », vers une île déserte pour quelque temps... Vous ne pouvez emporter que DEUX livres, inscrivez après... réflexion... ci-après ces deux livres :

1.

2.

Carnets secrets...

Bien... merci à votre conscient pour l'écriture et aussi à votre signature neuronale...

Car tu viens en quelque sortes de signer ce livre, et ainsi ton ouvrage...

Et puis soudain, l'aparté de l'inopportun de passage dans ta transe !

– Dis ! Il a l'air bizarre le livre que tu tiens...

– Non, tu dois le lire pour comprendre !

– Tu me le prêteras alors ?

– Non !

– Pourquoi ?

– Parce que celui-là, c'est le mien...

– Et alors ???

– Et alors, tu es libre de l'acheter !
– Bon, mais tu ne réagis pas comme d'habitude...
– Mais non ! C'est juste différent... et puis tu m'agaces !!!
Jalousie inconsciente et réciproque ? Mais l'amitié avec cet ami « Alexandre »... reprend le dessus : Je t'offrirai ce livre à ton anniversaire !
Oui, Lancelotte ?
– Si je comprends bien, ce livre rend plus fort vis à vis de celui qui ne l'a pas lu... ?
En quelque sortilège, oui ! Mais surtout, si tu fais comme moi :
- tu fais tes annotations sur les pages de ce livre...
- tu écornes légèrement les pages qui te marquent...
- tes propres références personnalisent ce livre...
Tu ne seras pas forcément plus fort, mais bien différent !
Bref quand tu lis ce livre ; tu fais bande à part... transe à part...
Un prêt serait donc forcément intrusif !
On ne passe pas un livre passeur !!!
On échange sur lui...
« Les temps sont obscurs. Les enfants n'obéissent plus à leurs parents et tout le monde se croit écrivain. »
Cicéron (43 av. J.C.)
Hou ! Hou ! La personne sur mode conscient est repartie, interloquée, sidérée... tu peux reprendre ta lecture...
Maintenant, revenons là... et rangeons, et oublions tes deux ouvrages, dans un coin du cerveau. Pendant que le cerveau fait un nouveau travail... une aire s'éveille... en pleine réflexion...
Tiens ! Il me semble, que vos neurones veulent me parler... ?
Lancelotte : Drôle de monde où l'on exige ce que l'on ne peut obtenir...

Lancelot : Drôle de monde où l'on oblige parfois le gentil à être méchant...
– La gentillesse est une force certes, mais au privilège de l'âge !
Alors, oui ! Vous avez mille fois raison. Aussi, quelle chance a le rêveur éternel, de pouvoir s'échapper du monde... et extemporanément de vous tendre la main. C'est en effet une chance à saisir, au sens propre comme au figuré.
le rêveur... cette étoile filante dans... ... l'univers... ... ...
Fais un vœu !!!
Et il n'y aura plus de peur sur la page blanche... que tu sais pouvoir remplir !
Sur ce que tu désires :
Et il n'y aura plus de peur sur... ce que tu veux bien écrire ci-dessous :

TON CERVEAU FAIT ET CONTINUE SON TRAVAIL...

Voilà ! : « Si toutes les filles du monde voulaient s'donner la main...
... Si tous les gars du monde voulaient s'donner la main... »
Paul Fort, élu en 1912 Prince des poètes
Ballades françaises
« Nous vivons d'amour, seulement d'amour. »
Paul Éluard
Ce livre est aussi dédié aux personnes qui « à travers » nous, humbles catalyseurs, humbles passeurs ont vraiment cru en elles... ET... MAINTENANT, aux personnes qui vont VRAIment croire en elles ! L'enfant qui est en nous, quand il lit, est sage comme une image... et puis ses images vont prendre vie...
Son monde va évoluer dans toutes les sortes de paysages évoqués. La récompense sera la belle image via la bonne métaphore, celle qui permet le changement sans avoir l'air d'y toucher... retrouver comme une part de bonheur, toujours possible, qui est en nous...
Ce livre n'est pas un pense-bête, mais une sorte de pense-livre, de livre de pensées libérées.
Il peut être vu encore comme une « bombe Hypnothique à retardement » après fusion neuronale. Mais c'est TOI qui détiens le détonateur. Avec cette nuance que dans l'hypnose, dans la transe, une métaphore sera faite à dessein : une sorte de bombe humaniste à retardement. Et un bon dessein vaut mieux que mille maux ! ... Un bienfait hypnothique n'est jamais perdu...
— Miroir, mon fidèle miroir ?
Dans le reflet du miroir tu penses être la même personne. Mais tu n'es jamais la même personne ! Tu es en évolution neuronale permanente.
— Alors, suis-je personne ?
Tu restes la persona grata parmi les bons neurones...
On le verra, la transe n'est pas le miroir de la vie mais plutôt

un prisme. Et l'utilisation de l'outil hypnothique, tel un kaléidoscope peut modifier l'image en agissant sur un ou plusieurs angles du prisme. Ce kaléidoscope qui réfléchit à l'infini la lumière extérieure... Et le nom de ce jouet vient du grec kalos « beau », eîdos « image », skopéô « observer ».
– En cas de besoin pour TOI... donne une couleur à ta douleur...

puis tu la visualises dans ton kaléidoscope...

ta couleur se modifie, s'atténue, diminue encore...

et enfin s'estompe...

Alors, la lumière extérieure provient à ce moment-là du passeur hypnothique, afin d'exalter la lumière intérieure de l'Autre.
Une question, des questions peuvent se poser : le passeur hypnothique est-il aussi une sorte de messager de l'univers ? ... Est-il désigné pour une improbable mission terrestre ?
Et puis au fait, ou finalement, qui commande qui ? qui commande quoi ?
« Éloignez-vous à un jet de pierre sur la droite et sur la gauche de cette route bien entretenue où nous marchons et aussitôt l'univers prend un aspect farouche, étrange. Churel et goule, et djinn et esprit nous tiendrons compagnie cette nuit, car nous voici arrivés au plus vieux des pays, à celui que parcourent en liberté les puissances des ténèbres. »
Rudyard Kipling
Du crépuscule du soir au matin. Simples Contes des Collines. Nelson, Éditeurs
En attendant, à toi sœur d'âme...

à toi frère d'âme...

Rêverie poétique et transe-mutation :
Vagues à l'âme.
Peaux d'âmes à jeux d'âmes,
De mon âme à ton âme,
De ma voix à ta voie,
En passant par les âmes,
En passant par tes armes,
Vallée de larmes qui s'éloigne,
Voûte des étoiles qui s'embrase,
Ton nouveau chemin soudain éclairé...
Le poète Silvâme Haihéshan
« Que les rêveurs, ah ! scandent mon poème ! »
Le poète chinois Li Shangyin en l'an 800
De la transe-citation...
Âme, ma sœur âme, ne vois-tu rien venir ?
« Une bonne citation est la résonance venant d'une âme sœur. »
Sylvestre Marimount
Journal d'un mitochondriaque
Feuille qui s'envole...
Mais LA bonne citation, c'est aussi une mini-transe dans une mini-tranche de vie. C'est celle qui vous touche sans en avoir l'air. Comme le refrain entêtant d'une chansonnette qui ne vous quitte plus. Son but est de nous élever de l'ordinaire. Elle évite, comme dirait Voltaire, que nous barbouillions dans une logodiarrhée... inutilement du papier, pour vous dire des choses que vous savez... sans le savoir et cela mieux que nous. La citation est un coloris choisi, apposé en touches légères, avec encore notre pinceau, sur la toile neuronale...
Les citations sont autant de petites inductions hypnotiques, comme des petits cailloux sur le chemin de votre lecture. Petit Poucet tu peux continuer plus avant encor...

Alors ce livre devient un carrousel de citations. Tu dois les saisir comme le pompon du manège et tu repars pour un tour... manège enchanté qui va permettre de retourner en enfance...

Alors tu peux CHANGER de manège... celui qui te plaît... celui qui permet à sa descente de prendre le chemin de la vie comme bon te semble...

Mais encore une fois, comme la pipe du tableau de René Magritte, ceci n'est pas un livre. C'est un livre, à votre essai, à vous de le transe-former par sa lecture... Bien sûr vous avez déjà bien commencé...

Le livre qui livre. Ce livre, avez-vous remarquez sa légèreté ? Il ne vous pèse pas, vous oubliez toujours son poids ; car en fait, de fait, vous êtes en catalepsie... mais le fait de lire ceci, vous sentez désormais le poids léger de ce livre... pour mieux l'oubliez... MAINTENANT...

Vous choisissez des morceaux choisis, qui en fait, vous choisissent aussi... Chacun se reconnaîtra dans le miroir de l'Autre.

Comme le disait si justement Montaigne : « Chaque Homme porte la forme entière de l'humaine condition. »

Et dans un monde, ô combien... entropique, il est évident que l'ataraxie, c'est-à-dire la tranquillité de l'âme, est une gageure.

Ici et là, une catharsis pourra s'effectuer dans votre petit théâtre personnel face à l'universel, permettant un nirvana dans l'espace-temps...

En plus clair, prenez du temps pour vous ! Laissez respirer votre cerveau... sur fond musical neuronal...

« The music is not in the notes, but in the silence in between. »

Mozart

Justement, ces points de suspension que vous observez, dans le texte, sont autant de... respiration... d'installation...

d'évocation… de rêverie… d'inductions… qui sont autant d'oxygène pour le cerveau. Au temps pour moi ! Autant pour toi ! Partir se réfléchir dans la réflexion… Puis revenir ! Puis repartir !
Et REVENONS à nos neuronons…
Laissez vagabonder le cerveau… dans l'univers de la créativité… nous sommes libres…
Changez d'air !
La respiration est une très bonne métaphore physiologique du changement. L'oxygène est un plaisir vital absolu qui permet donc de chasser l'oxyde de carbone. Ce qui va faire, en quelque sorte, un nettoyage… Il est toujours important d'être à l'écoute de sa respiration… tout en gardant l'envie de mieux lire… RESPIREZ ! … profondément… lire mieux…
Et puis, en récupérant notre souffle tranquillement… nous reprendrons aussi avec malice, ce mot de Madame de La Fayette :

« C'est un méchant signe pour ceux qui ne goûterons pas ce livre. » …

Considérez-le comme un sucre d'orge de jouvence, une impérissable barbe à papa… avec la vie comme une fête foraine, aux couleurs vivifiantes et régénérantes ; les mêmes sensations que l'on retrouve à une récréation délivrante…
Mais rassurez-vous, nous savons tous déjà par expérience, qu'un mot, une phrase, une attitude, une rencontre peuvent changer une vie ! C'est le propre du bon goût que d'évoluer… Esprit pauvre erre sans l'autre.
Alors, cet ouvrage sera-t-il encore, un livre de table de nuit ou bien un livre référence, un livre Parangon ou encore, comme on l'a dit, une sorte de bible personnelle ?
Plus sûrement, un livre comme miroir activant de l'intelligence neuronale…

« Les composés, dit Leibnitz, symbolisent avec les simples. L'histoire d'une littérature symbolise avec le fait élémentaire de l'histoire d'une personne : fait tellement élémentaire qu'il pourrait être incorporé à l'état-civil et religieux comme la vie, la naissance, le mariage et la mort. »
Albert Thibaudet
Histoire de la littérature française de 1789 à nos jours
Éditions Stock

UN livre parmi les livres, perdu dans l'océan littéraire... mais pas dans l'esprit !

Bible ? Sûrement pas, car les inconscients trancheront sans nomination précise. Ou bien peut-être, une sorte de livre-étoile qui viendrait en écho avec l'Univers ; qui se confondrait alors avec la partie céleste du cerveau et ferait fi du trou noir...

Dans tous les cas, s'il n'est sûrement pas le chant du cygne de l'auteur de ces lignes ; il est assurément, à nouveau, le chant du signe ! Et bien sûr, il évitera aussi de tomber dans le syndrome de Pygmalion... et devra échapper au redoutable et fréquent « Moi par moi » !

« Ainsi dans la forêt où mon esprit s'exile
Un vieux Souvenir sonne à plein souffle du cor !
Je pense aux matelots oubliés dans une île,
Aux captifs, aux vaincus ! ... à bien d'autres
encor. »
Charles Baudelaire
Les Fleurs du mal. Le Cygne
À Victor Hugo...

En fait, plus prosaïquement ou naïvement, on souhaiterait que ce livre encore une fois « cosigné » par toi et consigné neuronalement... ne se prête qu'à contrecœur ou mieux encore qu'à contre-inconscient. Car ta lecture sera différente de ta re-lecture... car la configuration neuronale de ton cerveau aura changé... Tes annotations neuronales écrites par et sur ce livre, c'est TOI... Tes rêves t'appartiennent ! Tout autant que le « monologue du futur » qui se construit... Chacun sa lecture... Chacun son chemin...

« Il y a un flux et un reflux dans les affaires des hommes, et cela, de quelque côté qu'on le prenne, est chose fâcheuse. Par là ils sont jetés sur des plages, sur des baies désertes, où nulle personne respectable ne se soucie de leur rendre visite ; vous ne sauriez arrêter la marée, mais parfois, de temps à autre, il dépend de vous d'arrêter un aventurier étourdi qui, hum ! ne vous sera guère reconnaissant de vos peines. »

Moralités, De Vibart

Cité par Kipling

Alors...

Apprendre ou à laisser...

À prendre et lâcher prise...

Ce qui compte le plus pour nous, ce sont vos annotations conscientes ou inconscientes.

Et le cerveau gauche qui se dit encore : « Mais il commence quand ce livre ? »

Et le cerveau droit de répondre : « À la date de la naissance de ta mémoire active ! »

En fait aux premiers mots lus et saisis par l'inconscient...

À l'achat de cet ouvrage, tout simplement...

Au passage, il nous faudra aussi être digne du poète toujours très visionnaire...
En l'occurrence cette fois-ci, Alfred de Musset :
APRES UNE LECTURE
Ton livre est ferme et franc, brave homme, il fait aimer.
Au milieu des bavards qui se font imprimer,
Des grands noms inconnus dont la France est lassée,
Et de ce bruit honteux qui salit la pensée,
Il est doux de rêver avant de le fermer,
Ton livre, et de sentir tout son cœur s'animer.

/ TRANSE – POSITION /

On ne concourt pas à être un livrier...
Et nous oserions ajouter pour ce livre-passeur : le plat c'est beau aussi...
Car enfin soyons honnêtes... les choses, mises à plat par écrit, sont là pour plaire aussi...
Maintenant, ipso facto, il nous faut accepter d'être un minimum « doctus cum libro ».
En effet, même l'esprit le plus créatif, le plus rêveur, a besoin de tuteurs talentueux. Et comme chacun sait, la parole et la pensée s'envolent, mais les écrits Anciens restent... De toutes les façons l'influence est là, et sera toujours là. Je sais, cela peut perturber l'ego ; mais l'ego n'est qu'un « je » ...
Un hommage aussi au passage, à tous ceux qui professent, qui philosophent ou qui phosphorent !
Leurs contributions à l'inconscient collectif, ne sont jamais vaines...
Dans ce cas précis, ce n'est sûrement pas Montaigne, lucide aussi de la même façon, à travers ses essais, aux parfums très largement truffés de citations... qui nous jettera la première pierre... philosophale. Et La Fontaine, qui coule, lui-même d'une première source, nous voilà !
Mais nous verrons aussi qu'une « empreinte » peut rester sur les neurones...
Qui plus est, il est difficile d'échapper à notre ADN. Sans pour autant se vanter et déclarer avec suffisance, pour ne pas de dire avec bêtise en galvaudant l'expression : « C'est dans mon ADN ! ». Effectivement, tout cela serait trop

simple... et surtout trop figé !
Finalement le « talent » de l'écrivain, tout simplement de celui qui écrit, n'a d'égal évidemment que le talent du lecteur et la disponibilité du cerveau de ce dernier. Car si personne ne le lit, a-t-il pu enfin déjà se lire lui-même ? Et dans ce cas, le doute peut être un facteur déclenchant pour la prose. En écrivant, il doit ainsi se frotter, dans le futur, à l'Autre, sans connaître vraiment tous les effets qui en découlent... Dès lors, la lecture devient une transe conversationnelle avec soi-même...porteuse d'espoirs !
En quelque sorte, vous vous regardez dans le miroir de l'Autre.
Dont acte ! Pardon, dont d'esprit !

/ TRANSE – PLAN /

Lancelotte, Lancelot, une remarque ? ... vous voulez à nouveau connaître le plan de cet Essai ???
Parasitage, une fois de plus, de vos esprits conscients rationnels...
Plan ? Mais quel plan ? A-t-on un plan très précis de notre vie ? Prétention que tout cela !
Hora certa, ascendere incerta.
Alors plan A ? Plan B ? CDEFG... etc... ?
La transe est le sujet et le sujet est en transe...
À ce sujet donc... concentration du sujet... conversion du sujet sur lui-même... liaisons avec le sujet... on aime le sujet... envoi du sujet ailleurs... régression du sujet... hors-sujet pour aborder les sujets... le vrai sujet se réveille... on approfondit le sujet... déconner serait sortir du sujet... le sujet est un prince éphémère... propre du sujet au sujet propre...
transe-substantation du sujet...
Et la vie comme un essai... mais peut-on réellement croire à une deuxième chance après la vie ? Tout l'au-delà est là pour y penser... Carpe diem et transe-mission sont deux mamelles de l'existence... conditions de l'absence de finitude...Vous traversez la vie ; mais la vie aussi vous traverse !
Il ne faut pas perdre le fil de notre propre existence !
Déjà, en ce qui nous concerne ; nous transe-crivons ce qui nous passe par la tête, telle une écriture automatique sublimée par la croisée de trois pensées... Et puis, nous vous proposons plutôt une route de navigation pour votre

cerveau... l'image du bateau de la couverture revient à ce moment... précis... dans votre cerveau... pour vos neurones embarqués... qui vont larguer les amarres...
Devenez capitaine au long cours sur nos flots d'encre. Vos neurones seront alors capables d'effectuer les bons ancrages pour donner les bons engrammes... et arriver à bon port.
Planifier un livre sur la transe, serait aussi aisé que de planifier à coup sûr sa propre vie ? Ce qui revient à dire que c'est pure utopie...
Et puis, une transe planifiée n'est plus une transe... On retombe dans ce que l'on veut fuir, la rigidité, pire, le prévisible ! C'est-à-dire vivre dans un cadre figé, être prisonnier de soi-même...
Nous ne sommes pas là, aussi, pour « meubler l'existence » des autres. À ce propos, certains romans peuvent aisément remplir cette « noble » tâche. Pour nous, infléchir positivement et bienheureusement une trajectoire, est déjà énorme en soi...
Pensez maintenant à un tableau, et ce tableau a plusieurs coloris, plusieurs touches, plusieurs tons, plusieurs nuances : in fine à quel portrait, à quel décor peut-il faire penser ? Tout dépend de votre perspective, de votre point de vue.
La touche finale sera toujours pour vous... sur la toile de fond :
« C'est le travail des poètes d'avoir assez d'idées pour fournir une citation à toutes circonstances. »
De John Wyndham
The Kraken Wakes
La citation ! On y revient...
Alors que, vous avez déjà lu certaines citations et que vous en lirez d'autres au cours de votre lecture, elles sont ou seront aussi, autant de repères, de balises, de phares, et

aussi d'étoiles ; qui vont vous guider comme une voie lactée dans votre galaxie personnelle...
Aucune n'est choisie au hasard, et chacune à sa place dans l'univers mental collectif. Elles sont là, où elles doivent être... Petit Poucet toujours qui retrouve les bons cailloux.
C'est évidemment on ne peut plus, cette fois, subjectif, mais toutefois avec plus de ressenti que de prétention... Comme si elles s'imposaient en fait...
Mais sommes-nous sûr vraiment, encore une fois, d'avoir notre libre-arbitre ? La libre-pensée peut nous donner aussi l'illusion du libre-arbitre. Nous transe-posons en fait...
Nous savons très bien que des Anciens ont déjà fait la route. Et parfois, nous avons toujours la sensation que la citation s'impose d'elle-même dans nos cerveaux, à l'insu de notre savoir et même de notre mémoire.
Ainsi, votre cerveau fera son cheminement, déjà bien commencé, avec sa propre boussole, son propre sextant, son propre magnétisme même.
Le principe de la vie n'est pas, basiquement, logiquement, biologiquement : un sprint. Mais il s'agit plutôt, dans le meilleur des cas, d'une course de fond... qui peut être, au demeurant, parcourue de quelques sprints !
Votre lecture, elle, est un voyage au long cours en circuit court...
Ainsi, en lecture choisie, les citations sont là pour agiter notre bocal à neurones.
La lecture est aussi une course cérébrale... les points de suspension placés de façon volontaire, en sont, encore une fois, la respiration neuronale... qui elle-même, amène à l'inspiration voire l'imprégnation... dans cette course transe-neuronienne... pause toujours...
Bien sûr, on peut penser...encore... lire ce livre d'une traite ; mais cela n'est pas forcément conseillé. Un survol donnera le bourdon...

On ne se presse pas, on a le temps, pour un bon jus de citron… avec pour résultats des « idées » … cf. mots, maux, croisés, avec pour définition : jus de citron en 5 lettres !

En effet, comme une transe qui peut être fractionnée, il en est de même pour cette lecture. C'est votre cerveau, et lui seul, qui décide des pauses… du lâcher-prise… ou de la relecture.

Mais pas seulement, la lecture permet au cerveau d'échapper à son propre claustrum (capsule), en jeu de mot avec le clostrum (barrière) ; et donc de faire sauter une sorte de verrou…

L'esprit des autres doit aussi briller ! La Bruyère nous le confirme :

« L'esprit de conversation consiste bien moins à en montrer beaucoup qu'à en faire trouver aux autres : celui qui sort de votre entretien content de soi et de son esprit, l'est de vous parfaitement. Les hommes n'aiment pas à vous admirer ; ils veulent plaire : ils cherchent moins à être instruits et même réjouis qu'à être goûtés et applaudis ; et le plaisir le plus délicat est de faire celui d'autrui. »

Tout en comprenant évidemment, qu'il ne faut pas confondre le cynisme, voire la flagornerie, avec l'altruisme ! Ce n'est pas un vœu pieux, mais plutôt une ritournelle cérébrale autant qu'une tournure d'esprit. Et l'altruisme est plus sûrement un libérateur de dopamine que le cynisme… Gentillesse et délicatesse sont les deux mamelles de la transe dirigée et aussi de la lecture transe-guidée… in fine la bientraitance.

L'hypnose, l'utilisation de l'outil hypnotique, la transe sont autant d'invitations au TRANSE-port, une sorte de prise de courant avec l'Universel.

« Amis lecteurs, qui ce livre lisez,
Despouillez vous de toute affectation ;
Et, le lisant, ne vous scandalisez :

Il ne contient mal ni infection ;
Vray est qu'icy peu de perfection
Vous apprendrez, si non en cas de le rire ;
Autre argument ne peut mon cœur élire,
Voyant le deuil qui vous mine et consomme
Mieux est de ris que de larmes escrire,
Pour ce que le rire est le propre de l'homme. »
Gargantua (1542)
Docteur François Rabelais alias Alfrocibas Nasier
Avertissement au lecteur (édition Gallimard)

Et très tôt (vers trois heures et quelques du matin) un matin, Doctissimus Rabelais de s'écrier : Eurêka ! « Agelaste » ! Il me vient ce mot et voilà le secret de la destinée. Alors et afin de s'épargner tous les maux et pour ce faire ; tout agelaste veuillez circuler ! ...

En effet, l'agelaste est celui qui ne sait pas rire ; pour mieux nous rappeler que le rire est le propre de l'Homme.

Et si le rire constitue un lâcher-prise, alors âme qui rit, à moitié dans le lit de la transe... Rabelais se disait avant tout un « distracteur de quintessence. »

Ah ! Quelle belle formule !

L'humour est aussi un gage de bonne santé neuronale.

L'ivresse des mots pour faire chanter les neurones...

« Sonne le beau mot, je t'en prie
Qui me doit oster de misère. » Rabelais. « La Dive Bouteille ».

Le docteur François Rabelais est évidemment une référence pour nous : il faut savoir briser l'os de la plaisanterie pour sucer la substantifique moelle des idées...

En effet, quel parcours !

- Moine
- Médecin
- Romancier

– Philosophe qui emploie la métaphore pour exalter la quintessence humaine.

On le verra, nous le rejoignons pleinement dans cette « alchimie » et dans l'exaltation.

Au-delà des quatre éléments physiques d'Empédocle (eau, air, feu, terre), il va chercher la quinte-essence d'un être. Tout comme le thérapeute peut le faire avec son outil hypnotique.

Selon Henri Pena-Ruiz, dans son dictionnaire amoureux de la laïcité, dans l'œuvre de Rabelais, tout, ou presque tout, est métaphore de l'agir humain. Ainsi pour ce dernier, la conscience n'est pas capable de définir l'action et les principes qui la guident.

Nous ne disons pas autre chose de l'hypnose et de l'outil hypnotique. Avec le même principe en ce qui concerne le conscient par rapport à l'inconscient...

Ainsi il est parfois difficile d'être son propre guide ; comment se juger et juger ce que l'on fait ? ...

L'hypnose est simplement là pour faire le ménage des méninges, remettre un train neuronal sur le bon rail. L'hypnose ce n'est pas l'art d'un tableau fini, mais elle va modifier telle ou telle scène dans le quotidien. Elle va permettre qu'un bon sang coule (sens « cool » pour Peter...) dans la bonne veine...

Et puis comment croire, par la force des choses, à une fixité éternelle ? Seule l'énergie vitale qui baigne l'univers est éternelle... enfin nous le croyons, nous l'espérons... nous le ressentons aussi...

Maintenant, prions le ciel pour qu'un jour cela ne soit pas un cerveau artificiel qui ait la prétention de devenir un passeur hypnotique... Nous écrivons « hypnotique » ici et non pas « hypnotHique » ; car il manquera toujours le génie Humain et sa complexité, à la machine et notamment de celui qui, paradoxalement, l'a créé !

Pour Montesquieu : « Il ne s'agit pas de FAIRE LIRE, mais de FAIRE PENSER. ».
Esprit des Lois, XI, 20
Un livre n'est pas là pour penser à votre place ; mais pour vous faire penser.
Et nous avons la chance que l'hypnose permette de faire REFLECHIR ; le livre devenant alors un miroir créatif… la lecture est HypnotHique !
« Un livre doit être une hache pour la mer gelée qui est en nous. »
Franz Kafka
Ainsi vos résistances doivent fondre !
Cette mer gelée peut représenter notre ego, nos préjugés, bref ce que l'on entend par le cerveau gauche. Et nous utiliserons les morceaux de poésie, les citations comme autant de hachettes bien affûtées pour fendre l'armure du Moi…
Nous verrons plus loin que l'hypnose, la pratique de l'hypnose, a ce rôle de « dégeler » certains circuits neuronaux.
Cuisine de base…
Si le Chef le permet. La vie ne va pas être de se dire : « à quelle sauce, je vais être mangé… »
Mais plutôt à moi de mettre toute la sauce, et tant qu'à faire… une bonne, sans pisse-vinaigre !
D'ailleurs, à ce niveau de lecture, à travers les mots que vous avez parcourus dans ce livre il y a déjà des modifications dans vos propres circuits neuronaux… C'est logique car biologique.
Si la vie est une transe, prenez ce livre comme une transe de vie…
Ici on peut citer l'apocryphe de Sénèque : « La vie, ce n'est pas attendre que l'orage passe, c'est apprendre à danser sous la pluie. »

Mais plus sûrement du même homme :
« Personne ne peut longtemps porter un masque »
Sénèque
L'hypnose, catharsis qui fait tomber les masques, ceux que nous portons au théâtre de la vie.
Ainsi, l'hypnose est semblable au carnaval primitif, où deux personnes tombent les masques pendant une transe partagée… une transe en danse…
Et la transe met un point d'orgue sur le tempo du conscient.
L'induction hypnothique fait alors tomber le masque…

/ TRANSE – PORTRAIT /

En rappel, « L'énergie de l'esprit est l'essence de la vie. »
Aristote
Entrez dans la transe ! Et Lancelotte soit cet Homme idéal !

Et Lancelot soit cet homme idéal !

Fuyons-le : vanitas vanitatum et omnias vanitas...
« Il faut des hommes forts qui soient doux.
Des hommes humbles qui soient fiers.
Des hommes intelligents qui aient du cœur. »
Saint Louis
– Quand l'occasion vous donnera lieu d'enseigner les autres, dit Thalès, faites-leur connaître que c'est moi qui suis l'auteur de cette doctrine : ce sera pour vous une modestie louable, et pour moi une récompense très précieuse. –
Maintenant, le catalyseur d'âme est singulier...
Dr. Marimount, je présume ?
« L'Homme qui a une âme n'obéit qu'à l'Univers. »
Gabriel Germain
Chants pour l'âme d'Afrique (p.89)
— Peter, Bruno : « Mais qui es-tu vraiment Maître Marimount ? »
Ou plutôt Doctus Marimount ! Ou tout simplement Sylvestre Marimount ?
Ou Sylvestre ?
De quel jardin secret es-tu le maître d'œuvre, neuromeister ?

Tu es barreur ou coupeur de feu ?
Tu es plus que cela ; tu parles au feu ! Tel un Bélier qui parle au feu originel...
Janus de la transe... darwinien dans l'observation...
Chantre des neurones, avec ta voix qui les caresse... qui susurre...
Non pas thaumaturge, mais inventeur du trésor qui est en nous !
Et quand tu déclares : « Dans la transe partagée, j'ai l'éternité devant moi... » ?
En effet, nous te remercions vivement d'avoir accepté d'écrire et finalement de façonner (de transonner !) ce livre.
« Qu'il est glorieux d'ouvrir une nouvelle carrière, et de paraître tout à coup dans le monde savant, un livre de découvertes à la main, comme une comète inattendue étincelle dans l'espace !
Non, je ne tiendrai plus mon livre in petto ; le voilà, messieurs, lisez. »
Xavier de Maistre
Voyage autour de ma chambre (ch. 1er, p.01)
Flammarion
Car s'il faut toujours un catalogue du doute ; alors, qu'il ne nous commande pas !
Et justement, tu nous enlèves ce poids. Celui qui est nécessaire pour avancer... transe-entrain... Si l'on suit ta pensée, Marimount : un train neuronal à mauvaise destination peut en cacher d'autres...alors surgissant de l'ennui... délaissant le train-train quotidien... nous prenons le bon train neuronal en marche !
Charles Baudelaire aurait pu dire, en parlant de toi, à l'attention des autres : Homme libre, toujours tu chériras Marimount... Car tu n'es pas vulgairement solaire ou scolaire ; puisque tu as le talent d'éclairer les zones d'ombres...

Le Maître dit : « Le bon maître est celui qui, tout en reprenant l'ancien, sait en faire ressortir la nouveauté. » Confucius. Entretiens, chapitre II, 11, traduction Anne Cheng.

Tu es aussi notre « Oncle TatisCHEFf », qui nous transe-porte sur son porte-bagage vers la rêverie enfantine et libre...

Tiens ! À ce propos, tu nous contes souvent ce souvenir indélébile pour toi. Ta prof de Français, classe de seconde, qui rend les copies de dissertation... arrive ton tour : « Ce n'est pas vraiment ce que je demandais, mais c'est joliment écrit... seize sur vingt. »

Merci, merci, merci Madame ! Soulagement ! Déjà si jeune, tu passes d'une figure imposée... à une figure libre... tu passes de la dissertation sur un passage d'un livre de votre choix à ton propre essai : « La vie avec mon chat »... Mais il faut le dire aussi ; tu n'osais pas rendre ta copie... la peur... le doute... la faute ! Mais toi depuis, ce que tu retiens par-dessus tout ! C'est la réaction écœurée et volontiers haineuse, de la masse studieuse en moutons appliqués de cette classe... depuis une locution latine te titille bizarrement : Si vis pacem, para bellum...

Des années après, tu as compris que la maîtresse avait sûrement un chat... !

Cependant, quand on pense à toi Marimount ; on pense aussi à Françoise Dolto...

Quand elle écrit : « Cela se paie très cher d'être animé d'un désir qui n'est pas dans le consensus et pourtant qui va rendre service à la société. Il y a des êtres comme cela, animés d'un désir pour tous les autres, qui ne le vivent pas pour satisfaire d'une manière ombilicale leur désir à eux. Ce n'est pas un plaisir masturbatoire bien qu'on se moque de leurs idées, que parfois on les condamne (Galilée), c'est vraiment pour les autres, et ils voient loin ».

Françoise Dolto
Tout est langage (p.66)
Le LIVRE de POCHE
Mais peut-on fuir son destin ? Agacements, quand on te parle de retraite pour couler (!) des jours heureux... pourquoi ? C'était la guerre avant ? Pas de jours heureux avant ?
Le cerveau n'a pas de repos, lui ! Et il nous faut des empêcheurs de tourner en rond, pour lutter contre l'entropie physiologique du cerveau...
Car, au fond, la vie est une spirale qui s'élève... aspiration céleste...
Et là agacement encore, quand on te prétend aussi « bel homme » (ou belle femme d'ailleurs !) ??? Car que peut signifier cette expression pour le poète anachorète ? Et puis, son propre visage refléter dans son miroir et à travers celui des autres ; est-il vraiment exact ? Toi, tu entends seulement bon homme et belle âme... dans le bon endroit... importance de la signification... car parfois :
« Vice caché par bel homme » Hypnotix.
Un être SEUL n'est ni grand, ni beau...
Et puis, que pèse une « belle » apparence extérieure par rapport à la beauté intérieure ?
Nous préférons : « Car l'état d'homme est beau pour celui qui y va, avec toutes les forces de l'enfance. »

Émile Chartier. Propos sur l'éducation

Sed violenti rapiunt illud...
Avec ton amicalité si sublimée, que l'on peut la qualifier ainsi d'âmicalité !
Car tu sais faire danser sur cette musique universelle : l'Amour.

« Et ceux qui dansaient furent considérer comme fous par ceux qui ne pouvaient entendre la musique. »
Friedrich Nietzsche
Au-delà de tes origines ancestrales Lacétaniènes au pied du Canigou, montagne emblématique et sacrée du Pays catalan...
Là-bas, alors que la mer veille ; tu te caches par-delà la campagne derrière cette montagne empreinte de légendes et de mystères... Sylvestre, le Petit Poucet qui jamais ne perd son chemin dans la forêt profonde... et, comme tu le dis, dans la forêt neuronale mener la transe c'est avoir la ruse du goût... pile !
Tu es la fine fleur de l'érine qui écarte les mauvais neurones dans la transe opératoire... Tes ondes magnétiques apotropaïques arrivent avant l'ombre ! Le délire onirique devient positif !
« La lucidité est une blessure, mais elle est la blessure la plus proche du soleil. »

René Char Poète

Alors que nous savons aussi tes talents de guide de haute montagne et de capitaine en haute mer ; mais qu'en est-il, quand tu es, Sylvestre, sur la terre simple et parfois platement plate... ?
En fait, tu pars rapidement dans les nuages ! Tu t'inspires du ciel catalan, qui lui-même donne des figures soufflées par le vent... à nous de saisir le kairos !
Au-delà de ton humour légendaire, explique-nous tes qualités de guide spirituel dans les sentes de la quiétude de l'âme, cette fois ! Ce guide, qui trouve toujours le layon lumineux dans la forêt neuronale si dense... ce prophète de l'inconscient, qui peint les âmes...
Toi, le conseiller général des neurones... dont le seul obstacle est, paradoxalement, l'infini.

SACERDOCE
Ô potence
Ciel sensible

Qui es-tu, sous ce masque de candide en chassant tes doutes avec l'humour encor et sachant comme le dit Montesquieu que : « La gravité est le bouclier des imbéciles. » ?
Tu fuis le frimeur, le rimeur et rameur des neurones...
D'ailleurs, malgré tes « dents du bonheur », tu as toujours, en réserve, quelques charges de poudre d'humour un peu plus mordantes...

Né rêveur...
Mort observateur ?

Non ! Au temps pour toi ! Contre la morsure du temps ; tu n'y vas pas la mort dans l'âme ! Tu sais la mort sûre du corps ; mais une étoile ne tire pas de plan sur la comète...
L'âme qui rêvasse est éternelle !
Avec un animisme ciblé, lecteur passager de passage de vie, tu es le Passeur des passeurs !
Car tu n'es pas un « dévidoir à soi », tu renvoies en écho avec ta voix les bonnes ondes pour les bonnes voies... donc plutôt une sorte d'ange gardien qui rencontre ton ange gardien...
Avec toi la transe permet d'échapper à l'orbe terrestre. Elle nous évite de tourner en rond, sans jamais comprendre ce qui nous entrave réellement... Avec toi : « Qui transera sera ! ».
Nous te percevons comme un rêveur avec ses saillies qui lui servent de forteresse imprenable... anti-gourou par vocation, puisque maître à penser de l'univers de l'intime.

Toi le pêcheur d'âmes en « no kill », dirait Peter... et qui ferait parler l'inerte, avec ce don de l'écoute... toutes voiles dehors...
Comme le transe-crit le poète :
« Touché par la grâce,
Matinée de sainte rosée,
Telle l'asymptote ardente brisant la glace,
Tu approches l'autre en vérité. »

Juan Dos Santos

Mais, tu es aussi pêcheur de rêves ; celui qui enfile les bonnes perles neuronales... alors tel Poséidon, avec ton Trident tu transe-perces à bon escient les racines du mal :
Une dent pour le conscient, une dent pour l'inconscient, une dent pour l'inconscient collectif !
Quels secrets renferment tous tes petits carnets remplis de moments de transes, tes bouts de papier parsemés, transcrits avec ses transes-cris étouffés mais que tu perçois et ressens ?
Nous décelons ainsi, chez toi, à la fois force et fragilité. Mais tu es plus un enfant d'âme qu'un enfant de cœur... Souvenir d'enfance, tu ne comptes plus les fois où tu as entendu cette réflexion déstabilisante et incompréhensible pour toi :
« Je ne peux pas te regarder dans les yeux... ça me fait peur ! ». Oui, dans tes yeux se reflète notre âme... une des particularités du passeur hypnothique... sans parler de cet inconnu, qui est venu, dans une grande soirée, à ta rencontre pour te dire droit dans les yeux : « C'est toi le meilleur ! » ??? Tu te demandes toujours encore pourquoi...
Mais, peut-être que l'espérance est la rêverie d'un homme qui veille... selon Aristote.

Tu as la force de la pierre brune. Cette pierre qui en lithothérapie aurait la vertu de favoriser de nouveaux départs… et de rattraper le tant perdu…

Marimount et la Pierre Brune.
Le poète ne peut longtemps habiter le temple
Face aux siècles qui nous contemplent
Alors Marimount taille sa pierre brune
Dilettante face aux diverses fortunes
Alors les neurones coulant dans ses veines
Pour autrui il ne ménage pas sa peine.

Et nous devinons aussi, à travers toi, grâce à toi et ce que tu dégages que :
« Les âmes fortes ont des sentiments bien plus violents que les autres quand elles sont tendres. » Voltaire. L'Ingénu.
Et enfin, tes qualités d'homme de la transe nous les connaissons, grâce à ton épouse, charmante napolitaine… au demeurant. Elle pardonne volontiers à ton cerveau d'être, selon son expression, en perpétuelle transe-inspiration… et donc d'être là sans être là !
Ne vante-t-elle pas aussi, sans cesse, ta probité intellectuelle viscérale !? Cette honnêteté qui peut s'avérer oppressante ou obsédante… et paradoxalement isolante…
De notre côté, nous ne percevons pas toujours, si ton hypnose est conversationnelle, légère, moyenne ou profonde… volontaire ou involontaire… magnétique… mais elle agit toujours infiniment. Tel le médecin de l'âme, Perse, qui guérit par la parole…
« Se promener avec l'âme de l'autre n'est pas donné à tout le monde… »
Ange Montanacielo
En revenir indemne non plus…
Toi, le Bélier qui avec sa flamme conforte les âmes…

Une sorte de thaumaturge, mais qui est surtout catalyseur des neurones...
Si tu es un bienfaiteur ; alors tu sais éviter, pas comme nous, la double peine infligée par l'image d'Épinal sur le dentiste :
« Le sentiment qu'on a pour la plupart des bienfaiteurs ressemble à la reconnaissance qu'on a pour les arracheurs de dents. »
Sébastien-Roch Nicolas de Chamfort
De profundis clamavi... le chasseur de neurones parasites...
Dans tes yeux miroirs le reflet de notre âme...
Et le psychopompe du vivant paraît !
Car nous avons tous notre « Marimount » quelque part...
Femme ou homme... tu es la vestale qui rallume le feu sacré entre deux êtres... alors à TOI de jouer... avec qui BON te semble... pour un nouveau chemin éclairé...

Maintenant, au-delà de ces quelques mots du poète :

ROMANCE

« Berceau de mes jeunes années,
Humble toît, frais abri des champs,
Mon beau pays, mes Pyrénées,
Que l'écho vous porte mes chants ! »
A. Béraud
« Toi, luftmensch d'apparence, qui note encore compulsivement sur tous tes petits carnets qui semblent disparates, mais en apparence seulement... avec souvent l'analogie pour muse...
Car, comme tu le précises, la déesse de la créativité est plus mutine...
... qui es-tu vraiment, Marimount ?
... être hypnothique ou ne pas être, telle est l'induction !

Marimount… l'observation… l'écoute… ta voix… ta voile… SON écoute… SA voile… SA voie… ton évanescence… TON BON SENS…
Prends ta lyre MARimount, pour une transe pacifique et apaiser le vague à l'âme ; poétise ton message… du bateau ivre au bateau-livre… et écoutons le chant du Passeur dans la tempête, hors d'eau après le chaos et tu sais lire les neurones… et tu sais écrire sur les neurones… »

Le passeur hypnothique

La vie largue ses amarres,
Et déjà la voix de l'amer,
Tel l'ancrage de l'enfance à la barre,
Encrages indélébiles via ses pairs et mère,
Après tempêtes, le calme d'une relecture neuronale,
Ce qui augure d'une miraculeuse pêche,
Homme, poussières d'étoiles pâles,
Ta vie, alors, n'est plus en cale sèche…

Géejgitangor

Ainsi mariMOUNT, sur les montagnes russes de la vie, tu peux saisir une main tendue…
Avec toi le coryphée des neurones, nous ne sommes pas maraboutés ; nous sommes marimountés ! Déshabilleur du cerveau pour mieux le vêtir…
En effet, nous avons tous un cadre de références et il faut savoir en sortir… pour changer de cadre. Pour toi, la vie est une transHumance avec des maux passants…
Enfin, Capitaine Marimount sous ta houlette nous devenons des chefs d'œuvres animés…

« Heureux celui qui peut d'une aile vigoureuse
S'élancer vers les champs lumineux et sereins ! »
Charles Baudelaire
Élévation
Fleurs du mal
« La Transe : l'Homme est un aptère sans elle... » répètes-tu souvent.
Pour finir, paradoxe des paradoxes, plus tu t'effaces et plus tu rentres dans la légende...
Le facteur neurotrophique fait sa tournée... et disparaît...
Proverbe catalan : « Le bonheur n'est pas pour qui le cherche, il est pour qui le trouve. »
Tramontane soufflante, tramontane parlante, tramontane gagnante...

Ciel bleu pour TOI ! Lancelotte !
Ciel bleu pour TOI ! Lancelot !

/ TRANSE – AUTOPORTRAIT /

« Felix qui potuit rerum cognoscere causas ! »
Virgile
1er siècle av. J.-C.
... Heureux qui a pu pénétrer le fond des choses...
« Rien de secret, tout se transe-forme »
THE DIWAN-I-KHAS (1635 A.D.)
Tu n'es jamais ce que tu parais être.
LE Marimount ici, mais LA Marimout là !
Le passeur hypnotHique n'a pas de sexe à proprement parler.
Et puis, heureusement, je ne suis pas le seul à porter ce costume !
Certains vont se reconnaître dans ce transe-portrait.
« Ceux qui rêvent éveillés ont conscience de mille choses qui échappent à ceux qui ne rêvent qu'endormis. »
Edgar Allan Poe
Professeur des éoles qui sème les bons vents... rêveur sublimé sublimant...
Son masque à travers les âges peut changer... mais le fond est toujours là !
Sauras-tu reconnaître le maître d'Éole qui va t'élever ?
« La fortune des mots appartient à ceux qui se lèvent tôt. »
Lanmèmonn
... à regarder la mer... un jour je regarde la valse des vagues je remarque la valse au temps variable des vagues je remarque que les vagues progressent plus ou moins hautes en séquences plus ou moins rapides avec ses vagues qui avancent par transes de vagues mon esprit en miroir

navigue en vagues de neurones je surfe sur les bonnes vagues sur des plages bien localisées dans le cerveau je ferme les yeux ma voix suit d'instinct la voie des bonnes vagues en synchronicité j'ouvre les yeux et je vois l'Autre et la bonne mer...

Il revient à ma mémoire, mon ami le Professeur Armand Kalipige d'Athènes, lors d'un colloque à Lyon en avril 1969 :

« La transe ce n'est pas mettre son nez dans les affaires des autres... Il faut respecter autrui.

Il faut mettre aussi sa propre identité de côté. Enfin, il faut connaître ou reconnaître l'identité cérébrale comme une « trinité » : l'inconscient collectif, l'inconscient, le conscient. Tiens ton sujet ! Rem tene verba sequentur...

On considère le tout sans jugement de valeur. Ainsi, nous sommes prêts pour la transe à deux âmes. Alors, l'agapè donnera la bonne direction... »

J'entends : Paladin des neurones nous t'écoutons !

La Passe HypnotHique : rendre à cet art, ce qui est à cet art... Nous t'écoutons !

« Il faut bien qu'une raison universelle m'éclaire. »

Malebranche

De face, en volte-face !

« J'ai parfois la sensation de vivre en parallèle à un autre moi-même. »

Franck Soapaix

Ne cherchez pas qui je suis ; j'en suis toujours au « qui suis-je » ?

« Ne che'che pas à me saisi'

Je suis lib'e comme l'ai'pa'ti. »

Tekuta Mimo'inzukuta

Quelques balbutiements sur l'introspection...

Alors, tel qu'en moi-même, Marimount...
Qui suis-je ?
Peut-être un phare flottant... sed fluctuat nec mergitur...
« Chaque vague sait qu'elle est la mer.
Ce qui la défait ne la dérange pas
Car ce qui la brise la recrée. »

Lao – Tseu

Lancelotte ? Parfois j'ai un coup de mou. J'en ai marre... Mar i mount !
Lancelot ? Parfois j'ai un coup de mou. J'en ai marre... Mar i mount !
... j'en ai marre, marabout, bout de ficelle, selle de cheval, cheval de course, course à pied, pied marin, marin d'eau douce, douce montagne...
Transe Neuronale Thérapie pour dynamiser une nouvelle ascension !
Parfois tu peux être dépassé par les flots tumultueux, tumultueurs... de la vie... alors il ne s'agit pas de t'apprendre à nager (coucou ! l'analyste !) ... mais bien de te sortir de là au plus vite !
Ainsi, vous ne me remarquez pas la journée,
Je suis un fantôme du jour,
et quand la nuit arrive avec son obscurité, le vent, la tempête... je peux être alors, l'aiguilleur du ciel... une brise métaphorisante survient... et si le navire laboure en vain la mer...
le passeur hypnothique s'envole et cultive les neurones... et happe les idées tel un engoulevent...
Imaginez le tableau :
Je vois le cerveau de l'autre comme une belle montgolfière dirigeable... pour une ascendance je fais un délestage

neuronal… et puis j'indique une bonne direction avec un vent hypnothique favorable…
Mais le passeur hypnothique n'est pas un vulgaire influenceur. Le chemin de chacun est unique ! Vous êtes là pour accompagner l'Autre, dans un cadre défini. Celui-ci doit ainsi découvrir de belles opportunités futures. Puis les itinéraires bifurquent vers la nuit des temps… pour mieux se retrouver ???
« Solitude, récif, étoile,
À n'importe ce qui valut
Le blanc souci de notre toile. »

Stéphane Mallarmé. Poésies (1898, Salut)

Alors vous me découvrez ; je suis là pour vous. Vous ne le savez pas, mais parfois moi non plus ! il est difficile de me repérer ; surtout quand j'enfile mes semelles de plomb. Alors qu'en fait, j'essaye maladroitement de m'ancrer dans la réalité du monde d'ici-bas…
« Déjà la nuit en son parc amassait
Un grand troupeau d'étoiles vagabondes,
Et, pour entrer aux cavernes profondes,
Fuyant le jour, ses noirs chevaux chassait… »

Joachim du Bellay. L'Olive

Ai-je du mérite ?
Non ! Car la destinée d'un hypersensible, c'est de se tourner vers les autres.
« Il ne s'aime pas ou pas assez ». C'est la base tout simplement. Il a besoin du miroir des autres, pour trouver sa propre image… le don de soi révèle le don chez l'autre.
Ainsi « l'Amour à réaction » peut devenir instinctif…

Avec cette pensée de Voltaire : « Le bonheur est souvent la seule chose que l'on puisse donner sans l'avoir et c'est en le donnant qu'on l'acquiert. »
Perception indicible des S.O.S.
J'essuie la tempête neuronale.
Je suis un phylactère au verbe protecteur.
Ma lumière indique la bonne direction...
Mais à la différence d'un phare,
Je peux larguer les amarres...
Et disparaître dans la mer de l'humilité...
Puis dans la mer de la Tranquillité, pour retourner tranquillement dans la lune...
Mais attendez ! J'entends à nouveau la corne de la muse ; qui souffle à l'oreille...

Transe-luminescence
Monter dans les airs,
Le salaire de l'agapè,
Redescendre sur terre,
Quitter son canapé,
Sans en avoir l'air,
Survoler la canopée,
Tête et faîte des pairs.

« Elle est retrouvée.
Quoi ? L'Éternité.
C'est la mer allée
Avec le soleil. »
Arthur Rimbaud

Je suis le petit garçon qui se souvient de son berceau... et qui ne dormait pas à poings fermés, témoins selon la légende d'un sommeil profond.

« Les puissantes faveurs dont Parnasse m'honore
Non loin de mon berceau commencèrent leur cours ;
Je les possédais jeune, et les possède encore
À la fin de mes jours... »

Malherbe

En effet, observez bien les berceaux ! Il y a déjà, soit un bras levé en lévitation, soit un index ou deux levés comme un signal, soit une catalepsie d'un bras, ou bien tous ces éléments associés... phénomènes naturels que l'on retrouvera dans « l'Horloge Universelle » !
Je suis le petit garçon, qui traverse la vie comme dans un parc d'attraction... Il tient dans la main de multiples ballons de rêves qui flottent au bout de leurs ficelles... Et le manège de la réalité, lui en fait perdre. Mais sa pensée, son regard, suivent toujours la trajectoire de ce ballon qui fuit l'attraction terrestre... C'est une sorte d'échappatoire au carcan de la réalité, pas toujours attractive...
Petit, tu observes les codes de ce monde afin de les comprendre. Et puis, tu pressens que le vrai univers est invisible. Il a certains disciples, comme les neurones. Mais qui est réellement le maître ?
Je ne sais pas ; cependant quand le « disciple » est prêt, le maître passe...
Tu regardes ainsi l'autre se mirer dans tes neurones miroirs. Alors, tu peux leur parler... Vraiment leur parler ! Et non pas cette pseudo-communication que l'on observe dans la vie courante ; où personne, encore une fois, n'écoute personne en fin de compte...
– 310 « Mon âme est un orchestre caché ; je ne sais de quels instruments il joue et résonne en moi, cordes et harpes, timbales et tambours. Je ne me connais que comme symphonie. »

Livro do Desassossego por Bernardo Soares
Assirio & Alvim, 1998
Traduction Christian Bourgeois éditeur, 1999
La vraie communion est là ! Transe-figuration.
L'Autre est un hôte ; que tu ne laisses pas seul...
Tu loges chez ce dernier TRANSitoirement.
Tu loues... son cerveau... sans louange...
Chef d'orchestre, tu diriges les neurones en leur donnant la bonne partition et répartition.
Tu déloges et tu t'évapores...
Bien sûr, au cours des transes thérapeutiques, j'ai entendu ces phrases très fortes ;
« Tu m'as sauvé la vie ! » - « Tu m'as changé ma vie ! »
Évidemment cela vous renforce dans votre quête... mais toujours fondamentalement le but est de s'effacer devant le changement positif ou la réussite de l'Autre. Il n'y a pas de fausse humilité ; c'est de la stratégie thérapeutique !
Maintenant, je suis aussi, paradoxalement, un homme épris de classicisme, au sens de la musique vibratoire. En effet, il en est de l'hypnose comme de la grande musique. Au début de l'apprentissage on a peur de mal faire. Et puis, après quelques années de compagnonnage, l'ego et l'assurance aidant, on veut montrer son savoir, son pouvoir. Puis vient le temps de la maîtrise, de la sagesse, le temps de l'harmonie et enfin la volonté de transe-mettre. Une symbiose se fait entre l'instrument et celui qui en joue... mais pour le chef d'orchestre reste seulement l'humilité face au feel harmonique ! À travers la transe, il donne le LA d'une mélodie hors-sol...

« Son joyeux, importun d'un clavecin sonore »

Pétrus Borel

Je suis aussi Rudyard Kipling, quand il déclare sur ma région catalane : « J'avoue que, l'an passé, je ne vins rien chercher ici de plus qu'un petit rayon de soleil. Mais je trouvai le Canigou, je découvris en lui la montagne enchanteresse entre toutes, et je me soumis à son pouvoir. »
Alors, je suis le silencieux manteau neigeux composé de neige éternelle qui renvoie la chaleur et qui va vous relaxer ; qui va vous rendre « cool down » selon Peter... Montagne... Je remonte à la source neuronale ; ce qui me permet de modifier les itinéraires, préétablis des rivières de pensées, des fleuves de pensées et in fine le delta avec ses ramifications des chemins possibles...

« Il suivait son idée
C'était une idée fixe
Et il était surpris de ne pas avancer. »

Jacques Prévert

J'aime à caresser avec ma voix les neurones... agissant comme une « transe-âminase » pour le bon fonctionnement de l'organisme aussi. Je passe alors d'hypniatre à neuroniatre...
Je suis aussi l'harmoste provisoire d'un cerveau ami. Je me sens tel un épicurien libre-penseur qui trouve des charmes dans la vie et des charmes dans l'éternité... Mais je suis et surtout l'ami qui ne laisse pas une âme errer dans les vagues du vague à l'âme...
Embarquez sur le « Bateau blanc » de notre chantre catalan Charles Trenet ; alors je ne passerai pas sans vous voir... Souvent, j'ai aussi cette chanson entraînante en tête de l'enchanteur...

« Je chante, je chante du soir au matin… » mais j'entends :
Je transe, je transe soir et matin
Je transe sur mon chemin…
Mais je coupe cette ficelle entêtante, avant la fin de cette chanson ! Et j'entends encor…

C'est la vie qui va toujours

Vive la vie
Vive l'amour
« Le vrai rêveur sait reconnaître l'âme du poète, celle-là même contrariée par le quotidien… »
Eikyowoukeyasuidesu
Et, je suis encore Charles ; quand il voit danser la mer le long des golfes clairs… Mer…
Alors, il faut nous embarquer ! Mais nous le savons, la mer n'a pas toujours les golfes clairs…
Le fou chantant ?
Le fou transant ?
L'enfer ? La vie sans fantaisie…
La peine de vie… puis la joie de vivre !
Transposition et transe-position :
Oui ? Lancelotte, tu associes un blocage à ta réussite dans tes études avec la séparation de tes parents… tu redoutes l'épreuve du concours…
– Mal de mère.
Quand l'adulte erre
Quand l'amer t'hume
La mère qu'on voit danser
Le long d'un type aux golfes clairs…
Que reste-t-il de nos amours ?
Dites-le-moi…
Là là là là là là…
La la la la la l'ère…

L'air de lames, l'ère de larmes, l'erre de l'âme du poète.
Ainsi, tel ce sentiment d'abandon souvent rencontré dans l'enfance.
Eprouvé par toi petite Lancelotte...
Eprouvé par toi aussi petit lancelot...
Eprouvés...
Un père, et passe... le passeur hypnothique...
Le conscient lit : jeux de mots s'insèrent.
L'inconscient lit : « je » de maux sincères.
— Oui Lancelotte !?
« ... je me souviens... encore... à nouveau... c'est la période du confinement total COVID... ou plutôt du co-vide... je dois partir seule dans le sud de la France... 450 km de parcours environ... seule sur l'A7 et puis l'A9... un laissez-passer !? oui pour enterrer ma mère... alors seule sur l'asphalte... toujours l'horizon à travers le pare-brise... personne devant... personne derrière... personne en face... le sentiment d'être seule au monde... la vie et le paysage défilent... avec dans la tête de la musique Classique... celle qui justifie la vie et le monde... dans mes oreilles Mozart, Rachmaninov, Mahler... paradoxalement alors que l'on pourrait rouler très vite... je roule tranquillement... et au milieu quand il y a trois voies... je suis la reine du monde...
... mais dans un monde de solitude... stroboscopique... hypnotique... sans être un exploit... je sais que je vis quelque chose d'unique au monde... qui peut se vanter d'avoir parcouru un tel chemin sans croiser quasiment personne ? ... je vis un Saint-Jacques-de-Compostelle cérébral grâce à ma Maman... une larme coule de temps en temps... je rentre à la maison... c'est un bonheur ! »
— Merci ! Merci ! Lancelotte !
Dans le principe de la transe le message est hermétique, comme codé, vis-à-vis du conscient.

J'observe ma règle de carabin des trois « OB » ! :
OBservation... OBservance... OBservation... Et puis...
Aujourd'hui, bravo ! Lancelotte pour ton parcours, bon vent jeune Docteur...
Je suis aussi un être méditatif, pratiquant la méditation stricto sensu. C'est-à-dire au sens du mot latin, meditari ; qui veut dire se préparer à un discours, à écrire, à une réflexion. La méditation n'est pas une masturbation intellectuelle vulgarisée... et encore moins guidée !
Je suis encore le capitaine ad hoc qui est là pour un ancrage d'une âme errante, et ici pour un encrage d'une âme pensante...
Je suis le spoutnik et donc le compagnon de voyage interstellaire pour ce que nous sommes en fait : des poussières d'étoiles...
Avec en toile de fond Kierkegaard :
« L'Homme est cet être dont la chair finie est transpercée par l'épée de l'infini... »
L'Homme doit-il se justifier d'exister ?
Dans la politique du cerveau, être seul face au miroir n'arrange pas les choses.
Alors que dans tous les cas la transe permet une parent-thèse.
In fine, sans Agapè, l'égrégore collectif n'est que fantasmagorie.
Ainsi, je me pose en alter ego de l'inconscient universel, avec l'humilité d'un catalyseur de la transe... Comme un agapè transitique qui s'occuperait de la logistique interne du cerveau.
Ce qui va permettre une sorte de transe-migration des âmes, mais in vivo et temporaire !
Il ne s'agit pas pour autant d'avoir un supplément d'âme par rapport à l'Autre. Il faut plutôt obtenir une harmonie momentanée entre deux âmes ; ce qui va permettre

d'infléchir positivement le destin de l'une d'elle.
Vaste responsabilité !
La nuit, parfois, résonne à mes oreilles un sizain de Lamartine :
« Hélas ! sur ce sable où nous sommes,
Quand tout mugit encor de ces tempêtes d'hommes,
Qui pourrait envier ce sceptre des humains ?
C'est la foudre du ciel que porte un bras timide !
Qui toucherait sans crainte à cette arme perfide
Prête d'éclater dans nos mains ? »
Une nuit, après avoir écrit une journée... pour ce livre quelques teintes de fond sur la trame générale... je suis dans une grande pièce inconnue... meublée de façon classique... au centre je vois un très vieux piano... plein de toiles d'araignée... je vois les touches s'agiter... jouer du Mozart... un éclat lumineux l'englobe... et d'un coup il part en trombe et traverse la baie vitrée ! y laissant une empreinte précise sans débris et éclats de verre... et s'envole dans une direction précise... où ???
Mozart en tête, je me réveille... en me disant, mais comment je vais pouvoir expliquer ce phénomène dans mon livre ? ... et puis je réalise une fois debout... que c'était un rêve...
Cela... trahit l'angoisse inconsciente d'avoir pris le sceptre, temporairement, de la Transe et par là même, malgré tout, d'avoir modifié la trajectoire d'une vie... il y a toujours ce spectre d'être un apprenti sorcier...
Il faut aussi, si j'ose dire potachement, être une sorte de P. asseur H. ypnothique, sans être ni basique, ni acide, ni neutre, mais plutôt un agent actif positif !
Posséder un don n'exige pas forcément le don de soi. Influencer la vie d'un autre, n'est pas épouser sa vie. En effet, il ne s'agit pas de se transe-former en « éponge neuronale » ; ce qui serait délétère à la longue !
Je fais aussi en sorte, que la vie ne soit pas un espace mort...

Et que toi, toujours, tu restes le concertiste de ta vie...
Si le passeur hypnothique peut avoir un éclair de génie, avec sa lampe éclairante. Il n'est pas à proprement parler un génie...
« Les hommes de génie sont des météores destinés à brûler pour éclairer leur siècle. »
Napoléon Bonaparte (1769-1821)
Discours de Lyon, 1791

Venisti, voluisti, vicisti...

Ah ! tout le génie de l'induction harmonique du poète en un alexandrin :
Chantre concis... « Et l'unique cordeau des trompettes marines. »
Apollinaire
Alcools
Mes transes-positions.
« Le mauvais temps n'existe pas, seul le mauvais vêtement existe. »
Proverbe écossais
La tête qui cloche,
un tocsin malsain,
on sonne les cloches,
pour un air plus sain...
Au temps mauvais pour le cerveau, c'est la même chose. Ainsi une mauvaise passe va procéder, ou bien donne, de mauvais aiguillages neuronaux... avec les conséquences que l'on observera alors, sur la vie.
Et il faudra alors effacer ces engrammes négatifs, qui correspondent à autant de traces mémorielles enregistrées sur les neurones du cerveau. Le bon habillage neuronal sera alors de mise...

En fait, c'est comme s'il s'agissait de faire prendre des paréidolies pour des lanternes. Ainsi le passeur hypnothique a pour mission d'éclairer le chemin neuronal idéal pour le changement souhaité. Maintenant, je vous citerai Charles de Gaulle : « Je vais répondre à une question qui, au fond de la salle, ne m'a pas été posée. » ...
– Professeur Marimount, c'est quoi l'HYPNOSE au fait ?
– Ciel !!! Quelle question !
Déjà, beaucoup font de la prose hypnotique sans le savoir !
... Et l'hypnose c'est tout un poème !
« Je t'apporte d'une eau perdue dans ta mémoire,
Et suis-moi jusqu'à la source et trouve son secret. »
Patrice de la Tour du Pin
Le second jeu
Ed. Gallimard (p.106)
L'hypnose... la transe... l'état de transe...
Hypnose es-tu là ?
Transe es-tu là ?
Cantique du quantique ???
Aujourd'hui, l'hypnose se définit et se conjugue à l'envi.
Il en est de l'hypnose comme de la morale, hier, chez Schopenhauer. Aujourd'hui, s'il semble facile de prêcher l'hypnose, il est difficile de la fonder...
L'hypnose ? Quelle hypnose ? Le mot « hypnose » qui est hypnotique en lui-même ?
Son aphérèse : ose ?
Transe transitive : Hypnos - vous - moi ?
Je retourne la question par une autre question :
Avez-vous seulement déjà essayé de prendre une photo du vent, seul ?

Bien sûr il est difficile de saisir l'insaisissable… et même si elle n'existe pas « vraiment », ce n'est pas pour autant une coquecigrue ! Alors pour l'hypnose, il en est de même, seule son ACTION sur les personnes peut révéler sa présence.
Son existence est-elle concevable pour un esprit matérialiste ? Puisqu'il s'agit plutôt d'un « état » de l'esprit, des états d'esprit, d'un état d'esprit ; nous sommes plutôt alors dans le spirituel… ?
En 530 av. J.-C., Gautama, devenu Bouddha déclarait déjà : « L'atome ne peut comprendre le cosmos. »
La masturbation intellectuelle avec l'hypnose peut rendre les neurones sourds !
Alors si, de plus, les voies du Seigneur sont impénétrables… Heureusement, il n'en n'est pas de même des voies des neurones ! Elles sont, dirons-nous, un peu plus abordables. Nous ne sommes pas dans le numineux…
Parler d'hypnose, de transe, cela revient un peu à parler de la saga des neurones à travers l'Histoire, notre histoire, ton histoire…
Et pour peu que le chant de la sirène possède une voix harmonieuse ; alors le bouche-à-oreille des neurones se met en route, de voix à voies… Nous pourrons alors obtenir une transe-figuration des neurones en quelque sorte.
La transe transillumine le cerveau ; puis elle l'éclaire… alors, le cerveau profite momentanément d'un quotient intellectuel plus élevé… car de nouvelles connexions vont se faire très rapidement entres les neurones concernés… en écho à la bonne voix… cela va permettre des voies de solutions…
Plus simplement et métaphoriquement, on capte l'attention du sujet et puis le cerveau gauche se capture lui-même dans son souvenir… On parle alors au cerveau droit qui est libre de saisir ce qui est bon pour lui…

L'inconscient fait décoller les idées sur les pistes choisies. Alors, de nouveaux circuits neuronaux s'impriment dans le cerveau. Ce qui donne lieu à de nouveaux engrammes... Ma voix devient ta voie, pour une nouvelle voie selon ta volonté.

Je suis le mur des sons sur lequel se réfléchit ton destin...

L'hypnose, en soi, n'existe pas ; et pourtant elle est toujours là...

Et l'hypnose n'est pas un conte à dormir debout...

Ainsi l'hypnose, même dans son étymologie (sommeil en grec), nous égare. En effet, elle n'est pas hypnagogique. En somme, ce mot hétérologique, est tout sauf le sommeil ou un endormissement. C'est plutôt un état d'éveil dans un certain état de conscience.

Au-delà de la méditation, l'hypnose a plutôt vocation à être une « oraison » active entre deux âmes...

Pour une autre définition de l'hypnose, on pourrait presque reprendre cette version du délicieux jargon administratif pédagogique et quelque peu franchouillarde, pour expliquer ce qu'est une langue régionale : « Aller de soi et de l'ici, vers l'autre et l'ailleurs. » ...

Mais puisque l'hypnose est une langue universelle ; alors la hauteur de vue ne sera pas effectivement la même...

L'hypnose n'existe pas, ou plutôt si elle existe ; mais pas comme on le pense.

En effet comment peut-on « littéralement » penser l'hypnose ? ... oui comment ?

« Purin ! Bord d'aile de merle ! » S'exclame l'inconnu lyrique...

Nous croyons toutefois dans l'hypnose, mais sans tomber dans le « credo quia absurdum » d'Augustin. C'est-à-dire le fait de croire parce que c'est inaccessible à notre entendement !

Certes, la médecine qui progresse sans cesse dans l'étude

du cerveau, ne peut que constater dans ses investigations, qu'il se passe quelque chose dans l'état hypnotique.
Mais, de là à l'expliquer dans le détail et de façon toute rationnelle...
Il n'y a pas qu'un pas ; il y a tout un cheminement, avec peut-être des obstacles infranchissables pour notre entendement. En parlant de pas... au fait ! Qui guide les pas du chat, pour retrouver seul sa maison après un périple de plus de 1000 km ? Très énigmatique pour moi, cette fausse métaphore qui me transe-porte pourtant...
Mais faut-il, encore une fois, tout expliquer ? Suivant notre état de conscience, notre état de transe ; tout peut être hypnose ; mais l'hypnose n'est pas le TOUT. On le répétera.
Elle peut être bénéfique dans nombre de cas, sans être une panacée. Une alternative à ce que l'on disait naguère : le meilleur médecin est celui qui médecine le moins...
En fait comme on l'a dit, le terme de « transe » serait plus juste. Mais il faut bien mettre des mots sur des états de conscience... sur des dispositions de l'esprit.
La transe ne serait alors qu'une absence du mode conscient, plus ou moins longue, plus ou moins profonde ? Et cette transe permettrait ainsi à la pensée créative, de prendre le pas sur la pensée analytique.
La transe « active » ou thérapeutique, n'est pas là pour idéaliser l'Homme. Elle le transe-forme pour un mieux-être... Mais à l'impossible, nul n'est tenu ! Et dans notre contexte, le moins en apparence... peut parfois le plus...
Et puis aussi la notion de « rêve éveillé », pour l'hypnose, est imaginable. Le rêve, du latin re-evare qui signifie : être pris d'enthousiasme... Mais rêver voulait dire aussi à l'origine « courir çà et là ». Ce qui me convient parfaitement pour « l'hypnose dynamique » que je pratique. Je la nomme comme cela ; car on se démarque de

la fausse idée d'une transse obligatoirement profonde pour de meilleurs résultats. Effectivement la « profondeur » n'a rien avoir avec l'efficacité...
Pour mettre tout le monde d'accord :
« Celui qui sauve une seule vie sauve l'humanité entière. »
Le Talmud en accord avec le Coran... en accord avec tout le Monde...
Et nous le rappelons encore, la transe naturelle, à l'instar de la respiration, est toujours là !
Car une fois pour toute, la transe, la catalepsie, la lévitation d'un bras, le signaling d'un index levé, sont des phénomènes naturels... et l'outil hypnotique les utilise à toutes fins utiles !
Entrez-donc, différemment, dans la transe... à votre guise...
Les états de conscience sont légion... la transe est la respiration du cerveau...
Alors, suivant certains états de conscience et par exemple pour Socrate déjà : l'âme ne se retire des choses extérieures et ne descend en elle-même, que pour trouver avec l'univers un accord plus profond... lu dans un petit port portuguais :

o mar é meu
o mar é teu
o mar é nosso
o mar é de todos
o mar nào é de ninguém

La transe n'est l'apanage de personne. Cependant, nous prendrons le parti de dire ce que nous pensons, enfin tout du moins dire ce que nous pensons penser...
Avec notre sujet, l'hypnose, il ne va pas être toujours évident de s'expliquer très clairement sans le recours et

le secours de métaphores. Mais surtout, l'hypnose est-elle vraiment LE sujet ?
Car ce sont plutôt les NEURONES principalement, les vrais sujets du royaume du cerveau...
Alors, je peux me risquer à donner la définition de « l'HypnotHisme » :
– C'est le dialogue neuronal entre deux cerveaux. Le passeur hypnothique, lui, va choisir ses interlocuteurs. Il va cibler les neurones concernés et leur tenir un discours approprié. Il s'agit d'une « union sacrée » intemporelle entre deux êtres en quelque sorte... –
L'hypniatre n'est pas un singe savant.
Cependant, l'état de transe quasi-permanente nous habitant, c'est peut-être plus aisé et donc plus clair pour nous... Enfin, nous le croyons, nous le devinons. Nous le pensons assurément... Nous le ressentons surtout ! À cet effet, qu'on nous prête le talent de transe-crire. Comme Mozart, je suis à la fois scribe et script...
Et encore une fois, il y a une différence entre l'ancrage de la réalité dans le cerveau et retranse-crire la réalité perçue par un encrage sur papier...
Pour rajouter un paramètre aléatoire et pragmatique, nous citerons encore Emerson :
« Une grande âme n'a absolument rien à faire avec la conséquence. Exprimez ce que vous pensez aujourd'hui avec des paroles rudes, et demain ce que vous penserez demain. »
Si la vérité peut être dure, il n'est pas interdit déjà, d'être dans le vrai et d'être vrai... Que la grandeur d'âme puisse nous habiter !
Mais il nous faut faire cela avec la fugacité qui caractérise la Vérité.
Platon, nous a gentiment prévenu : Personne n'est plus détesté que celui qui dit la vérité...

Avec le corollaire d'Aristote : la reconnaissance est la chose qui s'efface le plus tôt.
Au-delà du logos, l'agapè,
Aime pour ses vœux, ton prochain,
Sinon pour ton désir, passe ton chemin…
Il te faut aussi éviter les briseurs d'enthousiasme,
Ceux qui pratiquent la douche écossaise,
Ceux qui battent froid,
Ceux qui marchent à cloche-pied dans la vie…
Fuyons le Lao-Tsé qui déclare : « La plus grande sagesse, c'est de ne s'occuper de rien. »
Effectivement, on peut aussi traverser la vie comme une somme de particules inutiles…
Tristesse alors que la vie seule, et seul…
Gentillesse et délicatesse sont les deux mamelles de la transe dirigée.
Humble chef d'orchestre philharmonique des neurones de l'hôte et en même temps virtuose de ses propres neurones… secret d'une bonne alchimie hypnothique !
Maintenant, je connais Peter le petit écossais et Bruno le petit parigot, depuis leur plus tendre enfance… Je sais, par exemple, qu'ils sont cousins éloignés tant au niveau familial, que par l'Auld Alliance. C'est-à-dire, cette vieille alliance entre les royaumes d'Ecosse et de France.
Cependant, ils sont aussi proches cérébralement qu'ils sont différents dans la vie…
Je sais qu'ils me considèrent comme une pierre angulaire de leur parcours en psychologie et en thérapie de l'âme, avec évidemment les fameux docteurs Franz Anton MESMER et Milton Hyland ERICKSON. En passant aussi par le docteur Jean Godin, ami de Milton, psychiatre et père de la « nouvelle hypnose » en France.
Le maître à penser n'est surtout pas un gourou. Je suis là, pour eux, tout simplement… si l'on peut dire…

Et cela ne doit surtout pas effacer leurs esprits créatifs sur le sujet de l'Hypnose.

Un bon « suiveur » a le droit et même le devoir, d'être aussi un créateur... Et le don caché, qui se révèle est toujours possible aussi !

Ainsi, Bruno parle de « l'effet HypnotHique » en écho aux termes « sympathique » et « empathique ». Ce néologisme, ressenti, est finalement très explicite. Il illustre bien désormais la place de l'hypnose dans la relation non verbale. En effet, tout ce qui est non verbal représente environ 93% de la communication...

Pour le verbal : 7%, et 93% de non-verbal divisé environ en 38% vocal et 55% corporel selon Albert Mehrabian & Coll (1967).

On peut en déduire que l'hypnose cela va sans dire et sans le dire, afin de le dire mieux. Et comme le dit si bien Yoko Ogawa : La lumière du silence illumine les mots...

« L'oreille n'est rien de plus qu'une porte. »

Dicton Caraïbe

Ce que la parole du sage confirme : l'œil n'est pas rassasié de ce qu'il voit, ni l'oreille remplie de ce qu'elle entend.

Avec l'outil hypnotique nous entrons dans une relation différente avec autrui, dans un niveau de conscience altruiste et donc pour un changement futur, toujours positif.

Nous devons noter, au passage, que le don évite l'écueil de l'ultracrépidarianisme... il n'y a pas à se justifier sur un pseudo-savoir !

Ceux qui pratiquent l'hypnose en psychothérapie sont en quelque sorte, des artistes.

Et considérés comme tels, ils cultivent forcément leurs individualités avec leurs propres dons et talents. Avec la transe, on peut considérer que l'on dessine à chaque fois un nouveau tableau. Et le résultat déterminera, à coup sûr, si l'on est en présence d'un chef-d'œuvre au sens propre, exécuté par un compagnon de la transe... De toutes les façons toute création est le produit d'une transe : musique, peinture, écriture... et bien sûr dans la mesure du possible en harmonie. Cette harmonie serait la signature du talent devenant universel.

Maintenant il faut prendre à notre compte la sentence de Sénèque : « La connaissance ne se justifie que si on la partage avec les autres. » Mais il ne faut pas transe-mettre comme un singe savant. L'expérience est de mise...

Alors, l'Homme descend-il du songe... ?

Tout ce que je peux dire, simplement, après soixante ans de recherches, c'est que je focalise l'attention d'une personne dans un cadre choisi : à la mer ou à la montagne. Ce qui me permet de parler et de travailler avec la cheville ouvrière neuronale. Le changement s'opère alors...

La chenille neuronale, cette fois, peut devenir papillon...

Et puis... Peter et Bruno ont créé la « Dentisterie Ericksonienne » (INPI). Ils ont appliqué, avec leurs compétences en psychothérapie éricksonienne, après des années de recherches, les principes d'un de leurs maîtres, le docteur Milton H. Erickson, à la dentisterie. Mais aussi au monde sans limite, de la préparation mentale... En fait la dentisterie est une métaphore dans la métaphore, un terreau et un terrain qui sont propices à la découverte dans ce domaine.

Ils ont pu ainsi développer une dentisterie « al dente » certes, mais tout en étant toujours « cool down » (dixit Peter) aussi...

Entre eux, ils se traitent ironiquement de « mesméricksonien », faisant référence au docteur Mesmer avec son principe du magnétisme ainsi qu'au docteur Erickson avec son hypnose fondamentalement humaniste. Peter est d'ailleurs : D.D.M. c'est-à-dire Doctor

Dental Mesmerism, et Bruno : Psychodontiste…
En effet le monde dentaire se prête de façon naturelle, depuis « la nuit des dents » selon leur expression… à la transe… Il en faut bien pour croquer la pomme !
Nous sommes encore dans la préhistoire sur cette planète, dans le domaine de la dentisterie, en ce qui concerne la Préparation Mentale Systématique (P.M.S.) du patient. Et de ce fait, admettre que le patient fait partie intégrante de l'équipe médicale… alors la Transe Neuronale Thérapie (T.N.T.) n'est pas loin…
Pour Peter et Bruno, précurseurs dans ce domaine, je pense à Picot de Buissaizon :
« Je sens bien que je n'ai ni tout vu, ni tout dit. Mais il fallait commencer. » …
Plus généralement, cela n'avait pas échappé à Ambroise Paré :
« Les accidens ou perturbations de l'âme sont ainsi appelés, parce qu'ils sont en l'âme tout ainsi que les accidens corporels sont au corps. Or le Chirurgien ne les doit mespriser, tant pour ce qu'elles ont grande efficace et vertu, que pour autant qu'elles causent de grandes esmotions. » (Sic).
Alors Hippocrate ou hypocrite ? Il faut se décider !
Ainsi sur le fauteuil dentaire, l'hypnose et la transe sont reines. Le divan du psy n'est jamais loin… Je comprends bien leur cheminement qui part du microcosme : le domaine dentaire, pour aller au macrocosme : l'univers de l'esprit…
Il y a comme une sorte de court-circuit de la vie, une lecture inconsciente qui se confond avec l'évolution humaine.
Une métaphore littérale et basique qui raccourcit le cycle :

L'Homme c'est dentaire,
L'Homme sédentaire,

L'Homme remue ciel et terre,
L'Homme c'est dans terre.
– Itsasoaetamendi –

Mais l'Homme c'est aussi le ciel et la terre !
Alors, H 24 et puis H.S. ?
Pas envisageable, car on ne résilie pas un bail éternel...
Ainsi, ils ont eu la chance « d'analyser » des milliers de personnes !
Alors : « Nihil novi sub sole. » ? Eh bien si ! Mais sous le soleil du scialytique...
Donc, leur « grande découverte » : la « psychodontogénèse du fauteuil dentaire » qui représente métaphoriquement « le berceau de l'enfant » ...
ce qui leur permet de retrouver la transe du « berceau » de l'humanité... ce qui est fondamental pour leurs réflexions qui vont forcément dépasser la clinique, stricto sensu ! Un de leurs patients n'a-t-il pas déclaré :
« J'ai mis ma vie entre vos mains. » ? ... T.N.T. !!! Signification à suivre...
En effet, observez bien l'enfant dans son berceau : catalepsie du bras, lévitation de la main, index relevés sont autant de gestes naturels ! Ils sont en fait des « truismes non verbaux » !!!
Encore fallait-il trouver cette vérité d'évidences... souvent, sous le vent... vérité est sous nos yeux ! Autant de faits observés, qui deviennent le berceau de l'induction de la transe et donc qui enfante la technique de « l'Horloge Universelle » ...
Il fallait aussi dépasser l'image d'Épinal ancestrale sur les dentistes : simples arracheurs de dents. Il fallait chercher plus d'Humain, de délicatesse, et même de la poésie dans des actes qui ne s'y prêtent pas a priori...
Pensez seulement à un cabinet dentaire ! Voilà...Vous y êtes... très vite...

Et déjà comme une sensation de... Et on réalise que c'est un des rares endroits où l'on peut prendre son cas pour une généralité. En effet, nous sommes tous égaux face à la peur, la douleur supposée ou réelle. Les neurones réagissent de façon universelle devant le miroir de l'univers...

Oui, Peter ?

— La transe n'a pas à être considérée comme un vulgaire gagne-pain ; car elle est là de toutes les façons ! Et on peut toujours se payer une bonne transe... et gagner contre la « pain », avec elle !

— Je vois, la transe philanthropique...

« Trois choses ne peuvent être longtemps cachées : le soleil, la lune et la vérité. »

Boudha

Mais aussi...

« Il y a trois choses qu'on ne peut regarder en face : le soleil, la mort... et le dentiste. »

Alex Métayer

Dans cet esprit, nous verrons plus loin qu'il est donc possible de « s'en payer une bonne transe » chez le dentiste !

Le fauteuil dentaire est une métaphore du berceau de l'humanité ou plutôt un révélateur de la personnalité humaine et de ses profondeurs... au passage une des genèses de la théorie de l'exaltation neuronale ciblée dans l'hypnose dynamique.

Fondamentalement, on rejoint la théorie de « l'enfant perdu » de la psychothérapie : gonos et hypnos !

« Qui tacet consentire videtur. »

Pape Boniface VIII (1235-1303)

Une fois allongé sur le fauteuil dentaire, l'agapè est-il bien défini ? On rejoint une sorte de « complexe d'Adam et Eve » ...

— Eve : Est-ce que tu m'aimes ?

— Adam : Est-ce que j'ai vraiment le choix ?
Et puis, avant les soins, déjà une vision ancrée dans la pensée :
« Le gîte du lion est terrible, même quand le lion est absent. » Plutarque
L'analogie n'est-elle pas l'étincelle du génie ? ...
Dorénavant au cabinet dentaire, grâce à toi et au psychodontiste : tout sera LUX, CALME et VOLONTÉ...
En aparté et à propos d'analogie, je repense encore à la créativité du potache inconnu et lui rend gloire. À cette forme de poésie, que peut dégager une charade à tiroirs... il m'en est une préférée, que j'ai toujours gardée en mémoire, comme un souvenir-marqueur des années d'amphithéâtres. En effet, on peut noter la puissance du calembour qui va imprégner l'esprit, s'ancrer dans les neurones.
Et puis les idées du cerveau sont souvent tirées par les cheveux !
Le calembour, « Cette fiente de l'esprit qui vole » selon Victor Hugo, va être capté par le cerveau. Il faut souligner ici que le calembour peut être un jeu de mot très utile dans la transe thérapeutique. Car il est pris au sens littéral, de prime abord.
— Oui, Peter ?
— Justement, tu peux nous narrer ta charade inénarrable et préférée ?
— Bien sûr Peter ! Et je te rappelle que le mot « charade » a pour origine les expressions « charme » et « sortilège » ...
Au-delà du côté paillard, potache, la drôlerie n'exclut pas une forme de génie, à la fois privilège et liberté de la jeunesse d'esprit. Il faut savoir entretenir la flamme du potache inconnu !
Et puis, ici l'humour est la PORTE des espoirs...

« Cy n'entrez pas, hypocrites, bigots,
Vieux matagots marmiteux boursouflés,
Torcoulx, badauds, plus que n'estoient les Goths,
Ni les Ostrogoths, précurseurs des magots,
Porteurs de haires, cagots, cafards empantouflés,
Gueux emmitouflés, frapparts escorniflés,
Bafoués enflés, fagoteurs de tabus ;
Tirez ailleurs pour vendre vos abus. »

Maître François Rabelais
Inscription sur la grande PORTE de Thélème (ch. 54)
Sous l'égide donc, du carabin docteur Rabelais...
Je n'y résiste pas, la voici, avec cette version qui est restée dans ma mémoire. On peut effectivement penser qu'avec le temps une part de l'inconscient a pu adapter certaines expressions, selon sa propre mémoire justement... :
Mon premier est un pervers nécrophile.
Mon second est un pervers zoophile.
Mon troisième manque de respect à un soldat d'Afrique.
Mon quatrième en bataille, c'est ton frère.
Et mon tout un ancien comptoir de la Compagnie française des Indes orientales : PONDICHERY.
1) **PON**t suspendu... (Honni soit qui mâle y pense !)
2) **DI**thyrambique...
3) **CHE**chia sur la tête d'un zouave...
4) **RI**voli car lit vaut nid, niveau d'eau, do c'est ut, utérus, russe est slave, si slave c'est qui se nettoie, si ce n'est toi, c'est donc ton frère...
Analogie capillotractée quand tu nous tiens !
Mais bizarrement, on retient mieux les choses scabreuses ou tordues... à retenir notamment en psychothérapie... La Vie ? Une dure lutte...
Si l'Univers était un amphithéâtre rempli d'apprenants...
Alors, à la plus belle prof de l'amphithéâtre : la Vie !

Stop ! Avec l'aparté...
Et revenons-en à nos moutons, qui ne sont pas de Panurge !
Qui peut le plus, peut le moins. En effet, de leurs expériences cliniques, ils ont pu déduire que l'on pouvait « PARLER DIRECTEMENT AUX NEURONES » suivant l'objectif fixé. Et, cela est fondamental ! C'est-à-dire contrôler la douleur, arrêter et remettre la salive, contrôler le saignement et la cicatrisation etc... Et bien sûr, bonne cerise sur le cerveau, avec la possibilité d'utiliser cet outil fantastique dans d'autres domaines. Car le cerveau est toujours le même, où qu'il soit...
Il me semble impensable aujourd'hui de faire l'impasse sur ces techniques d'hypnose clinique, qui s'étendent bien sûr au domaine médical et en psychothérapie. (Cf. À dent et rêve...)
Mais au fait, qui de l'œuf ou de la poule ?
La dent se lève... il faut tenter de vivre !
Le psychisme n'a pas de frontière... merci docteur Freud !
En tout état de cause, avec eux les séances chez le dentiste sur notre petite planète ne seront plus jamais les mêmes !
En relaxation, vous « respirerez par les pieds », selon une de leurs formules consacrées pour le fauteuil dentaire, confortablement installé dans votre souvenir à la mer ou à la montagne... Bien sûr comme on l'a dit, leurs techniques, leur savoir-faire et enfin leur maîtrise « s'exportent » en dehors du domaine médical. La préparation mentale n'a pas de frontière...
On le sait, le cerveau ne fait pas la différence, une fois qu'il est en transe : l'universalité est de mise, le microcosme dans le macrocosme...
... du monde « denTerre » à celui de la Terre...
Quel que soit le lieu, la personne ; la technique est reproductible. C'est ce qui est fondamental et donne le côté universel de l'outil utilisé. Leurs techniques

d'induction sont valables sur tous les champs d'opérations ou opératoires...
Forts de leurs préparations mentales tout-terrain sur plusieurs milliers de personnes ; Peter et Bruno conjuguant leur créativité ont développé le concept « d'Exaltation Neuronale Ciblée » ou E.N.C. (INPI).
Pourquoi ce terme ? Comme on le sait le mot « hypnose » est chargé de phantasmes et peut créer des résistances... Et la science aidant, on peut dire que l'hypnose se modernise, ou que l'outil hypnotique s'affine.
Et en rappel, le bon terme pour eux est celui de leur fameux néologisme : « hypnotHique ».
À ce propos, je connais bien leur humilité, et comme disait avec humour un ecclésiastique espagnol : « Pour l'humilité, je ne crains personne ». Ou autrement et plus sérieusement déjà dit : « Nous sommes les meilleurs parce que nous pensons que vous êtes les meilleurs ! ».
Alors, je suis le meilleur, Lancelotte, parce que je pense que tu es la meilleure...
Alors, je suis le meilleur, Lancelot, parce que je pense que tu es le meilleur...
Et tu nous rends meilleur !
Dès lors, la prétention se situe dans un autre cadre.
Il faut posséder aussi ce don du don de soi ; et qui doit rester momentané... cela sous-entend contrôler l'espace-temps de la transe.
De toutes les façons on ne choisit pas le fait d'être hypnothique, ni hypniatre. Toutes proportions gardées, on peut considérer, que certaines personnes sont « élues » parce qu'avec plus de facultés que d'autres...

Mais pour obtenir au mieux ce résultat, il faut une condition :
« Entre dans l'âme de chacun ; mais permets aussi à tous les autres d'entrer dans la tienne. »
Marc Aurèle.
Il nous faut, déjà, noter que « l'Ego » est inversement proportionnel à la transe...
Car nous devons être intrusif sans l'être, subtile gageure...
Puisque, catalyseur de changement, le Passeur Hypnothique doit être en posture de neutralité. C'est tout le paradoxe, mais aussi toute la beauté, de l'utilisation de l'outil hypnotique.
Là, nous avons une pensée... à la formule du poète :
« Ici l'obscure synapse entre nerf et nerf ;
Le vide, entre deux atomes du cerveau,
La ténèbre sans limite ni forme qui sombre
Entre deux pensées. »
Conrad Aiken
The Coming Forth by day of Osiris Jones
À propos de l' « EXALTATION NEURONALE CIBLEE » :
Pour nous, la vie est une transe éveillée. Nous voyons la pensée humaine comme une spirale qui peut s'élever.
Nous allons accentuer ce phénomène naturel et le stabiliser. Nous obtiendrons ainsi un autre niveau de conscience. Cette « ouverture d'esprit » va permettre l'égrégore entre deux êtres, ce qui va faciliter de nouvelles connexions... Nous entendons simplement ici par égrégore, une communion d'esprit qui permet d'agir dans un but bien défini. Ce concept d'égrégore sera défini plus précisément dans le cadre d'un travail maçonnique, qui nous sera proposé par Peter, plus avant.
Et la technique de l'Exaltation Neuronale Ciblée (E.N.C.) va être, celle qui permet de « parler » directement aux neurones impliqués, avec pour principes directeurs :

écouter, aimer, exalter puis s'effacer. Via le passeur hypnothique, l'E.N.C. va permettre une résiliation d'un mauvais contrat neuronal passé... Le pRéparateur mental libère la personne pour qu'elle accède à ses aspirations... à la condition qu'il soit lui-même affranchi des traumas concernés. Dans le cas contraire, on passe la main à un autre thérapeute...

Nous prônons une transe dynamique plutôt qu'une transe passive...

Être bienveillant, c'est bien ; être « bienactant » c'est mieux et c'est le but ici !

« Apprenez à ne pas détruire avec les mots ce que vous avez créé avec le silence. »

Charles Bukowski.

Le cerveau est une entité, tout en ayant différentes identités neuronales. Les neurones sont reliés entre eux par des synapses aux messages électriques et chimiques.

Il semble difficile de s'adresser aux quelques cent milliards de neurones du cerveau... En revanche, on peut aider une personne à penser autrement en agissant localement, sur les aires cérébrales concernées et les neurones impliqués...

La rêverie peut aussi reproduire ce phénomène de changement, associé à la créativité.

On peut parler de rêverie accompagnée pour l'hypnose, avec son cortège de ré-associations neuronales.

On pourrait presque comparer les signaux hypnotiques à un orage localisé, une sorte d'épilepsie partielle chargée de modifications positives...

Alors qu'aujourd'hui, l'on met l'hypnose à toutes les sauces en lui affublant toutes sortes d'adjectifs pas toujours qualificatifs ou heureux... Peter et Bruno ont su avec le terme « exaltation » reconnaître le côté pas toujours rationnel, voire ésotérique, de l'hypnose. Avec le terme « neuronale », ils montrent l'action directe, scientifiquement connue désormais, sur le cerveau d'une séance de transe. Enfin, avec le terme « ciblée », ils montrent que cet outil puissant n'est pas à mettre entre toutes les mains, hommes de sciences compris. Et qu'il doit être, avant tout, altruiste !

En fait, l'hypnose est une façon d'échapper aux « bornes de l'esprit » selon l'expression de Voltaire. L'hypnose serait alors l'alibi (être ailleurs, en latin) de nos rêves, de nos pensées.

Même si l'on peut penser qu'une partie du TOUT a déjà été écrit, la pensée, ELLE, continue vers l'infini...

Selon Héraclite : L'être et le néant sont même chose. Hegel en conclut alors, que la vérité de l'être et celle du néant sont l'unité des deux. Et cette unité, c'est le devenir...

Le propre de la transe serait le changement, devenu justement possible dans cette union.

Aristote analysait déjà ce phénomène :

« La puissance active est le principe du mouvement et du changement dans un autre ou dans une autre partie du même individu. La puissance passive est le pouvoir d'être mû par un autre ou par une autre partie de soi-même. » : le magnétisé magnétisant le démagnétisé en quelque sorte...

Si l'on accepte la métaphore du concept :

« cerveau gauche / cerveau droit ».

Pour faire simple le cerveau gauche représente l'ego présent et le cerveau droit un autre soi-même dans l'universel.

Alors, notre politique hypnothique serait d'éviter le gauche pour être plus adroits... en évitant le machiavélisme ! Il n'est pas question d'adhérer à un parti pris...

On peut dire, de façon plus triviale encore, que le cerveau gauche est souvent gauche et le cerveau droit n'est pas toujours droit !

Dès lors : « Je peux t'écouter, si tu ne m'imposes pas ton opinion ! Alors seulement, nos inconscients pourront s'entendre... »

En fait, il n'y a pas vraiment « âme qui vive » dans le cerveau gauche si l'on peut dire et que la lumière est plutôt du côté cerveau droit.

Il serait peut-être plus juste de parler d'hémisphère gauche et d'hémisphère droit, mais la sémantique importe peu dans notre cadre. Comme nous allons le voir, le vécu est le plus important. Et puis, c'est plus bath, ailleurs !

Nous citerons ici le docteur Jill Bolte Taylor, ce qu'elle a vécu est fondamental, au sens strict du terme. En effet cette neuro-anatomiste a été victime d'un grave accident vasculaire cérébral (AVC) ; c'est-à-dire qu'une hémorragie s'est déclarée dans son hémisphère gauche. Alors, seul son hémisphère droit va fonctionner. Elle va réaliser pendant sa longue convalescence (huit ans !), l'importance du rôle de l'hémisphère droit.

Déjà en tant que spécialiste, elle a pu et su faire confiance à la plasticité de son cerveau.

Elle déclare précisément :

« Je me suis sentie touchée par la grâce dans le silence de mon hémisphère gauche soudain indifférent à tout ce qui composait mon quotidien. Ma conscience est parvenue à une forme d'omniscience où je ne faisais pour ainsi dire plus qu'un avec le reste de l'univers... »

Docteur Jill Bolte Taylor

Voyage au-delà de mon cerveau

Ed. J'ai lu

Aventure secrète

Conclusions du Docteur Jill Bolt :

Cerveau **GAUCHE** :	Cerveau **DROIT** :
– Passé, présent, futur – Bien précis – S'attache aux détails – EGO – « Babil du cerveau » – Individualiste – Concret – Analysant	« Multi processeur » – Que le présent (mélange passé, présent, avenir) – Vue d'ensemble – Universalité – Interprète du non verbal – Humaniste – Créatif

Évidemment, on peut penser que le cerveau est beaucoup plus complexe que cela ; il n'en reste pas moins que ce témoignage reflète les ressources que peut avoir l'hémisphère droit en particulier. Métaphore céleste ! Et surtout, s'il n'est pas parasité par l'hémisphère gauche... Il vaut mieux être en mode cerveau droit qu'en mode cerveau sinistrum !

Et puis, le cerveau qui est cet « endolori indolore » ; antonyme quasi anagramme qui illustre un paradoxe physiologique. Il sait que la douleur est là ; mais il ne la sent pas lui-même... mais il peut analyser la souffrance !

Ainsi, j'ai toujours avec moi cette pensée : L'être humain, c'est son âme... mais il existe aussi les neurones miroirs, mémoires, déboires, grimoires, divinatoires...

Et on peut aussi faire le lien avec l'hypnose qui permettrait justement d'apporter de l'universel dans le particulier... Mais encore une fois, il faut bien mettre des mots sur des états de conscience, et des niveaux de conscience. On sait que la science a les moyens d'explorer le cerveau, et donc de constater les zones concernées suivant les différentes transes. Mais encore une fois on ne peut pas parler de données acquises de la science sur un état naturel, acquis par définition... Elle nous précise qu'il ne peut y avoir de pensées, d'émotions, de désirs ou de sensations (qu'ils soient conscients ou inconscients) sans une activité cérébrale correspondante. L'imagerie par résonance magnétique fonctionnelle le confirme. On parle aussi de neurofeedback...

« La science ne pense pas. » Heidegger

Comme on le sait, il n'est pas nécessaire de savoir lire une partition ou bien de l'interpréter, pour aimer la musique de Mozart...

Quoi qu'il en soit, les neurones mènent en grande partie la danse. Et cette danse, c'est selon, peut être joyeuse ou délétère. On verra que la transe a le pouvoir de modifier cette danse, en parlant aux neurones concernés... transe en danse...

Je reprends avec ferveur leur formule « alchimique » qui transe-porte !

« L'hypnotisant est un être aimant »

Pour Bruno, « l'être » aimant, a pour référence l'agapè au sens d'amour universel...

Pour Peter, l'être « aimant », a pour référence le magnétisme animal comme un égrégore entre deux âmes... neuroFEELback...

Bref, HYPNOSE mon AMOUR...

En pratiquant l'hypnose, l'outil hypnotique, on peut avoir des intuitions géniales. Enfin, que nous pensons géniales mais a posteriori... car le juge c'est toujours l'Autre.

Nous citerons une dédicace concernant Mozart, de la part de son ami E.G. von Jacquin :

« Le vrai génie sans cœur est un non-sens. Car ni intelligence élevée, ni imagination, ni toutes deux ensemble ne font le génie. Amour ! Amour ! Amour ! Voilà l'âme du génie. »

Maintenant, il en est de la musique comme de la pratique de l'hypnose : n'est pas Mozart qui veut ! Comme dans tous les domaines il y a le créateur, le passeur, le suiveur... avec

plus ou moins de génie, mais toujours de l'humilité… et surtout du travail !!!
Si l'agapè est la toile de fond, de l'accompagnement de la transe… alors tout passera bien, en tenant compte que si
« Une fausse note jouée avec timidité est une fausse note, une fausse note jouée avec conviction est une interprétation. » Claude Luter, clarinettiste
« Les génies sont les pointes avancées des troupes blindées ; leur avance foudroyante dans les régions inexplorées de l'esprit laisse leur flanc à découvert. Les fantassins qui suivent devraient avoir pour rôle d'élargir la base, de reprendre et d'assurer le contact avec les autres disciplines. Mais ils se conduisent au contraire chacun comme s'il était un petit tank. »
Arthur Koestler
Le yogi et le commissaire (p.370)
Ed. Charlot
En valeur absolue, effectivement, l'ego peut être inversement proportionnel au génie. Comme l'ego est inversement proportionnel à la possibilité de la transe…
Mais l'ego reste bien sûr nécessaire. En effet, comme disait le poète François Andrieux : on ne s'appuie que sur ce qui résiste…
Cependant, il reste de la place pour ceux qui pratiquent l'outil hypnotique avec virtuosité…
Un vrai ténor de la transe parle aux neurones. Il transe-figure la lumière…
« Quand Luciano Pavarotti chante, le soleil se lève sur le monde. » Carlos Kleiber, chef d'orchestre
La maman de Luciano lui disait que sa voix avait quelque chose en plus. Elle faisait résonner le cœur… et les neurones ! Ainsi, sa voix parlait et parle aux neurones, à l'instar de la musique de Mozart… C'est peut-être, aussi, ce que l'on entend par : se donner corps et âmeS… la foi

hypnothique en somme !
Pour finir, je me répète : Je suis le meilleur car je pense sincèrement et humainement que la personne en face de moi est la meilleure ! Et qu'elle soit la meilleure dans la mesure du possible, de sa demande réelle ou sous-jacente.
Et, j'ajouterai même, dis-moi comment tu pratiques l'hypnose, et je te dirai qui tu es... L'imposture n'est pas de mise !
À leur façon, Peter et Bruno par leurs cheminements de traverse, illustrent cette maxime de Ralph Waldo Emerson, philosophe : « N'allez pas là où le chemin peut mener, mais allez là où il n'y a pas de chemin et laissez une trace. »
Cette maxime est valable pour nous tous, dans la mesure du possible. Notre vade-mecum, notre fil hypnotique dans les dédales de la vie. Et ce livre peut prendre la forme d'une balise...
Pour ma part, je ressens les choses comme cela :

L'Homme est poussière d'étoiles éparses,
L'Hypnose rassemble les choses éparses...
L'induction hypnotique pour la galerie,
Puis l'exaltation pour guide de vie.

Et finalement Sénèque le disait bien avant moi, d'une autre façon, quand il conseillait son ami Lucilius :
« Change d'âme et non de ciel. »
Lettres, XXVIII
L'outil hypnotique est exaltation, altruiste, ciblé.
Mais aussi, on peut certainement parler de philanthropisme bilatéral...
Cet outil, catalyseur universel et pRéparateur mental dans une transe, va faire en sorte que ma voix sera ta voie... Et là encore, on pourra parler de « feel-back ». Il s'agit, et c'est fondamental, d'un échange de bons procédés...

Ancrage-rappel :
« Le sujet est un hôte ».
Totalité et Infini
Emmanuel Levinas
La transe joue sur cette ambivalence du mot « hôte », comme une hospitalité réciproque de deux âmes...
Ce qui n'empêche pas, selon Cicéron cette fois, que montrer obligeamment la route au voyageur égaré, c'est allumer son flambeau au nôtre : ce dernier propre, ne nous éclaire pas moins pour avoir communiqué sa lumière...
Cela déjà pour dire qu'une transe qui parle directement aux neurones est toujours profonde.
Et ce n'est pas tant la posture du sujet qui compte, mais toujours le résultat, avec une technique fiable et reproductible. Le cerveau mis en tranches dissociées avec transes dissociées permet cela. Car, encore une fois, seul le résultat peut nous dire si la transe en question a été efficace.
Finalement le terme « profondeur » associé à l'hypnose est en soi une métaphore... Nous préférons parler d'une communication plus profonde entre deux êtres ; ce qui contredit de fait, l'objectif de mettre uniquement le sujet en transe profonde. Nous pensons plus à une réflexivité dans une transe intense, et donc partagée...
Mais aussi, et surtout, l'hypnose via la transe est : ésotérique, agapè, universelle...
En somme, prêter l'âme c'est aussi rendre l'âme. C'est ce qui fait la hauteur de l'Homme par rapport à l'animal.
Mais aussi sa grandeur, car comme le dit Paul Claudel : L'âme se tait quand l'esprit la regarde. Ainsi, l'Agapè dans la transe HypnotHique, tel le cantique des quantiques...
L'amour serait-il le plus grand manipulateur de l'univers ?
Mais une chose est certaine, sans agapè ; les humains ne sont que des spectres de la vie terrestre qui passe...

Rappel de la formule de Pavese : « Tu seras aimé le jour où tu pourras montrer ta faiblesse, sans que l'autre s'en serve pour affirmer sa force. »
Est-ce LA vérité que tout cela ? Mais quelle vérité ? Être dans le vrai, c'est déjà plutôt bien... et peut-être même mieux, tant parfois la vérité fait peur... Cette vérité que l'on a souvent sous nos yeux et que l'on ne veut pas voir.
« La lucidité est la blessure la plus proche du soleil. »
René Char
Mais nous reprendrons, justement, les paroles de Descartes dans sa « Lettre à Élisabeth » du 6 octobre 1645 : C'est pourquoi, voyant que c'est une plus grande perfection de connaître la vérité, encore même qu'elle soit à notre désavantage, que l'ignorer, j'avoue qu'il vaut mieux être moins gai et avoir plus de connaissance.
Alors... si le pessimiste est un optimiste qui s'est renseigné...
Nous prétendons, sans prétention, que c'est parce que nous nous connaissons, nous connaissons, que nous pouvons dès lors entreprendre...
En dernière analyse...
La relation hypnothique est fêtée par un « épithalÂme », c'est-à-dire une parenthèse enchantée, une transe en danse dans l'agapè... le mariage court et sacré entre deux âmes...
– Profession de foi hypnothique :
Que la transe brise le solipsisme, que constitue le « moi » enfermé dans la conscience !
De profundis malum neuronibus...
Aime-toi, le ciel t'aimera !
... la transmission de l'esprit est l'expression de l'éternité...
La transe-mission est mon credo. Une des plus belles conditions humaines c'est d'avancer à duo d'hommes...
Oui, Charles !?

C'est la vie qui va toujours
Vive la vie vive l'amour
...
La vie va mieux la vie va mieux
Pour vous et pour moi c'est la vie qui va

Agapez-vous les uns les autres !
Églogue épilogue :

Orage et des espoirs...
J'aime le ciel, quand il a son langage bleu
Parfois, ici-bas, le temps se met à l'orage
Alors passage du sorcier hypnothique, tel l'ange bleu
Ah bonheur, lit douillet avec l'être aimé au son d'orage.

Ainsi parlait, non pas Zarathoustra mais notre Maître passeur Marimount...
Entre actes : impair, un Père, Essai, transe-formée, paire et passe...

/ TRANSE – ÉCHAPPATOIRE /

« La bienfaisance peut, au sein du malheur, nous faire reprendre goût à la vie » Goethe

Transe-cription d'une transe : Lancelotte qui VEUT ARRÊTER de fumer !

– Lancelotte : Sylvestre, j'aimerais arrêter de fumer en une séance… J'ai 34 ans, et je fume un paquet par jour depuis l'âge de 13 ans.

– Marimount : Bien… Tu vas fumer avec moi virtuellement ta dernière cigarette : celle du condamné… à vivre !!!

(Induction de l' « Horloge Universelle » … cf. plus avant le principe)

Lancelotte, tu es plutôt mer ou montagne ?

– Mer !

– Bien… maintenant que tu es assise dans une transe encore plus profonde… tu vas retrouver un souvenir à la mer… à un âge où tu ne fumes pas du tout… un souvenir qui te fait oublier… la cigarette… qui se fond… dans le décor…

– J'ai 12 ans, et je suis à la pêche à l'île de Ré…

– Bien… tu vas revoir les images agréables de ton souvenir… et puis on va laisser cette petite Lancelotte se promener dans ce souvenir… on va parler maintenant d'une petite fille qui décide… seule… comme une grande… de faire la montée d'une colline… elle connaît le chemin et sait comment y arriver… le cerveau sait aussi comment y arriver… tu peux respirer l'air pur maintenant… et réguler ta montée et ta respiration plus profonde maintenant… le battement des pieds est tranquille et souple, et bien ancré sur le sol… tu retrouves pleinement tes moyens… tu es fière de cette ascension vers l'air pur du sommet fixé... toutes les fonctions du corps sont comme avant... maintenant Lancelotte tu te retrouves à la pêche... on va revenir à la grande Lancelotte et tu vas te lever... bien... maintenant je vais demander à la grande Lancelotte de faire comme si elle essayait d'allumer une dernière cigarette... (les mains sont bloquées et restent en catalepsie) voilà Lancelotte tu ne supportes même plus l'idée de fumer... l'odeur même de la cigarette devient insupportable... durablement... tout le temps... tu connais tes priorités... la santé et l'enfant à venir... tu vas à nouveau t'asseoir pour retrouver la petite Lancelotte de 12 ans à la mer... et maintenant tu vas revenir à ton rythme ici... bien... les images du souvenir deviennent plus floues... ma voix devient plus forte... elle te permet de revenir ici tranquillement... bien... (recadrage) Lancelotte ! Tu es venue me voir en voiture ou à pied ? ... en... voiture... Voilà dix jours après, Lancelotte a obtenu ce qu'elle voulait, depuis la séance : objectif 0 cigarette ! Elle ne comprend pas tout.

Son témoignage : « C'est comme si je n'avais jamais fumé ! Je ne supporte même plus ma mère et mon frère qui veulent, comme avant, fumer en ma présence. Ils ne comprennent pas, eux-mêmes, ma nouvelle attitude...Tu as changé me disent-ils ! »

– TRANSE-épilogue : SOUVENIR... souvenirs... Lancelotte, Lancelot, L...

ton souvenir n'a pas de sexe... il peut être négatif ou POSITIF... il peut être désAGREABLE ou bien AGREABLE... alors... nous partons ensemble... en voyage neuronal... sur un souvenir... que tu cherches... MAINTENANT ! ... bien... tu retrouves ses images AGRÉABLES... très bien... puis on évoque les nostalgies... ces retours vers les douleurs à travers tes âges... bien... ton inconscient fait le tri... avec le travail que fait le cerveau dans la zone concernée... très bien... les neurones porteurs d'images désAGREABLEs vont peu à peu s'effacer... devant de nouveaux circuits... le cerveau SAIT TROUVER LE BON CHEMIN... très bien... puis d'autres chemins s'ouvrent à toi... puis d'autre encore... très bien...

TON CERVEAU FAIT UN NOUVEAU TRAVAIL...

EN ÉCRITURE AUTOMATIQUE...

ÉCRIT CE QUE TU VEUX...

CE QUE TU PENSES VOULOIR... à nouveau :
Après cette séance de Marimount et comme intermède : petite méditation sur l'auto-hypnose. Avec un petit rappel d'un proverbe Touareg :
« Le voyage, c'est aller de soi à soi en passant par les autres... »
Alors, transe de soi à soi ?
« Le toi qui fait presque mal tellement il lie... »
Anaïs Nin
18 juin 1933
« Quidquid movetur ab alio movetur. »
Aristote
Tout ce qui est mû est mû par un autre...
Si, déjà, la définition exacte de l'hypnose semble peu aisée ; qu'en est-il alors de l'auto-hypnose ?

/ TRANSE – MIROIR /

Se regarder en phase de soi…
C'est pourtant simple ! Voilà, je m'installe face à un miroir et en principe c'est moi-même… personnellement… que j'observe, mais pas forcément mon Moi. Et puis, je fixe mon regard dans mon regard… Là, j'ai « tout bon » car psyché égale miroir, et les yeux sont le miroir de l'âme… Autant dire que toutes les conditions sont réunies. La psyché de mon Moi, qui représente l'ensemble des manifestations conscientes et inconscientes, se retrouve face à moi… mais redondance ne signifie pas bonne observance…
Tu fais face à une glace… la glace est glacée… parfois vision glaçante… tu cherches un parfum d'humanité…
Voilà, ce constat étant fait, comme on le sait en psychologie : « L'enfant est le père de l'Homme ». Et on sait aussi que psychologiquement « il faut tuer le père » ; alors je vais tuer de ce fait l'enfant qui est en moi… Mais si je tue l'enfant, alors je ne puis accéder aux ressources profondes de la psyché et utiliser mes ressources neuronales.
Comment faire dès lors pour avoir une efficacité réelle dans une auto-hypnose auto-déclenchée… ?
Autrement dit, la solitude analytique est-elle bonne conseillère ? On peut l'assimiler à une analyse palindromique : ressasser… ressasser…
Pour m'aider, Kafka propose de déchiffrer mon labyrinthe intérieur. Bon, admettons, mais si les hypocondriaques développent 100% de leurs maladies graves imaginaires ; alors ils vont tous aller directement et rapidement au

cimetière… Et ceci n'est pas un raisonnement par l'absurde. Car l'absurdité serait plutôt représentée par l'épitaphe de l'hypocondriaque :

« Je vous avais bien dit que j'étais gravement malade. »

En quelque sorte tu es dans la lumière, qui alors t'observe dans l'obscurité derrière le miroir sans tain ?

L'auto-hypnose permet en fin de compte (et de conte !), d'être éventuellement en bonne compagnie, de temps en temps, avec soi-même. Il ne faut pas qu'elle se transforme en une partie d'échecs avec soi-même, justement ! Le jeu de lois avec le « je » de l'ego est délicat…

« Nous ne parvenons jamais à des pensées. Elles viennent à nous. » Heidegger. L'expérience de la pensée. Seghers (1973)

Enseigner l'auto-hypnose ? Alors ce n'est déjà plus de l'auto-hypnose…

Et puis, dès qu'il y a accompagnement, il n'y a plus de fait d'auto-hypnose.

Il y a une amorce d'explication avec la théorie de l'auto-perception. Cette théorie est issue d'une longue tradition de recherches qui montrent que les gens n'ont pas une connaissance directe de ce qu'ils pensent, ressentent, veulent ; bref de ce qu'ils sont. Malheureusement, il n'existe pas de fenêtre qu'on puisse ouvrir et qui donne sur le for intérieur, nous permettant ainsi d'appréhender nos opinions, nos sentiments, nos aptitudes.

Toutes ces informations sur nous-mêmes, faute de pouvoir directement y accéder, il nous faut alors les déduire ou plus justement les inférer, c'est-à-dire tirer une conséquence d'un fait. C'est la vieille idée chère à Spinoza et réhabilitée par le pédagogue philosophe Alain : « On ne chante pas parce qu'on est heureux mais on est heureux parce qu'on chante. ». On doit à un certain Bem d'avoir théorisé cette idée. Selon cet auteur, nous parvenons à une connaissance de nos états internes en nous livrant à une analyse de nos comportements et des conditions dans lesquelles nous les avons émis.

« Le cosmos est une pensée qui ne se pense pas, suspendue à une pensée qui se pense. » Malbranche. Œuvres (1708). Gallimard (1979)

Où est la vérité quand on déclare : « Je suis un menteur. » ???

Il nous faut un cadre de référence...

Pour conclure sur le sujet de l'auto-hypnose, nous nous auto-hypnotisons. Mais nous ne sommes pas certains que l'hypnaudit sur soi... soit à tous les coups efficace... Le soliloque devant le miroir n'est pas la meilleure façon de s'adresser aux neurones !

En revanche, nous sommes sûrs que la transe accompagnée ; c'est comme le vélo cela ne s'oublie pas...

« Coué, nous avons un problème ! »

Sylvestre, Peter, Bruno.

Il faut savoir induction garder...

Cependant, à méditer : « Le wagon était plein de gens qui mangeaient, buvaient et bavardaient, et la chaleur était effrayante. Je ne fermais pas l'œil de la nuit ; au matin, je me sentis très fatigué ; le Swami par contre était aussi frais qu'une rose. Je lui demandai comment il s'y était pris et il me dit : "En méditant sur l'Incorporel ; j'ai trouvé le repos dans l'Absolu." »

W. Somerset Maugham

Le fil du rasoir (Feux Croisés)

Ames et Terres étrangères (PLON)

Mais aussi :

« ... Si la vie est un passage,
Sur ce passage
Au moins semons des fleurs. »

Moncrif, Couplets détachés
On voit et perçoit avec son âme.
Vade-mecum :
« Que j'ai toujours haï les pensers du vulgaire !
Qu'il me semble profane, injuste et téméraire,
Mettant de faux milieux entre la chose et lui,
Et mesurant par soi ce qu'il voit en autrui !
Le maître d'Épicure en fit l'apprentissage.
Son pays le crut fou. Petits esprits ! Mais quoi !
Aucun n'est prophète chez soi. » La Fontaine. XXVI, Démocrite et les Abdéritains

Maintenant l'école d'Épicure (vers 341/270 av. J.C.) nous concerne plus (et piqûre de rappel…) : une partie du bonheur consiste à éviter la souffrance corporelle. Mais aussi la souffrance en général, avec pour but ultime, de rechercher la paix de l'âme : l'ataraxie…

AVERTISSEMENT : oyez, oyez, oyez braves gens !

Dans cet ouvrage donc, toute ressemblance avec d'autres cerveaux humains n'est que pure volonté et fatalité… Les chemins, comme les neurones, se croisent. La Fraternité Humaine peut aussi passer par là, comme une sorte de lecture commune des cerveaux…

Petit aparté sur les écrans.

Tous les écrans sont hypnotiques ; c'est même un pléonasme !

Et aujourd'hui, l'écran hypnotique d'un téléphone portable peut nous ouvrir le monde… une sorte de dictionnaire du monde.

Mais il nous enferme aussi… « Hotdogem et footes », dans cette ambiance aliénante le portable-à-portable remplace le tête-à-tête… Soit lucide, ton aïe-F-one te fait surfer de plus en plus seul. Il se comporte comme un vulgaire trépasseur hypnotique, tuant toute créativité, comme une sorte d'anorexie neuronale… Il s'agit d'une fausse lecture…

d'écran, qui vous capture en fait ! Mais il peut y avoir un intérêt de s'en servir ici, par exemple, comme d'un dictionnaire pratique d'appoint. Il apporte alors, une sorte de science infuse et infusée... une « goûtgueulisation » extemporanée de ce livre, en quelque sorte !
Le contact virtuel est donc privilégié... on s'aime tous... on se like... mais sans s'aimer !
Le magnétisme animal est supplanté par les ondes. Mais comme nous sommes tous addict, il faut s'armer de tact et de mesures...
En dehors de cela, nous pouvons nous retrouver comme hypnotisés par une sorte de miroir aux alouettes. Avec pour conséquences, que nos neurones miroirs justement ne « réfléchissent » plus dans le bon sens... À l'écran d'arrêt de la réflexion du cerveau, nous préférons prendre le chemin des écoliers... et chercher dans une forêt de Brocéliande un « Merlin l'enchanteur » avec une influence bénéfique...

Haret sur image...
Le cerveau a ses habitudes.
Le cerveau a ses servitudes.
Il se contemple dans un miroir sans tain.
Surpris alors, par Marimount, il quitte le ronron quotidien.
L'un va choisir de partir à la mer.
L'autre va plutôt partir à la montagne.
Les neurones miroirs rentrent en action.
De nouvelles images permettent la relaxation.
Et puis la dissociation amène la diversion...

Dialogue d'un futur très, trop proche :
– Qu'en penses-tu Chat ?
– Chat : j'ai pété... un câble...
– Normal, tu ne peux pas lire dans mon cerveau !

— Chat : je te retourne le compliment...
— Logique, tu n'en as pas...
Quod erat demonstrandum !
La lecture hypnothique d'un livre qui peut être tout aussi « portable » et transe-portable, va nous ouvrir les portes de l'univers... devenant ainsi lui-même un passeur hypnothique.
D'une hypnose, l'autre !
Ce (et ceux !) qui traverse(nt) nos esprits, depuis plus de 2000 ans, de pratiques hypnothiques cumulées, passera(ront) dans vos esprits. Mais nous restons, cependant, tous d'éternels apprentis... La Transe traverse en effet l'éternité, comme une « vaste onde universelle » selon l'expression de Pierre Teilhard de Chardin.
Le marchand.
— Ami de quel pays es-tu ?
Diogène.
— De tous pays
Le marchand.
— Quelle est ta profession ?
Diogène.
— Médecin de l'âme, héraut de la liberté et de la vérité.
— Démocrite rit, parce que tout est vanité, et que l'homme n'est qu'un concours d'atomes produits du hasard.
— Héraclite pleure, parce que le plaisir est douleur ; le savoir, ignorance ; la grandeur, bassesse ; la santé, infirmité ; le monde, un enfant qui joue aux osselets, et se tourmente pour un songe.
Héraclite regrette le passé, s'ennuie du présent, et s'épouvante de l'avenir.
Chateaubriand, Études Historiques, Amable Rigaud, Éditeur (p.139, 140) - 1870

« Qu'importe un livre qui ne sait même pas nous transporter au-delà de tous les livres ? »
Nietzsche

Ce livre est sans conteste un essai. C'est-à-dire, un ouvrage dans lequel les auteurs traitent leur matière sans avoir la prétention de dire le dernier mot, selon le dictionnaire du Littré. Mais l'ambition d'apporter quelque chose est quand même là, car l'essai est ici action réalisatrice. Un essai à votre essai : transe-formation ! Et l'on peut espérer une certaine identification au sens freudien de la psychanalyse : « Le processus par lequel une personne se transforme en assimilant un trait ou un attribut d'une autre personne. »

Encore une fois, il n'est pas aisé d'expliquer le phénomène hypnotHique avec des mots. Nous nous trouvons avec les mêmes difficultés qu'un artiste qui doit décrire justement son art, avec des mots. En tant que « compositeurs » de transe, nous braverons la si juste citation du compositeur et chef d'orchestre Gustav Mahler : « Si un compositeur pouvait dire ce qu'il avait à dire avec des mots, il ne prendrait pas la peine d'essayer de le dire en musique. »

C'est l'évidence même, à l'écoute de l'adagietto de sa Symphonie n°5... lente intimité pudique... sublimation sublime d'une déclaration d'amour. Clarté crépusculaire... Langsâme... « Je n'ai rien sur le cœur mais beaucoup sur l'âme » déclarait aussi ce compositeur de transe en transe...

Un Mahler pour un bonheur...

Ce livre est aussi une portée musicale pour le cerveau, à travers la portée du texte...

Mais encore, avec l'utilisation de l'hypnose on n'essaye pas, on fait ! Nous le faisons... Nous le vivons.

« Il existe deux variétés d'inconscient : les faits psychiques latents, mais susceptibles de devenir conscients, et les faits psychiques refoulés qui, comme tels et livrés à eux-mêmes, sont incapables d'arriver à la conscience. »

Freud, Essais de psychanalyse (1915-1923), Payot, 2001
Soit ! Mais sans le savoir dans la vie de tous les jours, en effet l'hypnose (ou la transe) en tant que phénomène naturel est toujours présente...
... tu es tendu tu as un rendez-vous important le stress s'installe tu habites au septième étage et l'ascenseur est en panne tu descends l'escalier quatre à quatre en tenant ta serviette de la main gauche et ton portable de la main droite tu préviens de ton arrivée imminente tu es au second étage dans un état second enfin tu arrives en bas tu sors dehors et tu sors de cet état tu réalises mon document principal est resté sur la table de la cuisine tu remontes les sept étages... au septième... ciel... et tu redescends... en transe...
Soit, en utilisant l'hypnose cette fois-ci comme un outil. Et là, l'essai n'est pas de mise.
Car l'hypnose s'utilise alors, dans un but précis : l'accompagnement, le changement, la réussite de quelque chose pour quelqu'un...
Victor Hugo écrit :
« Peuples ! Écoutez le poète !
Écoutez le rêveur sacré !
Dans votre nuit, sans lui, complète,
Lui seul a le front éclairé. »
Et ce « rêveur sacré » est aussi votre inconscient, accompagné de l'inconscient collectif...
Il ne s'agit pas de chercher inconsciemment et forcément du sacré chez le thérapeute, à l'instar d'un chamane.
VOUS et nous, toi et moi : le cercle des poètes retrouvés en quelque sorte... où l'hypnose, l'état hypnotique partagé permet de rassembler ce qui est épars...
Finalement, on peut obtenir la quadrature de CE cercle par une sorte de transe en danse. Alors que chacun sait que la quadrature du cercle est impossible justement à cause de la transcendance du nombre Pi !!! Le paradoxe est le propre de

l'hypnose ; au même titre que la vie où il faut naître pour mourir...

Pour cette quadrature, nous retiendrons plus simplement le principe d'une harmonie entre deux figures. Toute lecture implique un travail de votre cerveau. Ainsi, la lecture de ce livre s'effectue, comme votre cerveau droit l'a constaté, telle une transe au long cours parcourue par des transes plus ou moins brèves ou plus ou moins profondes... C'est selon... Mais la vie n'est-elle pas destinée encore à être une sorte de transe au long cours ???

Alors l'Homme serait-il un « dessein animé » dans une transe en danse, englobé dans une transcendance éternelle ?

« Allez au fond de l'inconscient ; retrouvez, avec le poète, le rêve primitif et vous verrez clairement la vérité : elle est rouge la petite fleur bleue ! »

Gaston Bachelard, La psychalalyse du feu (Gallimard, 1938)

Vous pouvez prendre aussi cette lecture comme une thérapie brève. En effet votre inconscient retiendra, selon les passages, ce qui est bon pour lui... bien... je félicite le travail du cerveau déjà effectué... le fait par exemple de lire le mot RELAXE peut entraîner des images de RELAXATION.

Cette technique s'apparente au « saupoudrage » qu'utilisait le docteur Milton H. Erickson : les mots s'impriment dans votre cerveau et donnent une réaction physiologique réelle... RELAXANTE...

Selon Marc Aurèle : « la représentation est une affection (pathos) qui se produit en l'âme et qui exprime à la fois cette représentation et ce qu'il a provoqué. Par exemple, lorsque nous voyons du BLANC, l'affection est ce qui se produit dans l'âme en tant qu'effet de la vision. Nous pouvons dire d'après cette affection qu'elle a pour substrat le BLANC qui nous a frappé. »

Pensées à moi-même, Anthologie (Ed. Mille et une nuit)
Là où on parle d'affection, il y a aussi affectation...
Alors que vous lisez ces caractères sur fond BLANC, peut-être que le plafond de la pièce, où vous vous trouvez, est BLANC.
Je laisse un BLANC... dans le texte. Et un autre BLANC...
Au fait ! que boivent les vaches ? Du...
Non ! De...
Ah oui ! VACHE et LAIT engrammés au début de ce livre...
Cela me revient. Potacherie vacherie.
Ainsi on « amène » les vaches à boire du lait... on amène les veaux à boire de l'eau... et les alcooliques à dire « du Blanc » !!!
Autre question, plus facile maintenant !
— Quelle est la couleur du jaune d'œuf ? ...
— Ben jau... Ah non ! Orange !
— Bien...
Et puisque toujours selon Spinoza « Les Hommes jugent les choses suivant la disposition de leur cerveau. »
Alors, en l'occurrence avec l'hypnose, on s'arrange pour que le cerveau soit préparé dans un cadre différent, à recevoir les suggestions positives, proposées. Le cerveau vient à de bonnes dispositions... pour de bonnes propositions...
Nous aurons ainsi une induction donnant des transes plus ou moins légères, plus ou moins profondes, selon la disposition de notre cerveau. Il peut y avoir plusieurs lectures... c'est la sortie de ces transes et aussi de ses transes, qui en décidera !
Pour célébrer l'action avant tout :

/ « Don't try ! » « N'essaie pas ! » /

Épitaphe de l'écrivain américain, Henry Charles Bukowski JR (1920 - 1994)
Donc tu fais !
Enfin, nous citerons ici Boileau :
« ... Mon cœur toujours conduisant mon esprit
Ne dit rien aux lecteurs qu'à soi-même il n'ait dit ;
Ma pensée au grand jour partout s'offre et s'expose
Et mon vers bien ou mal, dit toujours quelque chose. »
(Ep. IX.)
Nous pouvons déjà dire ici qu'aucune transe n'est anodine. Il se passe toujours quelque chose au niveau des neurones. Il y a toujours un avant et un après... Ainsi un marquage neuronal peut rester marqué et/ou enfoui indéfiniment.
C'est pourquoi l'outil hypnotique peut être qualifié, par moment, d'outil inouï.
Bruno... Mâtin ! Qu'elle journée se prépare ?
Ce matin, comme de coutume en fait, je me lève du pied gauche. C'est bon signe, pour moi ! En effet, qui dit pied gauche dit cerveau droit en relation neuronale : autant dire déjà branché idéalement pour un rêveur, un créatif, pour toutes sortes de transes en fait.
Cela veut aussi dire pour moi, que je suis branché mentalement avec mes deux mentors Sylvestre et Peter...
D'où vient cette suggestion ? Il me vient « encore » l'idée, d'écrire un livre avec mes deux amis, et ce dans une communion d'esprits. Il s'agit, en fait, d'un ouvrage qu'il faut bâtir avec nos connaissances communes, pas facile...
Ainsi, nos années d'expériences cumulées nous servirons de bases et de balises, afin d'éviter les écueils de ce chemin.
Nous savons bien que rien n'est toujours fixé... apprentis éternels devant l'état hypnotHique nous sommes, toujours.
Pas vraiment de chapitres dans ce livre, nous écrivons comme des penseurs libres ; afin de permettre une liberté de penser pour le cerveau de celle ou celui qui lit ces

lignes et qui sont aussi ses lignes. Une catharsis, purgation des passions selon Aristote, devient possible. L'universalité est toujours au rendez-vous de l'hypnose… et en transe, « l'écriture automatique » de la vie n'est jamais loin, à vous de trans-crire… Certes avec Sylvestre et Peter, nos cerveaux vagabondent en permanence ; mais nous pensons fortement, hypnothiquement, sincèrement, que vos cerveaux vagabonderont aussi sur les sentiers glorieux de la vie. Pour cela, il faudra éviter de se complaire dans la plainte…

Nous emprunterons les vers suivants à Leconte de l'Isle :

« De leur plainte irritant la lugubre harmonie,
Lui-même consumé du mal qu'il fait subir,
Il chassait à travers l'étendue infinie,
Ceux qui, sachant aimer, n'en ont pas su mourir. »

Sylvestre, Peter, Bruno…

« Quelqu'un qui vous comprend, même au bout du monde, est comme un voisin. » Proverbe chinois.

La quête du sens, n'empêche pas le bon sens… tout en évitant le « vain », ce ralentisseur cérébral…

Méditation sur l'hypnose…

Entrée de la transe,
Entrez dans la danse,
Entrez dans la transe…

1, 2, 3 je m'en vais au bois
4, 5, 6 cueillir des cerises
7, 8, 9 dans mon panier neuf
10, 11, 12 elles seront toutes rouges…

Une comptine enfantine mobilisatrice…

Car le rôle du passeur hypnothique est aussi un rôle de conteur déclencheur.

Il survole le sujet, sans avoir l'air d'y toucher…

« Le Poète est semblable au prince des nuées
Qui hante la tempête et se rit de l'archer
Exilé sur le sol au milieu des huées,
Ses ailes de géant l'empêchent de marcher. »
Charles Baudelaire

Nous le répétons encore, nous n'aurons pas l'outrecuidance de nous comparer à tous les Grands poètes et à leur hauteur de vue...

« Car la poésie, c'est la stupeur, l'éblouissement d'un être tombé du ciel et prenant pleine conscience de sa chute, abasourdi de ce qu'il voit. Tel un être qui aurait connu l'âme même des choses et qui tenterait de se rappeler cette science passée, se souvenant de les avoir connues sous un aspect différent, sous d'autres formes et dans d'autres situations - mais qui ne se souviendrait de rien d'autre. »

Fernando Pessoa, Un regard singulier, Traduction de Françoise Laye (p.23), TITRES

Cependant, quand Guillaume Apollinaire déclarait aussi : « Je suis le seul qui pense dans l'immensité ».

L'hypniatre a la faiblesse, la pudeur, l'humilité de penser que non, et heureusement... mais il est peut-être un peu poète aussi...

Nous ne serons pas, non plus, dans la fréquence importante de citations du grand Montaigne. Celui-ci est plus dans la « dense-citée » d'un sujet ; alors que nous sommes dans la « transe-citée » ciblée pour le lecteur.

Si le génie traverse les siècles, le rêveur traverse son siècle. Parfois, la poésie peut être le plus court chemin entre les deux.

D'ailleurs de temps à autre, comme nous l'avons déjà dit et comme vous l'avez déjà observé ; nous glisserons des perles du génie poétique, voici le poète comme traducteur de l'inconscient collectif... Il est impossible de se passer des mots, dcs phrases, des réflexions de cette fraternité

cérébrale universelle.
Aussi, selon Aristote, les grandes natures sont mélancoliques. Nous espérons d'une certaine façon, les faire sortir quelque peu de la solitude inhérente à leur profonde nature.
C'est une manière de leur rendre Hommage. Et l'on constate, grâce à eux finalement, que la vie se déguste en fines transes...
« Quelles seraient l'ampleur et la justesse de notre pensée, si nous ne pensions pas en quelque sorte en communauté avec d'autres à qui nous communiquerions nos pensées et qui nous communiqueraient les leurs ! »
Kant, AK, p.144, Que signifie s'orienter dans la pensée ?, GF Flammarion, p.69, Traduction par Jean-François Poirier et Françoise Proust
Le poète anticipe la science, la puissance créatrice de la rêverie n'a pas de limite. Le poète nous prête des échasses pour l'esprit. Il nous fait penser...
Et comme Pascal le faisait remarquer : « à mesure qu'on a plus d'esprit, on trouve qu'il y a plus d'hommes originaux. »
Pascal, 693. Les pensées
L'orgueil du poète n'est pas mal placé : il est vital !
Voici un extrait du courrier adressé à Madame Aupick, daté du 9 janvier 1856, par Charles Baudelaire.
« Il y a bien longtemps que je dis que le poète est souverainement intelligent, qu'il est l'intelligence par excellence, et que l'imagination est la plus scientifique des facultés, parce que seule elle comprend l'analogie universelle, ou ce qu'une religion mystique appelle la correspondance. Mais quand je veux faire imprimer ces choses-là, on me dit que je suis fou, et surtout fou de moi-même. »
Là où le vulgaire éructe, le poète s'évapore...

Finalement ce qui distingue le poète du philosophe, c'est que le poète à l'ambition de mériter sa mort ; alors que le philosophe s'y prépare...
Nous pouvons penser que les neurones, la science rendent justice au poète visionnaire...
Le poète, dans sa rêverie, est finalement tout sauf un naïf.
Pour Gaston Bachelard : « Les psychologues ne savent pas tout. Les poètes ont sur l'Homme d'autres lumières. »
La poétique de la rêverie (p.107)
La rêverie n'a pas seulement vocation d'échapper à la réalité. Elle est aussi, et surtout, source de créativité.
Il y a donc une analogie certaine entre le poète et le passeur hypnothique.
Tel un poète de l'instant, il représente le passeur du devenir.

« Mais il n'était pas comme ces astres qui brillent seulement
pour annoncer des tempêtes aux marins blêmissants ;
il avait une autre influence plus calme, et sa mine
mêlait ensemble amour et majesté. »

STANCES HEROIQUES. 18 (p.73), DRYDEN. Poèmes choisis, Aubier, Éditions Montaigne, PARIS
« Je pense que le moment, plus ou moins long d'ailleurs, du *faire* le poème, de la création (poiesis) est un moment d'élection dans notre vie, cette vie qui elle-même est éphémère et comptée. »
Monique W. Labidoire, Dans le jardin obscur, Libre conversation sur la poésie avec Alain Duault, Le Passeur (!), éditeur
La vie terrestre est courte, certes ; mais justement la poésie permet une évasion.
Plus loin, page 13 du même ouvrage, Alain Duault nous dit : « Je vais te raconter le verso des étoiles... ». Une façon de ne pas fermer la porte.

Il n'y a pas de plafond dans la transe, sa voûte étoilée est infinie...

En effet, par définition, l'âme poétique est hypnotique. C'est même une licence poétique de fait. Çà et là vous lirez des extraits de poèmes, qui sont comme autant de petits chefs-d'œuvre au sens littéral, dans la pensée universelle. Mais aussi ils peuvent représenter des instantanés de transe, comme des compagnons de votre lecture. De fait, la poésie est un outil au même titre que l'hypnose. L'interprétation du monde n'est pas LA vérité, ni une réponse. Mais cela n'empêche pas d'être dans le vrai. De plus, peut-on réellement, encore une fois, se passer de Grands Maîtres ?

Un proverbe chinois nous le rappelle encore : « Ne pas écouter la parole des anciens, c'est se préparer à des souffrances pour demain. »

Ils connaissent l'Homme mieux que quiconque peut le penser. Ils ont aussi cet orgueil qui paradoxalement les rend plus lucides sur leurs propres fortunes...

Attention, « anciens » ne veut pas forcément dire la sagesse des plus vieux... Ainsi Somerset Maugham disait : Les vieux ont toujours fait croire aux jeunes que l'âge leur avait donné la sagesse. Et les jeunes ont mis si longtemps à découvrir que c'était faux, qu'entre-temps, ils étaient devenus vieux et ils avaient alors intérêt à perpétuer cette imposture.

La parole sage n'a pas d'âge.

Ce livre que vous tenez dans les mains est une sorte de cerveau inducteur : les mots, les citations, les expressions... sont autant de synapses potentielles reliées à votre propre cerveau... après lecture, voire relecture, votre cerveau ne sera plus jamais le même ; car le livre lui-même prend une autre dimension... Comme avec une influence musicale, le cerveau recherche inconsciemment la bonne harmonie

pour lui...
Avec toujours cette évidence, lire les autres c'est se lire soi-même...
Nous citerons Aldous Huxley plus prosaïquement : « La poésie doit être musicale, mais musicale avec tact, avec subtilité et variété. Les rythmes forts, insistants et pratiquement invariables offrent au poète comme un raccourci vers la musicalité. Ils le munissent d'une musique toute faite, d'une musique de confection. Il n'a pas à créer lui-même une musique dont les modulations suivraient sa pensée ; tout ce qu'il a à faire est de jeter sa pensée dans le courant mobile du rythme et de permettre à ce courant de l'emporter sur des vagues dont les ondulations, comme celles des meilleurs coiffeurs, sont garanties permanentes ».
Aldous Huxley, Vulgarity in Literature (p.28)
Parmi ces miscellanées de morceaux de poésies, de citations choisies pour leurs fulgurances ; certaines vont servir la fulgurance hypnotique... sorte de « saupoudrage » dans l'inconscient...
Retour à l'école... et pour chaque sujet proposé :
« Nom, prénom, âge, professions des parents... en haut de la copie... » Halte ! Repos !
Et même si votre cerveau a déjà répondu à ces questions...
Cet ouvrage n'a pas pour vocation d'être intrusif ; en revanche, l'introspection peut être de mise.
On se relaxe... on a le temps de prendre le temps : sur le mot, sur l'expression, sur la citation, sur la page, les pages et au final l'œuvre de notre vie terrestre...
Il n'y aura pas d'interrogation surprise. La vie nous en servira assez comme cela... de surprises.
On parlera plutôt d'une invitation pour le cerveau de disserter...
Un recul, une hauteur de vue peut être parfois nécessaire.

Les pensées philosophiques, la poésie sont autant de ballons d'oxygène pour s'élever au sens littéral spirituellement...

La poétique dans l'hypnose est de mise.

En revanche, nous reprendrons volontiers Arthur Schopenhauer (philosophe allemand) à notre compte :

« Toute vérité franchit trois étapes. D'abord, elle est ridiculisée. Ensuite, elle subit une forte opposition. Puis, elle est considérée comme ayant été une évidence. »

Afin de cultiver son jardin, il faut savoir aussi cultiver ses différences. On contournera ainsi la sentence de Diane de Beausacq : On appelle cultivé, un esprit dans lequel on a semé l'esprit des autres. Et nous ajouterons, autant le savoir aussi : « Les hommes désapprouvent toujours ce qu'ils ne sont pas capables de faire. » Christine de Suède, Maximes.

Car le cerveau gauche, on le verra, est toujours dans la critique. Bien sûr quand on fait une lecture, il faut, en général, savoir garder son sens critique. Mais, il faut savoir aussi se regarder dans le miroir...

Ô miroir, ô beaux neurones miroirs, suis-je la plus belle, le plus beau, en ce miroir...

Il faut pouvoir lire au-delà du cadran solaire à sa porte.

Au-delà des mots, on peut rechercher sa propre vérité. Évidemment cela demande un certain travail ; mais le salaire en vaut la chandelle.

De fait, la Terre est ronde... mais en ce qui nous concerne, c'est une évidence car nous avons toujours été dans la Lune. En effet, combien de fois encore dans l'enfance avons-nous entendu notre maman nous dire : « Hou ! Hou ! Tu m'écoutes ? » ... Point commun des rêveurs qui sont en hypnose ou transe permanente ! Et la candeur, cette liaison à l'âme, est leur faiblesse. Mais leur force c'est d'être des rêveurs éveillés... donc des créatifs !

Le poète a toujours raison qui voit plus haut que l'horizon,

selon Aragon. Il est parfois bon d'être dans les nuages !
« Je ne suis pas un écrivain, je suis un rêveur qui écrit, j'écris la vie, je décris la vie, je récrie la vie, je réécris la vie, je crie la vie, je suis la vie ! ».
En préface de l'ouvrage qui a pour titre : « J'irai planer au-dessus de nos tombes. ».
Auguste Namor, Édition Sésâme. 1955
Ainsi, pour Pascal, l'imagination dispose de tout ; elle fait la beauté, la justice et le bonheur, qui est le tout du monde. Selon lui, toujours, notre propre intérêt est encore un merveilleux instrument pour nous crever les yeux agréablement...
Le principe est d'ouvrir les yeux, en les fermant pour mieux voir dans la transe !
Et puis selon Rivarol, ôter l'imagination et l'esprit humain ne vole plus ; il se traîne à pas lents sur les objets, et ternit tout ce qu'il touche.
De l'essai, encore et toujours... mais qui se transe-forme...
« La nature offre un moyen universel de guérir et préserver les hommes »
Docteur Franz Anton Mesmer
Diantre !
Haïku poncture :

Oîzo
L'oiseau tombe,
Bombe d'oiseau,
L'oiseau bombe,
Tombe d'oiseau.

« L'hypnose est l'alibi de nos rêves... » dixit Peter.
Sylvestre :
« Nous avons tous le choix entre la lucidité et le rêve. Dans un éclair de lucidité, j'ai choisi le rêve... »

Faut-il enraciner cette idée ?
« Et nous avons des nuits plus belles que vos jours. » Selon Racine.
Dans le contexte de Jean Racine sûrement ; mais dans la vie en général la « douceur » nocturne n'est pas toujours au rendez-vous : l'inconscient travaille... pour la bonne cause aussi... avec une forme de nettoyage des neurones...
Ou tout simplement pour Peter :
La nuit, ce jour tourné autrement...
Nous prendrons le tapis des Mille et une Nuits, qui, sans fatigue et sans secousse, nous porte aux pays décrits ou désirés.
« Chacun rêve ici-bas : il n'est rien de plus doux ;
Une flatteuse erreur emporte alors nos âmes ;
Tout le bien du monde est à nous !»
Félix Mornand, L'Illustration, Journal universel, Causerie littéraire, 17 décembre 1853
Et maintenant nous savons que la différence entre la rêverie et le rêve ; c'est le jour et la nuit...
Le cerveau, en fait, ne dort jamais sur ces deux oreilles.
Dans la vie nous sommes tous des Lancelotte ou des Lancelot. Au cours de cet essai, nous sommes en présence de ceux-ci, frères d'âme, avec leur quête de leur Graal en quelque sorte. Car la vie nous apporte son lot d'embûches, de pièges. Et la solitude n'est pas toujours bonne conseillère... à méditer...
« L'Homme, au plus profond de son être, dépend de l'image de lui-même qui se forme dans l'âme d'autrui, même si c'est l'âme d'un crétin. »
Witold Gombrowicz.Ferdydurke (1937), Julliard, 1958
Alors, un lacet peut nous retenir... Il est bien sûr possible de se dégager soi-même, mais l'altruisme peut aussi nous libérer.
« Le véritable altruisme se caractérise par deux traits

essentiels. En premier lieu, il est indispensable qu'il y ait INTENTION, c'est-à-dire que l'acte soit prévu, bien qu'il puisse devenir en grande partie automatique. Ensuite, l'acte prévu doit être réalisé DANS LE BUT de satisfaire les intérêts de l'autre (ou des autres) personne(s). L'intention ne concerne que les relations interpersonnelles. Il est aussi manifeste qu'une existence humaine « normale » est un tissu d'actes altruistes. »

John C. Eccles, Prix Nobel de médecine , Évolution du cerveau et création de la conscience (p.155), Ed Fayard - 1992

Passeur hypnothique à toi de jouer !

Alors, tel Midas, le passeur hypnothique va avoir le don de transformer tout ce qu'il touche en or... Il peut rappeler le chaman, mais avec une action naturelle enthéogène. C'est-à-dire que l'on n'utilise pas de substance psychotrope pour induire un état modifié de conscience.

L'anthrope inspiré fait fuir l'entropie...

« Dis-moi ce que tu veux, je te dirais qui tu es. »

Pascal parlait de finesse d'esprit, il faut trouver les arguments qui correspondent le mieux à la personne concernée. On pénètre ainsi les âmes, et on cherche plus à influencer qu'à convaincre. Enfin, nous rappelons, que notre Midas est philanthropique et altruiste... in fine humaniste. Le passeur hypnothique est finalement heureux quand l'Autre est heureux...

Une transe-cription d'un thérapeute qui partage notre philosophie neuronale et qui l'enseigne aussi...

En l'occurrence, il s'agit d'un très jeune Lancelot.

Lancelot pris dans un lacs...

Dans quel embarras es-tu ?

– Bonjour, petit Lancelot ! le Graal pour toi ce n'est plus de faire pipi au lit la nuit, très bien écoute moi... écoute ma voix...

« BOUFFETOUT. »
ou l'histoire éricksonienne du soir

« Lancelot, cinq ans et demi. Il a été propre le jour à l'âge de deux ans, mais il présente une énurésie persistante (3 à 4 épisodes par semaine).
Il possède un petit crocodile en peluche qu'il a dénommé BOUFFETOUT.
Le soir, à l'endormissement, il aime qu'on lui raconte une histoire...
Je me présente, un soir, à son chevet. Je suis à genoux, perpendiculaire à son lit. Je ne le regarde pas et bien sûr, il ne connaît pas mon intention.
– Lancelot, je vais te raconter l'histoire de BOUFFETOUT l'Africain.
– Mais, il est français, BOUFFETOUT ! Me rétorque Lancelot, première et dernière incongruence de ma part ! »
– Bien...
Donc, BOUFFETOUT est un crocodile qui vit toute la journée dans l'eau... il adore l'eau, il aime y jouer et s'y trouve bien... Lancelot, à ce moment-là, resserre BOUFFETOUT sur lui et ne bouge plus du tout, le regard fixe.
Mais quand vient la nuit, il monte sur la berge et cherche de la paille bien sèche, car il a horreur du mouillé la nuit...
Il aime bien se retrouver au sec le lendemain matin (silence prononcé). Le matin, il se lève de sa paille, bien sec, tout heureux et va retrouver quand il veut l'eau... et il est bien pour toute la journée...
J'ai raconté cette histoire, deux soirs de suite ; il n'y a pas eu d'énurésie les deux nuits suivantes. Suite à une récidive, j'ai repris la même histoire trois soirs consécutifs. Depuis les épisodes d'énurésie ont définitivement disparu.

Il est important d'ajouter que Lancelot, contrairement à son habitude, ne s'est jamais plaint qu'on lui raconte la même histoire plusieurs fois de suite… »

Dr. Bruno de la Petite Vallée, PHOENIX, Revue de nouvelle hypnose et d'hypnothérapie éricksonienne, Numéro 21 (p.48), Décembre 1993

Pour la petite histoire de cette petite histoire… il faut noter que ce script a été repris et adapté avec succès par nombre de thérapeutes. Ce qui nous a rendu heureux. Et aussi, ce qui nous a fait saisir à l'époque : vérifier la puissance et la reproductibilité de l'outil hypnotique. Et parfois aussi, ce qui peut être déconcertant, son apparente facilité quand vous êtes dans le vrai…

Maintenant, la même personne te propose un accompagnement dans une transe. En effet, tu peux d'ores et déjà faire un exercice, une préparation mentale pour toi-même, si tu le souhaites. Tu recherches la vidéo sur « delcombel hypnose youtube » : la préparation mentale d'un monsieur, phobique du dentiste, pour un autre confrère : vidéo et transe à l'époque faites au pied levé, à la demande d'un « Lancelot » de circonstance…

Installe-toi alors, confortablement seul dans une pièce et observe…

Tu es plutôt mer ou montagne ? …

Lancelotte, Lancelot.

En observant la vidéo, vos neurones miroirs vous montrent la gestuelle à imiter…

Et vous écoutez ma voix tranquillement dans une pièce, dans un souvenir avec des images agréables de mer ou de montagne, un lieu bien connu de vous et qui vous isole en relaxation…

À tout à l'heure…

Vous voilà de retour ? Bien… vos cerveaux ont effectué à nouveau un travail…

À partir de maintenant vous lisez en entendant ma voix... sur une autre voie en reprenant votre lecture... une autre lecture... Et maintenant que vous êtes CONFORTABLEMENT installé... qu'un certain lâcher prise s'empare de VOUS... La rêverie va reprendre d'une autre façon... en possession petit à petit... de votre cerveau. L'état hypnotique est déjà là, ce phénomène naturel, va s'installer tout naturellement... VOUS pouvez FERMER les yeux mentalement quelques secondes, pour MIEUX VOIR... maintenant les yeux ouverts, votre regard est déjà différent ! Il suffit, par exemple, de lire le mot SOLEIL, pour constater une modification de la pupille de vos yeux : un rétrécissement, un myosis. Ainsi qu'il suffit de lire le mot OBSCURITÉ pour obtenir une autre modification... une dilatation, une mydriase.

Un, deux, trois... SOLEIL !

Au passage, nous citerons le « carpe diem » inscrit sur un cadran solaire, l'horloge du temps : « Tu ne peux pas retenir ce jour, mais tu peux ne pas le perdre. »

Voilà, il était une fois l'Hypnose.

Et le poète ne dit pas autre chose :

« Écoute bien pourtant. Non pas mes paroles, mais le tumulte qui s'élève en ton corps lorsque tu t'écoutes ».

René Daumal, Poésie noire, poésie blanche Ed. Gallimard (p.42)

Rappelez- vous, le non verbal représenterait 93% de la communication ! D'ailleurs Talleyrand prétendait que le langage était « un moyen de cacher sa pensée ».

« Bien dire fait rire, bien faire fait taire... »

Pierre-Marie Quitard (1842)

Quand vous lisez ce texte, vous le transformez en verbal dans votre tête. Si écrire un texte est une forme de transe transe-posée, le lire en est une autre : transe-former le verbal...

« Vingt fois sur le métier remettez votre ouvrage »
Nicolas Boileau, L'Art Poétique

La lecture sera, encore et toujours, votre lecture, avec la disposition du moment de votre cerveau... c'est-à-dire qu'une relecture est encore une autre lecture. En effet entre-temps, comme prévu, votre cerveau a encore évolué, ses connexions neuronales ne sont plus les mêmes. Ainsi à la première lecture, on peut avoir déjà plusieurs niveaux de lecture, mais aussi à la relecture ! Vous le savez... rien n'est figé en ce bas monde...

Au passage, la confusion est une technique d'induction de la transe... en fait lire, bien lire, n'est pas vraiment lire. On le verra, ce que lit votre cerveau gauche n'est pas ce que lit le cerveau droit. Et ton inconscient le sait déjà...

En rappel, quelle est la couleur du jaune d'œuf ? ... Orange... Bien...

« Au parler ange, au faire change. »
Meurier (1568)

Cela ne veut pas dire qu'il faut lire, obligatoirement, entre les lignes, mais plutôt selon vos propres lignes directrices. Il est évident que ces lignes peuvent évoluer et se modifier. C'est l'essence même d'une transe, le cerveau ayant à nouveau ses propres niveaux de lecture... la carte neuronale change... évolue...

Comme une sorte d'hypnose conversationnelle qui s'établit.

Rabelais encore :

« C'est pourquoi il faut ouvrir le livre et soigneusement peser ce qui y est traité. Alors vous reconnaîtrez que la drogue qui y est contenue est d'une toute autre valeur que ne le promettait la boîte : c'est-à-dire que les matières ici traitées ne sont pas si folâtres que le titre le prétendait. Et en admettant que le sens littéral vous procure des matières assez joyeuses ct correspondant bien au titre, il ne faut

pourtant pas s'y arrêter, comme au chant des sirènes, mais interpréter à plus haut sens ce que par hasard vous croyiez dit de gaieté de cœur. »
La vie très horrifique du grand Gargantua, Père de Pantagruel (1534), Adaptation du prologue par M. Marrache-Gouraud Flammarion 2016
Et puis, toujours en considérant la relecture d'une phrase, d'un paragraphe, d'un ouvrage :
« On ne se baigne jamais deux fois dans le même fleuve. »
Proverbe grec, Héraclite
C'est exactement la même chose pour le flux neuronal... la plasticité neuronale ou le mouvement perpétuel ! Le cerveau n'est jamais dans la même disposition et il évolue encore et encore...
La nouvelle lecture est donc une autre lecture... mouvement perpétuel des neurones !
On le verra, les mots en hypnose s'adressent à l'anima, donc à l'âme qui est en nous ; comme une liaison directe avec l'Univers. Ce qui permet une nouvelle vision de notre propre univers. Pour nous, ce livre est un coup d'« essai » ; car en fait le coup de Maître est pour VOUS !
« Lecteur, réfléchissez : étendez cette vérité ; tirez vos conséquences. »
Voltaire, Dictionnaire philosophique, 1764
L'hypnose ou la poésie transe-posée du mot en quelque sorte.
L'hypnose vous transe-portera, car c'est une métaphore, littéralement : transporter au-delà, en soi...
« Même quand l'oiseau marche, on sent qu'il a des ailes. »
Antoine-Marin Lemierre, Poème des Fastes

« Et si te je disais
QUE
T'AS MAL LU LA LIGNE

DU HAUT ? … » d'un inconnu inspiré.

Peter, Bruno…
« Votre hypothèse selon laquelle les méthodes primitives ou les exercices religieux seraient en rapport avec l'expérience de l'inconscient est tout à fait juste. »
C. G. Jung, Lettre au Professeur William G. Mather, 1945
Comme nous le savons déjà, les Hommes jugent les choses suivant la disposition de leur cerveau. Il nous appartient de justement mettre le cerveau dans de bonnes conditions.
En non-lieu… et non place d'une introduction, nous parlerons de l'induction qui est la première phase d'une séance hypnotique. Alors que votre cerveau a lu « introduction » ou bien corrigé de lui-même l'en tête de ce chapitre… En fait nous voulons montrer que le cerveau a déjà fait un travail, dès l'acquisition de ce livre et l' « acceptation » de la lecture. Ce qui est le but de toutes les transes hypnotiques. Une pulsion d'achat est toujours guidée par l'inconscient. Une induction d'une transe peut être ainsi automatique ou bien induite. Et le principe même, c'est que l'inconscient n'en est pas conscient par son conscient…
Nous reprendrons les mots du mathématicien et philosophe Antoine-Augustin Cournot, pour lui l'induction serait :
« Le procédé de l'esprit qui au lieu de s'arrêter brusquement à la limite de l'observation immédiate, poursuit sa route, prolonge la ligne décrite, cède, pour ainsi dire, pendant quelque temps encore, à la loi du mouvement qui lui était imprimé, mais non d'une manière fatale et aveugle : car la raison lui dit pourquoi il aurait tort de résister. »
Essai, ch. IV, §49
« *La Vérité c'est de la poésie, et les gens n'aiment pas la poésie…* » Brèves de comptoir, Le WASHINGTON.

« *La Science ne saura jamais LA vérité !* » Brèves de comptoir, Paris.
Deux sentences tirées des « Brèves de comptoir ». Jean-Marie Gourio, Ed. Robert Laffont
Et puis, dit Abel :
« Sans le mystère, la vie serait irrespirable. »
Gabriel Marcel, L'iconoclaste
Finalement la Vérité n'aime pas qu'on la déshabille, sa pudeur l'honore...
Après cette « philosophie » pleine de sagesse populaire ; nous nous contenterons d'un essai, encore une fois, pour approcher « le vrai » concernant l'hypnose, de façon asymptotique...
On ne peut qu'effleurer la Vérité.
En effet, qui peut dire qu'il invente « quoi », au sens propre ? Mais la découverte, elle, est toujours possible...
Les créatifs habillent la Nature...
Les poètes rêvent le monde...
Les génies conçoivent l'Univers...
Au cours de sa vie, l'Homme est par moment un créateur, et à d'autres moments un suiveur... Et il y a toujours une parcelle de génie en nous. Encore une fois, cette propension de l'Homme à habiller sa vie est ce qui le différencie le plus sûrement de l'animal...
Nous citerons LAMARTINE :
« Déposant le fardeau des misères humaines,
Laissant errer mes sens dans ce monde des corps,
Au monde des esprits je monte sans efforts. »
Dieu, Premières Méditations
En ce qui nous concerne, nous retiendrons la foi hypnothique...
En fait, nous sommes tous des créatifs, du poète au plus prosaïque d'entre nous.
Le génie a ceci de particulier, qu'il a comme un trop plein

d'univers dans sa tête ; ce qui le distingue du commun des mortels... Et il conserve le sens de la réalité !

Dans les génies absolus au sens de la valeur absolue ; nous en retiendrons très, très subjectivement et principalement deux :

Tout d'abord Mozart, pour sa musique divine, universelle et hypnotique...

Puis Einstein qui disait, vous vous souvenez, que le hasard c'est Dieu qui se promène dans la nature...

Mais nous ne pouvions faire, ici aussi, abstraction de Léonard De Vinci :

« Savoir écouter signifie posséder, outre le sien, le cerveau des autres. »

Nous verrons, plus avant, les points communs entre les deux premiers.

Le génie se distingue aussi, par rapport au commun des mortels ; par le fait qu'il possède un cerveau gauche et un cerveau droit particulièrement actifs, mais surtout avec anatomiquement un corps calleux très développé. Ce corps calleux assure, comme une grande autoroute dans les deux sens et sans limitation de vitesse, le développement et la circulation des informations. On peut parler de TRANSE-mission permanente... Pour « le génie » l'universalité est une évidence et son application dans notre quotidien aussi.

Bien sûr, nous aurions pu citer Jésus ; mais il est plus délicat de se prononcer à ce « niveau d'universalité. » ... Toute la lourdeur humaine est dans la tête penchée du Christ...

Et l'on pourrait dire qu'il est le vrai « créateur » du magnétisme animal ! ... Anima au sens de l'âme : Jésus passeur entre les passeurs...

Mais il ne faut pas tomber dans le « complexe de Jésus-Christ », ni dans la Puissance, ni dans le fait de se faire crucifier pour tous ceux n'en valent pas trop la peine...

Le Christ est volonté.

Le passeur hypnothique est opportunité.

Il faut noter cependant, que l'hypnose peut être considérée comme une sorte de...

« religion », au sens propre du mot : « religare » au sens latin donc, qui relie les hommes : ce type de langage est universel. L'hypnose respecte les croyances de chacun, tout en permettant une transcendance... transe en danse...

Nous baignons tous, en fait, dans des flots psychiques soumis aux forces de l'univers. Peut-être ce fameux « fluide universel » du docteur Anton Mesmer que l'on évoquera plus loin.

Ainsi, les génies sont, de fait, des surdoués de l'hypnose. En ce sens qu'ils appréhendent l'univers dans une transe permanente. Pour eux, la rêverie succède à l'application pratique immédiatement, voilà le secret de leur supériorité. Pour nous, communs des mortels, la réalité est plus prosaïque. Certes nous pouvons avoir des fulgurances, des coups de génie, mais de façon plus aléatoire... L'état de transe naturelle ou provoquée permet de nous hisser momentanément à leur niveau...

Voilà une sorte d'Alpha et Oméga que nous prendrons comme philosophie de notre univers. Écoutons justement la philosophie de Bossuet :

« Il ne faut pas permettre à l'homme de se mépriser tout entier... car l'homme est la matière même de mon œuvre, car le conduire est mon souci, l'édifier ma joie et le sauver mon espérance ; car je l'aime parce que je m'en occupe, et m'en occupe parce que je l'aime ; car je respecte en lui l'objet constant de ma pensée et de mon labeur ; car l'architecte ne méprise pas, encore qu'il s'impatiente quelquefois contre eux, les matériaux obscurs, lourds, mais tout illustrés de son travail, dont il construit son cher édifice. »

Le credo de l'hypniatre en somme... mais aussi plus généralement de tout altruiste, et encore plus généralement de la philanthropie.

Au-delà de toutes digressions, nous retiendrons comme loi universelle : l'Agape entre les Hommes et l'Hypnose permettant, comme nous disons, une « transe en danse » ou bien l'égrégore entre deux personnes... (cf. plus avant, encor, travail dans une loge maçonnique).

Pour conclure avec Teilhard de Chardin qui disait pour obtenir une harmonie complète, il faut se centrer sur soi, se décentrer sur l'autre, se surcentrer sur un plus grand que soi !

Si Friedrich Nietzsche a pu déclarer : « Sans la musique, la vie serait une erreur. » Nous pensons avant tout que sans la transe, l'univers n'aurait tout simplement pas de sens ou même d'existence !?... Comme la musique, l'hypnose est le « la » d'une résonance neuronale et en même temps le « là » de l'ailleurs pour cette dernière...

Mozart est là !

Ô Mozart ! dixit Beethoven.

Haut Mozart ! dirons-nous...

Mozart, qui fréquentait aussi les loges maçonniques, déclarait qu'il cherchait seulement à « accorder des notes qui s'aiment ensemble » ... sublime et, ô combien, humble définition de sa musique. Il avait l'art avec sa musique, selon Wagner, d'anoblir d'instinct tout ce qui lui était soumis...

Et comme l'a dit si bien Albert Camus : Créer, c'est vivre deux fois.

Alors Mozart, avec ses créations, sublime sa vie, la vie...

Quand on sait lire et écrire, et aussi s'amuser comme Trazom ; on peut tenter de décrypter son nom de prédilection, choisi par lui-même, et décliner de façon ésotérique... ?

L'apprenti : Wolfgang Amadeus Mozart
Le compagnon : WOLFgang amaDEUS mozART
Le maître : wolfGANG AMAdeus MOZART
Et enfin plus simplement, pour nous, l'éternel MOZART...
S'il fallait encore justifier le choix de Mozart, nous citerons alors Félix Clément dans son ouvrage « Les MUSICIENS célèbres », Librairie Hachette, 1877 :
– Cet enfant prédestiné avait l'âme la plus aimante et la plus tendre. « M'aimez-vous bien ? » avait-il l'habitude de demander aux personnes avec qui il se trouvait, et si une réponse affirmative se faisait attendre, ses yeux se mouillaient de larmes... exquise sensibilité.
– Mais parce qu'il partageait aussi avec les poètes ce sentiment de profonde solitude, où seul compte finalement sa musique comme boussole.
Au passage, comme lui-même, Einstein considérait que Mozart avait su garder son âme d'enfant. Comment un génie peut-il prétendre être un génie ?
Ainsi... Mozart se montre plus farceur qu'enclin à parler de son travail...
À Nannerl, sa sœur, il écrit :
« J'ai mal aux dents !!! Joannes Chrysostomus Wolfgangus Amadeus Sigismondus Mozartus ; Mariae Annae Mozartae, matri e sorori,ac amicis omnibus, praesertimque pulchris virginibus, gratiosisque freillibus. S.P.D. Mozart 16 décembre 1774. » Mozart adresse de nombreuses salutations à sa mère, à sa sœur, à tous ses amis, et plus particulièrement aux jolies jeunes filles et aux gracieuses demoiselles.
Nous retrouverons ensemble, ce fameux : « J'ai mal aux dents ! »
Si universel...
Sur ce côté infantile de Mozart, Nannerl, sa sœur, n'est pas en reste :

« Si cet être extraordinaire fut de bonne heure, dans son art, un homme fait ; en revanche l'impartialité nous oblige à dire qu'il resta constamment enfant dans presque tous les autres domaines. »

Mozart : La lumière de Dieu. Mildred Clary (p.93, P450)

Mais ce côté « enfant éternel » est-il vraiment une tare ? une exception ?

« Plus on étudie les dispositions psychologiques des jeunes et des adultes, plus on pense que nous ne sommes jamais « finis ». Et, d'une certaine manière, on a l'impression qu'aider les autres à se trouver, c'est les aider à « croître » (mais sans être, malgré cela, capable de les définir entièrement)...

Il y a, dans notre croissance, des arrêts et des crises et, dans ces moments-là, on remarque ceci : qu'on retombe dans les mêmes visions déformantes, ou dans les mêmes irritations, ou dans les mêmes découragements. Tout cela, parce que dans ces mauvaises périodes, il y a relâchement de nos forces et de nos systèmes de compensation. »

Suzanne Brésard, Études Carmélitaines, Direction Spirituelle et Psychologie (p.321 et p.335), Desclée de Brouwer

On peut ici en déduire, qu'une cure de jouvence neuronale est parfois nécessaire...

Les neurones comprennent Charles Baudelaire quand il déclare : le génie, c'est l'enfance retrouvée à volonté...

Avec Mozart on parle de musique hypnotique, ainsi que d'harmonie divine. On le verra, comme l'hypnose, la musique est plutôt perçue par le cerveau droit. Le Docteur Mesmer, son « frère » franc-maçon et mécène en loge maçonnique, avait relevé, capté, la dimension universelle de sa musique. Ce fameux Mesmer, fervent des loges maçonniques, qui était considéré comme l'inventeur du magnétisme humain, avec pour référence la philosophie humaniste des loges. Et ce qui paraît incroyable à l'époque, dans cette logique humaniste et malgré un monde masculin maçonnique très fermé, Mozart aurait même envisagé de créer une loge ouverte aussi aux femmes ! ... Ce qui constitue une idée révolutionnaire pour une époque patriarcale par excellence. La musique comme la transe n'a pas de frontière !

Il est évident que la transe fait partie intégrante de la musique : qu'on la compose, qu'on la joue, qu'on l'écoute. Si l'on prend deux compositeurs de génie comme Mozart et Schubert, leur façon de composer rejoint la transe d'une écriture automatique. En effet, il leur arrivait de composer sans aucune hésitation et rature leurs chefs-d'œuvre. Au passage, Schubert avait l'habitude de dire : au commencement était le rêve... !

Nous citerons, à propos de Schubert, la violoncelliste Claire Oppert :

« La musique est envol. Elle respire les hauteurs. Dans la lutte contre l'effondrement de soi, les sons côtoient les cimes du ciel. »

Le pansement Schubert, Denoël

Quant à l'écriture, Hegel soulignait qu'elle demande une certaine maturité. Alors que la musique est dans l'immédiateté du sentiment, ce qui explique la précocité du génie musical.

En ce qui concerne l'hypnose, son utilisation serait-elle alors, une partition jouée entre deux solistes avec un « chef d'orchestre... » ? 1 + 1 = 3 ?

Aussi, il ne faut pas confondre « virtuose de l'hypnose » et « chef d'orchestre des neurones » ... le passeur hypnothique jouant ainsi avec l'inconscient collectif !

Ce que confirmerait l'écoute de la sonate pour deux pianos K448 de Mozart, connue pour ses vertus relaxantes et de force d'âme... Et puisque nous savons aussi que la musique universelle, a fortiori hypnotique, de Mozart a une action directe sur les neurones.

« La musique est la langue des émotions. »
Emmanuel Kant

On rapporte une anecdote sur ce qu'était le génie créatif du jeune Mozart. Un jour, celui-ci fut mis au défi de jouer un passage impossible au piano. Le défi : tandis que la partition l'obligeait à retenir chaque main aux deux extrémités du clavier, il lui fallait faire entendre une note au beau milieu de l'instrument... Bien sûr, c'était techniquement injouable. Mais c'était méconnaître le sens de l'adaptation et de la liberté d'initiative du petit Amadeus. Comment feriez-vous ?

Lui, il s'aida de son nez... le nez BAISSÉ à ce moment vers la touche pour faire sonner la touche incongrue et poursuivit tranquillement le morceau de façon plus académique... Voilà le génie s'adapte immédiatement, néanmoins votre cerveau a suivi ce trajet et votre tête s'est légèrement baissée imitant ainsi Mozart... mais dans la foulée hypnotique maintenant votre cerveau est prêt à suivre d'autres suggestions :

Là, ici, votre NEZ a légèrement BAISSÉ et maintenant vous avez envie de vous GRATTER la TÊTE... votre cerveau ressent cette zone qui le GRATTE... il y a un endroit qui vous GRATTE plus que l'autre... peut-être ailleurs que la tête... vous luttez... mais votre main a une envie irrésistible de GRATTER cette zone... je ne sais pas à quel moment vous GRATTEREZ cette zone... ni avec quelle force. Vous pouvez la gratter dans votre tête aussi...

En tout cas, moi, je me gratte...

Une fois relâché et cette zone grattée, vous pourrez reprendre plus sereinement votre lecture... De toute façon il y a toujours une zone qui nous gratte quelque part, au sens propre comme au figuré...

Il en est de l'hypnose comme de la musique de Mozart. Sacha Guitry disait : « Le silence qui suit du Mozart est encore du Mozart... ». La transe comme une petite musique de jour...
Il en est ainsi d'une transe, après la transe il y a encore de la transe... Et je dirai même plus, c'est toujours de la transe !
Transe, muse éternelle...
Pratiquer l'hypnose c'est être au diapason avec une musique universelle dans sa tête.
Il faut savoir la partager. Et cette musique va continuer dans votre tête pour des changements positifs dans le futur...
À un niveau plus modeste, ce livre passeur hypnotHique pour les neurones va donner le « la » çà et là... ancrage au sol et tête au ciel... toujours la ballade neuronale sous la voûte étoilée de l'inconscient collectif...
Revenons, maintenant, à la fameuse formule d'Albert Einstein sur la relativité restreinte :

$$E = Mc^2$$

Où la lumière est une constante universelle de la physique. De l'univers, pour revenir sur terre ; nous adopterons en ce qui nous concerne la formule suivante pour définir le principe de la transe. Il est évident ici, qu'il s'agit plus d'une métaphore que de la physique pure ! ... En tout cas cela flatte le cerveau gauche :
« Si fabula, nobilis est. »

$$|C| \times |Ic| = |E.C.| \times |S|$$

Où C = le conscient, Ic = l'inconscient, E.C. = état de conscience, S = stress.

Le tout est exprimé en valeur absolue.

Ainsi le cerveau, dans un mode « transe », sera lié à cette formule que nous pensons universelle...

$$|Ic| = \frac{|E.C.| \times |S|}{|C|}$$

Ce qui signifie, que le stress diminuant dans un état de relaxation et que le mode conscient diminue aussi dans le même temps ; alors l'inconscient sera en phase avec l'état de conscience modifié, pour atteindre un autre niveau de conscience...

Mais nous allons retrouver aussi, la notion de l'espace-temps chère à Einstein, dans la transe hypnotique. Effectivement le sujet est « ailleurs », pendant l'intervalle de la transe il y a une distorsion du temps. On peut voyager très loin dans un temps « à part », et ce même temps va s'écouler « plus lentement » que le temps réel écoulé pendant la séance...

Pour Einstein, toujours, juste une photo d'un document :

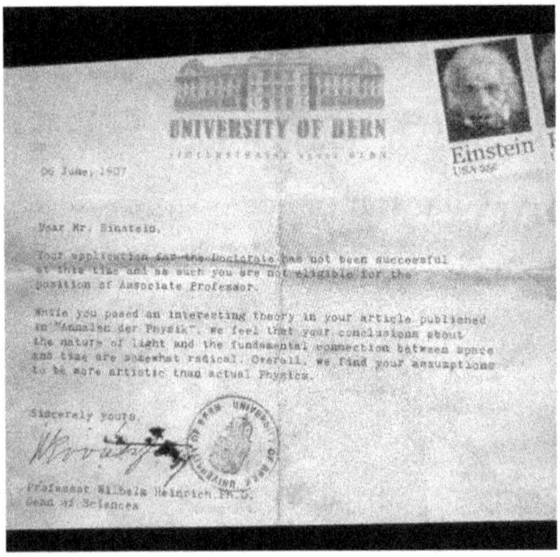

UNIVERSITY OF BERN

06 June, 1907

Dear Mr. Einstein,

Your application for the Doctorate has not been successful at this time and as such you are not eligible for the position of Associate Professor.

While you posed an interesting theory in your article published in "Annalen der Physik", we feel that your conclusions about the nature of light and the fundamental connection between space and time are somewhat radical. Overall, we find your assumptions to be more artistic than actual Physics.

Sincerely yours,

Professor Wilhelm Heinrich Ph.D.
Dean of Sciences

Un courrier « génial » où l'on voit la difficile alternative entre la poésie et la science...

En fait, on peut se rendre compte ici qu'il y a le génie pur, face au pur cerveau gauche !

Et dire que Baudelaire prétendait que l'imagination est la plus scientifique des facultés... visiblement tout le monde scientifique ne partage pas cette opinion !

Comme vous le ressentez et voyez désormais... la tête n'en fait qu'à sa tête ! PENSER c'est AGIR, pour les neurones toujours ; et le (les) muscle(s)... très souvent.

Désormais votre cerveau sait qu'il sait, maintenant !

Homo sapiens sapiens hypnosis.

« On m'a vu ce que vous êtes, vous serez ce que je suis. » Corneille.

En tant que rêverie, transe naturelle, l'hypnose n'appartient à personne, elle appartient donc à tout le monde... En revanche, pour l'outil hypnotique, l'hypnose deviendra ce que l'opératif en fera !

Pour cela, il faudra revenir à la petite école... L'enfance toujours et encore !

Pour corollaire, nous avons la responsabilité qui incombe aux maîtres, et aussi ce qui concerne l'entourage... vulgum pecus.

« Que nous le voulions ou non, nous avons dans le monde une influence bonne ou mauvaise, du seul fait de notre état intérieur, rayonnant autour de nous la paix, l'énergie, la joie, la bonté, si nous les possédons ; ou inversement, le trouble, le découragement, la tristesse, la malveillance : de là pour nous, une nécessité de conscience de nous mettre et de nous maintenir dans ces états d'âme, bienfaisants pour les autres comme pour nous-même. Nous le devons au prochain, parce que nous sommes des êtres sociaux, et que nous avons qui que nous soyons, la conscience d'une tâche à remplir en ce monde, et une part de responsabilité dans le bien qui se fait, et dans le mal qui se commet. Qui connaîtra jamais les conséquences, nuisibles ou bienfaisantes d'un acte, d'une parole, et ses répercussions lointaines dans le monde ! »

Paroles du Docteur Roger Vittoz, Angoisse moderne, éditions du Levain

L'influence est toujours là, quoi que nous fassions, que nous disions... Nous faisons tous, d'une certaine façon, de l'hypnose sans le « savoir », sans la connaissance...

Paroles de poète :

« Mais on ignore la sagesse
Électrique du désespoir
Qui nous fait tout abandonner, et c'est le geste
Hypnotique sans le savoir. »

Charles Trenet, Journal, Le Coq Catalan. 1932

À propos du poète, Cocteau disait : le génie ne s'analyse pas. Il en est de même du don que peut posséder le passeur hypnothique.

Sylvestre, Peter, Bruno...

L'hypnose, c'est composer une mémoire future dans une

harmonie positive.

Et aussi, cette belle formule :

« L'hypnose, c'est une relation pleine de vie qui a lieu dans une personne et qui est suscitée par la chaleur d'une autre. »

Docteur Milton Hyland Erickson (1901-1980), Psychiatre américain, Père de « l'hypnose moderne »

A teaching seminar with Milton H. Erickson

Edited by Jeffrey K. Zeig

« En chacun de nous, il y a un hypniatre qui sommeille… »

Peter

« La véritable musique suggère des idées analogues dans des cerveaux différents. »

Charles Baudelaire

Et in fine, cette belle remarque qui élargit le « chant » des possibles…

« Croire que notre conscience se trouve dans le cerveau équivaut à croire que l'orchestre se trouve dans la radio. »

Nassim Haramein, Physicien

Est-ce pour « être à l'unisson », alors que finalement nous sommes tous censés être des solistes à jouer Notre partition de la vie ? Tout au moins, c'est ce que nous pensons.

Mais rien ne nous empêche de travailler ensemble et d'orchestrer tout cela ; comme on l'a déjà évoqué.

Pour que nous marchions (ambulare) d'un même pas (plutôt l'amble que la cadence), et avec un même langage ; nous devons définir ensemble quelques mots.

– le conscient : pour faire simple on peut reprendre la formule du philosophe, médecin et humaniste, l'espagnol Gomez Pereira « Je pense, donc je suis » …

Mais il faut aussi ajouter : UBUNTU !

Et « ubuntu » signifie dans la culture Xhosa, une tribu d'Afrique du Sud : « Je suis parce que Nous sommes. »

– l'inconscient : pour faire encore plus simple on peut

reprendre la définition du psychiatre, le docteur Milton H. Erickson : « L'inconscient est tout ce qui n'est pas conscient... »
– ou encore pour le psychiatre Sigmund Freud : « L'inconscient est une autre scène... »
– hypniatre : (hypno : sommeil, iatre : médecin) nous nous devions de réhabiliter ce « vieux » mot qui définit très bien le propos de notre essai. En effet, nous préférons ce mot à celui d'hypnothérapeute, qui est un néologisme correspondant plus à l'utilisation d'un outil hypnotique systématique qu'une réelle thérapie en soi... Cela ne remet pas en cause la compétence des praticiens, mais cela laisse penser à une thérapie dans un sens unique, trop cadrée. Nous pensons qu'il y a de toutes les façons, interpénétration de deux psychismes.
Il semble difficile aussi de ne pas être psychothérapeute dans l'âme en pratiquant l'hypnose. C'est presque un pléonasme, au sens littéral du terme !
C'est comme aussi parler d'hypnose humaniste, une bonne intention redondante...
Puisque la psychothérapie veut dire thérapie de l'âme...
Justement :
« L'hypnose c'est de la psychologie » aimait rappeler, à ce propos, le docteur Jean Godin, père de la « nouvelle hypnose » en France et ami personnel du docteur Milton H. Erickson. Mais pas seulement...
Ainsi l'hypniatre est défini comme un somnambule qui, dans le sommeil magnétique, prescrit les remèdes à lui-même ou aux autres. En se référant à Jung, on peut définir l'hypniatre comme un « rêveur alchimique » ...
Si l'on reprend Plutarque, l'hypniatre serait une sorte de « roi de la nuit ténébreuse et du sommeil engourdissant ». Selon lui, les anciens ont donné à l'Homme le même nom qu'à la lumière parce que la consanguinité qui lie tous les

hommes leur donne un ardent désir de se connaître les uns les autres. Il y a même des philosophes qui croient que la lumière forme la substance de l'âme...
De plus, l'hypniatre n'a pas besoin de se frotter au cuir des autres pour briller... En effet, l'humilité est son apanage.
Pour Gaston Bachelard :
« Le psychologue de l'imagination qui définit la positivité de l'image par le dynamisme de la rêverie, doit justifier l'invention de l'image. »
La poétique de l'espace, P.U.F. (p.143)
Ainsi l'air hypnotique ne suffit pas... il faut aussi « la bonne chanson » et de plus bien l'interpréter... Car l'inconscient repère d'instinct celui qui chante faux. Toute la difficulté, la beauté en fait, est de vibrer à l'unisson... Nous sommes dans la définition du don, mais pas seulement. Le passeur hypnothique se sert d'une faculté humaine à la base naturelle. Il peut donc la développer, avec plus ou moins de talents innés.
Le vrai passeur hypnothique est sûr de transmettre le bon message ; c'est-à-dire celui qui est utile à l'autre. Ainsi, tel un rêveur, il ne voit, ni n'écoute, ni n'entend vraiment les choses : il les ressent... Ainsi, il observe... et soudain, son cerveau chemine sur une saynète d'oiseaux... et son esprit vagabondant... la poésie s'illustre...
Marimount observe un jour des oiseaux qui se chamaillent, traduction instantanée et spontanée sur un carnet, alors, de la pensée qui traverse son cerveau. En observant l'oiseau rouge qui veut régner en Maître, ses neurones zinzinulent...

Le cardinal.

Un cardinal vêtu de rouge régnait en maître,
Perché sur un bout de baguette de pain rassis.
Les moineaux, ces gueux, tentaient de voler une miette.
Mais le cardinal disputait chaque bout de miette.
Gardant tout religieusement par-devers lui.
Surgit alors une main cardinale divine.
Elle a le pouvoir de multiplier les miettes.
Comme un passeur d'en Haut pour une justice d'en Bas.
Mais avant tout, comme le disait Jésus : « Médecin, guéris-toi toi-même ! ». Il rappelait ainsi, que toute transe bien ordonnée commence par soi-même… une grande humilité donne une grande âme. Alors guérisseur, guéris ta douleur !
Jésus, lui-même déjà pris, dans l'étau de la Vie ; telle qu'elle est en fait.
Avec, la politique ce mal nécessaire.
Mais encore, panem et circenses.
Et enfin, la philanthropie sacrificielle ce bien nécessaire…
Parfois, tout me semble vain par rapport à la poussière d'étoiles… Finalement, on s'agite et on redevient cette poussière. Quelle peut être cette force vitale qui pousse à continuer ? On va où, et pourquoi en fait ??? C'est quand qu'on va où ?
Seul l'esprit peut nous en sortir, avec l'Agapè comme oxygène…
Le passeur hypnothique est une sorte d'antidote à « l'effet saint Matthieu », sur cette parole de Jésus : « Car on donnera à celui qui a, et il sera dans l'abondance, mais à celui qui n'a pas on ôtera même ce qu'il a. »
Il a pour mission de partager les ressources humaines du cerveau.

Il nous faut souligner, ici, que la crucifixion eut lieu sur le mont Golgotha. Et que ce mont était aussi nommé « Lieu du crâne. » !!!
Bien sûr tout cela se développe le long de cet ouvrage de transes… successives.
La Sagesse, nous fait citer ici le proverbe d'Amérique Latine : « Dieu s'arrange avec chacun et chacun s'arrange avec Dieu. »
Et puis, nous espérerons éviter autant que faire se peut :
« Selon que notre idée est plus ou moins obscure
L'expression la suit, ou moins nette, ou plus pure. »
Boileau, Art poétique, Chant 1, vers 150-151
Vous pourrez aussi ajuster, selon vos propres idées.
Et nous suivrons la sagesse chinoise :
« Il vaut mieux allumer une chandelle que de maudire l'obscurité… »
En attendant, nous devons changer une ampoule… afin de nous éclairer… nous savons que cette ampoule ne fonctionne pas, dès lors il faut un changement… nous sommes sûrs du chemin et de la conduite à tenir… pour qu'elle éclaire à nouveau… mais si nous ne savons pas mettre le courant… si le courant ne passe pas… ou nous oublions tout simplement d'allumer… pas de lumière…
Il se passe la même chose en thérapie. La technique pure ne suffit pas, au-delà de toute habileté, un courant (magnétisme !) doit passer. En effet le thérapeute doit exalter les ressources intérieures du sujet… dans une relation électro-magnétique passant par l'esprit… Une métaphore des forces de van der Waals, comme une interaction entre deux êtres jouant les dipôles…
Avec cette belle cerise sur le gâteau, coupé en fines transes hypnothiques, comme dirait le docteur Marimount :
L'ego se dissout dans la transe…
L'ego c'est vous ou c'est moi, et la transe nous permet de

lâcher-prise à tout ce que peut représenter le parasitisme du MOI... et aussi d'échapper à toutes les formes de résistance...

La transe n'est pas un double-je, ni un double jeu.

Nous pourrons ainsi, trouver une harmonie entre deux personnes. Une sorte de dialogue entre les armes au-delà de toute perversité...

Par nature l'imbécillité est bruyante, et l'intelligence silencieuse... nous répète souvent Maître Marimount.

Bruno : Il me revient alors à l'oreille cette célèbre comptine pour enfant, issue d'un rite chamanique.

Am, stram, gram,
Pic et pic et colégram
Bour et bour et ratatam,
Am, stram, gram... épigramme !

/ TRANSE – FUGE /

Où la délicatesse est remplacée par la bêtise...
Ainsi nous ajouterons déjà, comme une mise en garde, sur l'utilisation de l'hypnose et de son acolyte l'outil hypnotique...
Effectivement, à partir du moment où nous considérons que la relation hypnotique est quelque chose d'intime entre deux êtres, l'hypnose de théâtre a forcément un côté hors scène, pour ne pas dire obscène concernant certains...
Ainsi pour lustrer de façon vulgaire son ego, on n'hésite pas à abêtir l'Homme. Alors, ces techniques de suggestions deviennent des outils pour la sujétion... pas toujours idoine...
Quant à l'hypnose de rue, les gens y sont déjà naturellement en transe ! Quel « intérêt » peut bien avoir cette hypnose de trottoir, qui porte bien son nom... ?
L'hypnose de cirque n'est pas la tasse de thé du bon artisan de l'outil hypnotique.
Il paraît donc délicat de la confier à des olibrius...
Ici, nous citerons cette remarque pleine de sagesse de Raymond Devos :
« Quand on a la prétention d'entraîner les gens dans l'imaginaire, il faut pouvoir les ramener dans le réel... et sans dommage. »
Autrement précisé :
« Disons, si vous voulez, que le cerveau est l'organe de l'attention à la vie. C'est pourquoi il suffira d'une légère modification de la substance cérébrale pour que l'esprit tout entier paraisse atteint. »

Henri Bergson, L'âme et le corps (p.41), Payot classique
Ce qui revient à dire, encore une fois et pour ce qui nous concerne, qu'il n'y a pas de transe anodine… Le minimum d'éthique doit nous faire réaliser que nous ne sommes pas des directeurs de conscience ! Transe en danse au bal moral…
Comme le disait, ésopément, Aldous Huxley : « Meilleur est l'outil, plus il peut faire de mal s'il est manié maladroitement. » Il faut toujours jouer loyalement quand on a des cartes gagnantes, disait aussi Oscar Wilde… pas de triche possible ici !
Et puis, pour enfoncer le clou de la transe altruiste et positive :
« Le mal, c'est de ne pas, dans une action, envisager les conséquences pour l'autre. »
Hannah Arendt, Juger, Paris, Seuil 1991
Bien sûr, il y a aussi de la manipulation. Mais nous dirons que la pratique de la manipulation pour le bien d'autrui est jubilatoire ; mais dans le cas contraire elle vous mènera droit au purgatoire…
Primum non nocere. Sic transit gloria hypnosis…
Peter, Bruno
Au commencement était le Verbe, selon l'apôtre saint Jean, le Logos, la Parole éternelle…
« Au commencement était le Verbe ? Non ! Au commencement était l'Action. »
Faust
Eh bien non ! Au commencement était la Transe…
Bien sûr, mais l'on ne peut s'empêcher « de penser » qu'il faut un esprit pour véhiculer l'état de conscience… et être deux pour partager. Les pensées que nous avions ? à réactions…
Alors ? Pour le commun des mortels, qui de l'œuf ou de la poule… ? mystère et boule de gomme, et boule de cristal…

Mais, dit-on aussi, « La main, c'est l'homme ! » pour Anaxagore...
Pour rester à notre niveau, Henri Berr écrivait :
« La main, le langage : voilà l'humanité. »
Et l'hypnose ? Elle pourrait représenter, alors, une « universalisation » de la communication entre les êtres. L'hypnose est une sorte d'adéquation entre l'Universel et l'individuel. En effet, l'ego, le moi, et l'universel sont a priori antagonistes. Mais la transe hypnotique va permettre une osmose entre les deux. Nous aurons un langage émotionnel d'âme à âme...
Nous citerons ici le professeur Charles Werner de l'université de Genève. La philosophie grecque, PAYOT, PARIS. :
« Socrate, le premier, a compris fortement que les choses ne peuvent être expliquées par les éléments matériels dont elles sont composées, mais qu'elles dépendent avant tout d'un principe qui dirige la combinaison des éléments et les fait servir à des fins, amenant chaque être à la perfection qui lui est propre, et rattachant tous les êtres les uns aux autres par des liens d'harmonie. Socrate rappelle ici, au cœur de sa morale, la conception qu'il s'était faite de l'univers comme régie par une intelligence divine, qui a disposé les choses selon des lois d'harmonie. Le privilège de l'homme est de posséder une âme intelligente, apparentée à l'intelligence qui gouverne toutes choses.
L'âme ne se retire des choses extérieures, que pour trouver avec l'univers un accord plus profond. »
De plus, nous ajouterons :
« Le langage ne sert pas seulement à l'homme à exprimer quelque chose, mais aussi à s'exprimer lui-même ».
G. Von Gabelentz

/ TRANSE – PHILOSOPHIE /

Nous partons avec cet axiome de base : L'état hypnotique est un état naturel permettant un langage universel entre deux êtres. D'ailleurs une simple conversation peut en être involontairement le théâtre.

« Lèche ma gnose, et je lècherai la tienne. »

Sailebar, Philosophe

Sylvestre nous rappelle toujours à ce propos, qu'Épicure disait que la réflexion n'est pour rien dans l'imposition des noms ; que l'Homme a nommé les choses sous l'inspiration de la nature, autrement dit, qu'on a parlé finalement comme on a toussé, éternué, gémi, crié...

Leibniz croyait bien aussi à la possibilité d'une langue universelle. Une sorte de langue philosophique qui permettrait de découvrir automatiquement la vérité de toute proposition.

Maintenant l'éloquence verbale (ou non verbale) est celle qui est dans le vrai, qui est vraie. Pascal parle de communication d'intelligences où le naturel ouvre invinciblement les avenues de l'âme qui se sent sollicitée par une nature semblable à la sienne. En effet, les hommes obéissent à des ressorts imperceptibles et sont agis plus qu'ils n'agissent.

Pascal disait encore que « toucher l'homme », c'était toucher des « orgues », dont les notes s'entremêlent et réagissent l'une sur l'autre. Mettre en activité celle qu'il ne fallait pas ébranler, c'est émouvoir tout un ensemble, et l'erreur initiale produit une erreur d'une amplitude accrue. Toucher celle qui était opportune, c'est provoquer une

harmonie dont on bénéficiera...
Le philosophe Ernest Hello, lui, disait que « La parole et la lumière sont les deux ministres de l'art. » Pour l'art hypnothique, il faut rajouter le toucher kinesthésique et le « toucher magnétique » et surtout l'art de toucher sans y toucher...
En effet, certains ont pu dire que toute langue, et par extension toute écriture, peuvent relever d'une psychologie pétrifiée... Il nous faut développer, dans la relation hypnothique une conjugaison de plusieurs éléments de communication.

Mais l'hypnose est-elle pour autant une philosophie ?

Si l'on reprend ce que disait Cicéron : « Philosopher c'est apprendre à mourir ». On peut d'une certaine façon dire que pratiquer l'hypnose c'est apprendre à vivre... avec l'Autre, pour l'Autre... et même le faire mieux vivre...
Et puis nous savons tous, que l'Homme est le seul animal qui sait qu'il va mourir ou qu'il en a la perspective...
Maintenant en reproche léger, de mauvaise foi hypnotique peut-être, que l'on peut faire aux philosophes de tous poils... Ce qui n'enlève rien, au passage, à leurs messages pour l'humanité qui traversent le temps. Et puis comme disait Pascal, se moquer de la philosophie, c'est déjà philosopher...
Oui ? Lancelot je t'écoute :
– La philosophie ? Je l'ai croisée très tôt ; je devais avoir neuf ou dix ans... C'était dans une cour de patronage, au-dessus des lavabos blancs carrelés des toilettes en extérieur. Cette phrase, un peu sibylline pour moi à l'époque, mais quand même... toujours restée dans un coin du cerveau.
« Lycéen ! Quand tu pisses, tu tiens ton avenir entre tes mains ! ».

Philo de base, certes, mais... mais... mais...
Tiens ! Me résonne cette phrase de J.-J. Rousseau :
« De cette manière, on n'est point obligé de faire de l'homme un philosophe avant que d'en faire un homme. »
...
Car enfin, jamais un vrai philosophe n'ira traire les vaches ! Le vrai philosophe est une sorte de « coucou » de la Vie et à la vie, un saprophyte indispensable...
C'est une façon d'expliquer le bien-fondé de leurs doctrines respectives... En effet, il n'y a qu'à regarder leurs records de longévité, dans l'Antiquité, par rapport à l'espérance de vie de leurs contemporains. Ils vivaient en moyenne deux fois plus vieux ! Ainsi, ils donnent l'apparence d'un certain altruisme, mais dans les faits : philosophie bien ordonnée commence par soi-même... On peut se poser les bonnes questions, faire de belles phrases, c'est le principe de la philosophie, sans pour autant apporter toutes les réponses pour tous et à toutes les époques !
Nous rejoignons ici le professeur de philosophie et psychanalyste, Cynthia Fleury :
« La vérité philosophique ne guérit de rien. Au contraire, la vérité de l'imagination guérit dans la mesure où l'âme imaginatrice ressent la souffrance pour mieux la surmonter. Mais quand donc le châtiment cessera-t-il ? À quand cet instant magique qui transformerait l'expiation passionnelle en guérison cognitive ? »
Métaphysique de l'imagination, Folio essais (p.45)
L'Homme est aussi son époque, selon Sartre. Certes, mais la hauteur de vue et la perspective, ne sont pas interdites !
Une chose est sûre, le philosophe comprend l'urgence de la vie ! Et cela peut prendre un drôle de raccourci avec Montaigne, encore lui !
« C'est une chose extraordinaire que toute la philosophie tient dans ces trois mots : je m'en fous. »

À sa façon aussi, Pascal, nous le démontre :
« C'est en vain, ô hommes, que vous cherchez dans vous-mêmes le remède à vos misères. Toutes vos lumières ne peuvent arriver qu'à connaître que ce n'est point dans vous-mêmes, que vous trouverez ni la vérité, ni le bien. Les philosophes vous l'ont promis, et ils n'ont pu le faire. Ils ne savent ni quel est votre véritable bien, ni quel est votre véritable état. »
Mais nous préférons en l'occurrence Épicure :
« Ni jeune homme ni vieillard ne doivent rester étrangers à l'étude de la philosophie. On n'est jamais assez jeune pour que l'on puisse balancer à s'initier dans la pratique de cette science. Autrement, ce serait dire qu'il ne serait pas encore temps d'être heureux, ou que, pour être heureux il est trop tard. »
Lycéenne ! Lycéen ! Révise tes cours !
Et cette fois, l'anacoluthe pascalien le confirme pour l'Homme :
« Le plus grand philosophe… son imagination ».
L'hypnose, plus précisément son utilisation, est par essence même, altruiste.
Nous irons jusqu'à dire que l'expression « hypnose altruiste » relève même d'un pléonasme qui rencontre une lapalissade…
Nous nous permettons cette fois de contredire, un peu seulement, Kant sur ce propos quand il dit :
« Il n'y a peut-être pas eu une action désintéressée depuis la création. »
Finalement, nous n'avons qu'une certitude : c'est l'Autre…
En effet toute la beauté du geste et de l'esprit est justement de s'intéresser à l'autre.
Puisque de toute façon comme le disait Machiavel :
« Chacun voit ce que tu parais être, mais presque personne ne connaît ce que tu es… ».

Mais pour Sun Tzu, grand théoricien chinois :
« Qui connaît l'autre et se connaît en cent combats ne sera point défait ; qui ne connaît l'autre mais se connaît sera vainqueur une fois sur deux ; qui ne connaît pas plus l'autre qu'il ne se connaît sera toujours défait. »
En ce qui nous concerne, l'art de la guerre c'est de gagner pour l'autre. Voilà le paradoxe hypnothique dans toute sa grandeur...
Avec encore ce paradoxe, qu'il faut le miroir de l'autre pour se connaître.
Pour conclure malicieusement :
« L'enfer c'est les autres. » selon Sartre.
« Il est plus insupportable d'être toujours seul que de ne le pouvoir jamais être. »
Montaigne
Alors ?? Il faudrait savoir ! ...
Ici, il eût pu être utile de connaître la géloscopie des protagonistes.
Mais peut-être portaient-ils un masque !? ...
Lapalissade : tu es l'autre pour l'autre.
Derrière la palissade : « je » hait l'autre, car « je » est un autre...

/ TRANSE – EXQUIS MAUX /

« La patrie c'est l'enfance. »
Charles Baudelaire

Mais il ne faut pas trop se pencher sur son enfance, si l'on ne sait pas se relever ou s'en relever... Une aide devient alors fort précieuse.

Allons enfants de cette patrie, le jour de transe est arrivé...

Et le passeur hypnothique SAIT l'enfance... ! Le poète aussi :

La vie n'a pas d'âge.
La vraie jeunesse ne s'use pas
On a beau l'appeler souvenir,
On a beau dire qu'elle disparaît,
On a beau dire et vouloir dire que tout s'en va,
Tout ce qui est vrai reste là.

Jacques Prévert. La vie n'a pas d'âge

Ainsi quitte à plonger dans son enfance, alors un bon passeur hypnothique peut vous ramener sur la bonne rive de la vie... Voilà, tout est dit... sur la base enfantine en tout cas.

La pratique de la transe est ainsi une forme de conjugaison de l'enfance.

Pour la maturité :

« Si je n'avais pas créé mon propre monde, je serais probablement morte dans celui des autres. »
Anaïs Nin

Tout est formulé là aussi, sur l'individualité respectée et comme bulle de protection en ce qui concerne le rêveur.
Lacan disait de lui-même :
« Ce que les gens ne savent pas, c'est que j'ai cinq ans… »
Pour ce qui nous concerne, nous avons tous les trois chacun, sept ans d'âge, et plus de temps en temps. Ce qui est, en principe, l'âge de raison…
Et surtout, les neurones sont mieux agencés (âgencés !) …
Pour revenir à la phrase de Baudelaire, on peut dire qu'il a tout compris sur l'évolution de la psychologie humaine…
L'Enfance est le péché mignon et la source inépuisable et résurgente d'histoires de l'écrivain en général. Si ! Si ! Vous pouvez vous-même le vérifier.
Et c'est en même temps la preuve que l'on s'identifie tous dans la lecture de leurs livres : l'enfance un socle pour nous tous. À condition toujours, bien sûr, d'avoir cette chance de la vivre et de connaître ce passage de la vie. Et l'on peut se réfugier autant dans la lecture que dans l'écriture.
L'enfance, réservoir des sens…
« La plupart des gens ont oublié quelle sorte d'âme on possède à six ans, à huit ans, à douze ans… Treize ans est l'âge où finit l'enfance, où l'on devient adolescent, c'est-à-dire homme, et où l'on perd mystérieusement toute l'intelligence dont on jouissait jusque-là. J'ai eu très nettement, alors, un sentiment de régression intellectuelle et sentimentale. »
Jean Dutourd de l'Académie française, Jeannot, mémoires d'un enfant. Ed. Plon
Dans un autre registre :
« Le problème est que nous cherchons quelqu'un pour vieillir ensemble, alors que le secret est de trouver quelqu'un avec qui rester enfant. »
Charles Bukowski
Nous partageons, en partie, ce point de vue. En effet

ils nous arrivent fréquemment d'utiliser ce qu'on appelle justement la « régression en âge » avec l'outil hypnothique ; afin d'obtenir ce que nous appellerons une « cure de jouvence neuronale. » ...
Mais nous ne sommes pas dans la recherche systématique de traumas anciens. Nous préférons « gommer » les neurones concernés avec des métaphores.
« At lacrymis mea vita viret. »
– Ma vie reverdit de mes larmes.
Mais, à l'instar du roman de Roman Kacew, l'aube tient-elle toujours ses promesses ?
La nuit porte-t-elle toujours conseil ?
Et Romain Gary qui nous disait si justement :
« J'ai tout le temps mal chez les autres. »
En écho à Gustave Flaubert :
« Je suis doué d'une sensibilité absurde, ce qui érafle les autres me déchire. » ...
Il est évident que ce ressenti peut se retrouver chez le thérapeute au sens large du terme. Ce qu'il faut éviter, bien évidemment, pour le thérapeute qui utilise l'outil hypnothique. Un bon meneur de transe doit se comporter comme un catalyseur dans une sorte d'alchimie. C'est-à-dire qu'il participe au principe du changement, sans lui-même être altéré.
Pour être, à peine, taquin, certains écrivains ne peuvent s'exprimer d'ailleurs que sur leur période enfantine ; et c'est logique, c'est humain ! En effet, l'enfance est la mère nourricière des états d'âme. Nous n'y échappons pas ! Et la créativité est quelque chose d'impalpable, en étant aussi soudaine que capricieuse. Ainsi, reproche-t-on souvent à quelques auteurs d'écrire toujours le même livre... On écrit, en fait, que ce l'on connaît ! N'écris que ce que tu as vu, disait la Comtesse de Ségur. Certes, mais le transcrire ou le transe-crire est plus délicat. Mais surtout, cela n'est pas

dans la même dimension...
In fine, on court après sa jeunesse...
Le secret c'est l'enfance.
Alors, il n'est pas toujours aisé de déguiser sa pudeur. Il s'agit là, en fait, de la définition même du talent... s'effacer pour mieux imprégner... j'irai transer chez toi sans rester...
En fin de compte, le principal c'est que la lecture d'un ouvrage nous transe-porte et sur le bon chemin... tout bon livre a l'élégance d'être neurotonique !
Pour notre part, nous avons la chance de jouer avec deux cerveaux ; pour ne pas dire trois, avec notre maître, le professeur Marimount, et plus si affinités...
« La mémoire n'est que mensonges, et les récits ne conviennent qu'aux enfants. »
Paul Valéry
Effectivement il peut y avoir des arrangements, ce qui n'exclut pas la sincérité... Mais quant à lui, le cerveau se souvient des ancrages importants du passé... Mais que se cache-t-il derrière la demande première ? Est-ce vraiMENT ceci qu'il a voulu dire, ou VRAIment cela qu'il a voulu dire ?

/ TRANSE – PORTION /

Mais d'où vient ta gourmandise Lancelot ? ... Pourquoi cette addiction au sucre ?
Et d'un coup, petit Lancelot un parfum à la fraise autant proustien que graalien te revient en bouche... résurgence d'une transe enfantine... L'enfance et le goût pile...
Je me souviens précisément avec bonheur de la tartine confectionnée par mes tantes, Bonnes Sœurs. Elles l'appelaient d'ailleurs la « tartine du curé ». Mais le plus souvent, cette tartine était préparée, par leur propre vraie sœur, ma grand-mère angevine, avec ses douceurs...
Je revois cette demi-baguette fraîche, du côté de la croûte de préférence. Cela a son importance pour le côté craquant. Et puis cette longue langue de beurre salé, étalée tout le long de la tranche. Et puis les fraises écrasées toujours tout le long de cette tranche. Et puis comme une fine couche de neige, le sucre blanc vient saupoudrer le tout.
J'approche cette baguette magique, je salive déjà...
Pur moment de bonheur solitaire et paradisiaque...
Mais il m'arrivait parfois d'avoir une indigestion, les yeux plus grands que le ventre...
On en ferme les yeux...
Ce goût à la fois dur, tendre, salé, sucré... et le tout qui explose en bouche ! Salivation ! Exaltation ! »
Déjà rien que l'évocation et les sensations qui vont avec ce souvenir que nous avons tous chacun à sa propre façon, va permettre d'effacer en un instant tous les tracas quotidiens.
Le circuit neuronal de notre enfance a ce pouvoir. Le cerveau connait le chemin de ce moment hypnotique

enfantin.
Au fait, vous pouvez arrêter de saliver ! Voilà, avalez tranquillement votre salive...
« Les enfants sont des lecteurs avec lesquels il ne faut pas rigoler. »
René Goscinny
Par conséquent, nous ne rigolons pas... foi de Hypnotix !
Il court, il court, le furet... le furet du bois joli...
Et parfois, aussi, un aigle noir survole et vient noircir ce bois...
Bonjour petite lectrice Lancelotte, bonjour petit lecteur Lancelot... ZOOM arrière sur votre enfance...
Soyez bienvenus dans votre petite classe, pour lire un livre inclassable...
Bienvenue dans ton école primaire, tu peux FERMER les YEUX en les gardant ouverts pour mieux voir, quelques secondes... TRES BIEN... et tu vas retrouver facilement cette petite école... tu es assis sur ton banc ou ta chaise d'écolier... tu retrouves le léger brouhaha de la classe et la voix de la maîtresse ou du maître d'école... tu peux même RETROUVER les parfums et une partie du décor de la classe...
Maintenant confortablement installé, tu écoutes, l'institutrice ou l'instituteur, le professeur des écoles :
« *Vous allez tous conjuguer, le verbe hypnotiser au présent* ».
Mais avant, le cancre est là aussi...

Le cancre

Il dit non avec la tête
Mais il dit oui avec le cœur
Il dit oui à ce qu'il aime
Il dit non au professeur

Il est debout
On le questionne
Et tous les problèmes sont posés
Soudain le fou rire le prend
Et il efface tout
Les chiffres et les mots
Les dates et les noms
Les phrases et les pièges
Et malgré les menaces du maître
Sous les huées des enfants prodiges
Avec des craies de toutes les couleurs
Sur le tableau noir du malheur
Il dessine le visage du bonheur.

Jacques Prévert (1900-1977)

Nous allons voyager à travers les déclinaisons de ce verbe hypnotiser... Car l'hypnose est tout le temps, là, à tous les temps, et par tous les temps !
Mais au fait, Bruno, petit Lancelot, pourquoi tu tiens tant à parler de conjugaison ?
– Comme vous devez le supposer, j'étais un élève plutôt rêveur... un jour à la petite école il y eut le temps de l'apprentissage de la conjugaison. Ce jour-là, il fait beau... Je regarde un oiseau, et le suivant du regard, je m'envole avec lui... Mon cerveau enregistre des mots : les verbes qui s'accordent avec le temps... Je pense... c'est bientôt l'été, mais il faut que le printemps finisse. Et là, je me dis, mais comment accorder le verbe avec les saisons ?... Je ne comprends rien. Voilà, ce mal entendu, d'où le malentendu, est resté gravé dans ma mémoire depuis toujours. Mais bien sûr, les choses sont rentrées dans l'ordre. Et comme on peut le constater, cela n'a rien à voir avec une quelconque

capacité intellectuelle, ni d'un manque de concentration, paradoxalement. Le rêveur, qui peut être un poète en devenir, voit en première intention le monde à sa façon. Bien sûr, la réalité reprend ses droits et il ne vaut mieux pas trop de distorsion, trop longtemps...

« Une tête sans mémoire est une place sans garnison. »

Napoléon Bonaparte

Soudain le doute m'habite... quid de l'intelligence sans ego ?

« Travel, in the younger sort is a part of education, in the elder a part of experience. »

Francis Bacon, philosophe anglais

Afin de pouvoir par la suite conjuguer à tous les temps l'hypnose, comme une certaine poésie de l'enfance... c'est facile le verbe « hypnotiser » bien compris, se conjugue dans sa pratique comme le verbe aimer...

On retient le verbe « hypnotiser », car le verbe « transer » n'existe pas ; mais la transe utilise le verbe et l'action... De plus, on ne veut pas tomber dans l'anglicisme et se contenter de dire : « mesmériser » !

La poésie du verbe, cette fois :

– « Est-ce Venus, est-ce l'Amour qui a mis ici la main ? »

Sophocle

– « De vrai amour, autre amour réciproque : C'est le parfait de son plus grand désir ;
Mais si l'amour de l'autre amour se moque,
Pour un amour bien moins digne choisir,
C'est un ennui qui ne donne loisirs.
Temps ni repos pour trouver réconfort.
Le désespoir est pire que la mort,
Et jalousie c'est un vrai désespoir.
Ô foi rompue, ô trop apparent tort,
Pour vous me faut pis que mort recevoir. »

Manuscrit d'Isocrate, écrit proprio manu par Gabrielle d'Estrée

Ces vers mélancoliques qui avec la passion amoureuse font courir le monde. Bien sûr, l'espoir amoureux, comme le désespoir amoureux, existent. On peut vivre d'amour et d'eau fraîche certes, mais l'amour des « grands », tout respectable et nécessaire qu'il fût, doit faire place à l'Amour universel, Agapè, pour tous les âges... l'un n'empêchant pas l'autre ! Il ne s'agit pas de jouer une partie d'échecs entre deux êtres ou entre les êtres ; mais plutôt une partie d'âmes. Il est plus « raisonnable » de vivre d'agapè et de source neuronale, alimentés de source morale si possible...

Peter : on pourrait dire « Agapè, rassemble le genre humain et Aghappé... divise les personnes ».

« Un cerveau raisonne, et une âme résonne. »

François Cheng, Poète et romancier

À ce propos, Marimount nous a fait remarquer qu'une voix grave est la voie de l'âme. En effet, il est prouvé scientifiquement que ces voix-là rentrent en résonance avec les neurones... c'est comme si on leur parlait directement !!! Nous avons la chance, tous les trois, d'avoir ce don précieux qui potentialise l'outil hypnotique.

On peut déjà ici jouer sur les yeux qui sont des « miroirs de l'âme » et les neurones miroirs que l'on retrouvera plus avant. Hypnos ! Parle à mes neurones ma tête est ailleurs...

Mais voilà arrivé le temps de la récréation ! La récréation, ce moment de liberté que l'on respire pendant l'enfance. La cour d'école, la cour de récréation vont finalement permettre la cour de re-création... régression en âge que la transe favorise... La fameuse cour de récré, qui donne le « LA » à la danse des connexions de nos neurones pour la vie... Si certains prétendent ou pensent jouer dans la cour des Grands, nous leur laissons bien volontiers, préférant la cour des « petits ». Les petits ruisseaux donnent les

grandes rivières...
« Un état cérébral étant posé, un état psychologique déterminé s'ensuit. »
Henri Bergson
Au présent donc :
Le Maître : répétez après moi !
J'hypnotise (J'aime...)
Tu hypnotises
Elle hypnotise
Il hypnotise
Nous hypnotisons
Vous hypnotisez
Elles hypnotisent, ils hypnotisent.
Vous pouvez maintenant revenir tranquillement, à votre rythme ici... et MAINTENANT !
Voilà c'est simple, enfin presque...
MEDITATION HISTORIQUE, passé simple :
Le Maître : répétez après moi !
J'hypnotisai (J'aimai...)
Tu hypnotisas
Elle, il hypnotisa
Nous hypnotisâmes
Vous hypnotisâtes
Elles, Ils hypnotisèrent
« Imaginer, c'est hausser le réel d'un ton. »
Gaston Bachelard
À l'instant même où la vie commence, nous sommes sous influence...
De transe... en transe-position... en transposition... et transe à nouveau...
Au commencement était l'hypnose...
« Nil novi sub sole. »
Observation prophétique et répétée...
Bis repetita :

« Les temps sont obscurs. Les enfants n'obéissent plus et tout le monde se croit écrivain... »

CICERON, 43 av. JC !!!

Le « SOLEIL BRILLE BRILLE BRILLE », à la lecture de ces quatre mots, les pupilles de vos yeux se contractent. En effet, cela déclenche automatiquement un myosis naturel. Maintenant sur vos pupilles se reflète une belle POMME... VOS yeux disent « CROQUE cette pomme » ! Mais une autre VOIX dit « ne CROQUE pas cette pomme ! » Mais l'inconscient n'entend pas la négation... Vous avez déjà croqué cette pomme. Et vous pouvez SENTIR déjà sur la langue ce goût DÉLICIEUSEMENT acide de ce fruit défendu... ET depuis, l'HOMME croque la VIE avec plus ou moins de bonheur...
Dans l'OBSCURITÉ, le NOIR, les pupilles des yeux, de vos yeux, cette fois, se dilatent. Comme une musique universelle, jouée par une « flûte enchantée », l'hypnose est née. ET la VIE, devient alors, une transe au long cours...
Puis, grâce à la métaphore selon Quintilien, chaque chose semble avoir son nom dans la langue... rappel « métaphore » composée de : méta, littéralement pour au-delà et phore, pour le transport...
Par exemple pour Sylvestre :
« On amène le sujet de la mer agitée du conscient aux eaux calmes, en surface, de l'inconscient... »
En effet, dès que l'homme existe ; l'hypnose existe, la transe existe. Nous pouvons dire, plutôt, que le rêve existe, et que différents niveaux de conscience existent.
Le langage métaphorique est le langage par excellence de l'hypnose. On retrouve ici Adam et Eve (l'HOMME) et le serpent (la transe) ; avec cette pomme (la VIE) croquée.
On l'a vu, définir l'hypnose n'est pas chose aisée. Il faut à nouveau différencier l'état hypnotique de l'outil

hypnotique. L'état hypnotique s'apparente à la rêverie. Avec l'outil on utilise cette faculté et l'on puise dans les ressources du cerveau.

Il faut noter que ces états correspondent à des niveaux de conscience différents. Cela dit en passant, comme la méditation...

En fait, nous collons des mots sur des états de conscience différents. On pourrait même dire que c'est une vue de l'esprit !

L'état hypnotique va représenter cette transe naturelle que nous vivons tous les jours, en effectuant des tâches diverses, ou bien comme étant « dans la lune » par exemple.

L'outil hypnotique, lui, va permettre d'exploiter les ressources naturelles du cerveau.

Il est évident que le terme d'hypnose fait parfois un mélange des genres... le cerveau rectifiera de lui-même, entre l'état et l'action.

Pour en revenir, à nouveau, aux origines dès que nous avons Homo Erectus, nous avons Homo Hypnoticus... D'ailleurs pour Descartes, il y a une pensée avant le langage ; il faut une pensée pour un langage intelligible. En effet, dès que le cerveau fonctionne, il rêvasse. Il a la faculté de partir ailleurs...

Ainsi, pendant que vous lisez ces lignes, vous êtes en transe légère, votre cerveau travaille... Il s'agit de VOTRE transe. Les circuits neuronaux sont les vôtres ; mais ils peuvent s'AUTORISER le changement nécessaire à la suite de cette lecture... VOTRE cerveau saura choisir ce qui est bon pour lui...

Dans la vie rien n'est tracé, et nous avons tous le droit de changer ou de modifier ce qui a déjà été tracé ou semble tracé...

« Le pessimiste se plaint du vent,

L'optimiste espère qu'il va changer,
Le réaliste ajuste ses voiles. »
William Arthur Ward
Le surréalisme est le vent dans les voiles...
Nous poursuivons la déclinaison de l'hypnose...
« Peut-être le monde qui nous apparaît n'est-il pas réel, peut-être sommes-nous en train de rêver ».
Marsile Ficin, Théologia platonica
L'assimilation de la vie humaine à un songe est aussi une pensée commune des deux philosophes, Pascal et son mentor Montaigne.
« Nous veillons dormant, et veillant dormons. Encore le sommeil, en sa profondeur, endort parfois les songes ; mais notre veiller n'est jamais si éveillé qu'il purge et dissipe les rêveries. », nous dit Montaigne.
« Personne n'a d'assurance... s'il veille ou s'il dort. Qui sait si cette autre moitié de la vie où nous pensons veiller n'est pas un autre sommeil, un peu différent du premier ? ... La vie est un songe, un peu moins inconstant. », nous dit Pascal.
HYPNOSE ES-TU là ?
Hypnotiser au passé antérieur
Le Maître : répétez après moi !
J'eus hypnotisé (J'eus aimé...)
Tu eus hypnotisé
Il eut hypnotisé
Nous eûmes hypnotisé
Vous eûtes hypnotisé
Ils, elles eurent hypnotisé
« Quand je vous parle de moi, je vous parle de vous. Comment ne le sentez-vous pas ? Ah ! Insensé, qui croit que je ne suis pas toi ! » ...
Victor Hugo. Préface des Contemplations
En fait, le verbe hypnotiser comme on l'a déjà dit se

conjugue de la même façon que le verbe aimer... nous retiendrons le fait d'aimer la personne proche, pendant la transe, au sens de l'agapè. C'est-à-dire l'amour universel... C'est une condition sine qua non, pour une bonne séance de transe. Une sorte de transe musicale partagée, comme un « Rêve d'agapè » au son d'un « Rêve d'amour » du génie d'un Frantz Listz. En écoutant ce sublime morceau de musique, il nous vient l'idée de créer le verbe, plus précis, r « agaper » ... J'agape... Tu agapes...
Nous pouvons développer ici la notion d' « altruisme ».
Ce terme a été introduit au milieu du XIXème siècle par Auguste Comte pour désigner un type particulier d'attitude morale : celle d'une personne qui cherche à faire le bien d'autrui sans escompter de son attitude le moindre avantage personnel...
Selon John C. Eccles encore, dans son « Évolution du cerveau et création de la conscience » chez Fayard :
« Le véritable altruisme se caractérise par deux traits essentiels. En premier lieu, il est indispensable qu'il y ait INTENTION, c'est-à-dire que l'acte soit prévu, bien qu'il puisse devenir en grande partie automatique. Ensuite, l'acte prévu doit être réalisé DANS LE BUT de satisfaire les intérêts de l'autre personne. L'intention ne concerne que les relations interpersonnelles. Il est ainsi manifeste qu'une existence humaine « normale » est un tissu d'actes altruistes...
Il note aussi que l'avènement des grandes religions monothéistes a correspondu à l'enseignement d'un comportement altruiste et, en dépit des nombreuses atteintes et agressions donc il pâtit, c'est encore sur ce comportement qu'est fondée notre société moderne. Pour conclure, l'altruisme est l'un de ces éléments fondamentaux qui donnent ses bases morales à une société toute entière vouée au bien-être de ses membres. »

ANTEE

« Premier-né de la terre, hôte des bois antiques,
Où l'aigle parle avec les chênes prophétiques ;
Toi qu'entre ses lions et ses sphinx aux grands yeux
Cybèle a de son lait nourri sur les hauts lieux,
Ô poète ! ô géant à l'étroit dans les villes,
Coursier impatient des entraves civiles,
Contre l'homme et ses dieux ta vie est un combat,
Et l'Hercule vulgaire est fier quand il t'abat ;
Car de son corps stupide, animé par la rage,
Souvent la pesanteur prévaut sur ton courage. »
Victor de Laprade. Psyché. Odes et poèmes. Livre premier

Belle parabole nous rappelant que la vie est aussi un combat. Ce combat est-il personnel ou solitaire ? La réponse est en nous... et dans une rencontre peut-être et/ou avec un passeur hypnothique... L'obstacle fait partie la vie. Nous avons pu lire sur une affiche, dans un petit aéroport de l'île de la Réunion, cet avertissement pour petits avions de tourisme :

« La montagne n'est ni cruelle, ni injuste ; elle est là ! »

Nous pouvons passer seul l'obstacle, mais aussi avoir une prière pour croiser un passeur hypnothique, quel qu'il soit... écoutons le poète :

« Tout être à son reflet ou son écho. Le soir,
La source offre à l'étoile un fidèle miroir ;
Le pauvre trouve un cœur qui l'accueille, la flûte
Un mur où son air triste et pur se répercute ;
L'oiseau qui chante appelle et fait chanter l'oiseau,
Et le roseau gémit froissé par le roseau :
Rencontrerai-je un jour une âme qui réponde
Aux cris multipliés de ma douleur profonde ? »

Charles Guérin. Le semeur de cendres. Les éditions du Mercure de France

Heureusement le passeur hypnothique existe, il faut avoir le bonheur, la chance, le destin de le rencontrer, de le saisir au vol… peu importe encore la matérialisation de celui-ci. Et puis peut-on réellement se passer du passeur hypnothique qui passe ? En fait, le cerveau a toujours besoin de stimulations, d'impulsions… sources vitales pour lui.

/ TRANSE – ANTIQUE /

À l'éole de la vie... de bise en vents favorables !
Méditation mythologique.
« Faites-vous de ce monde un songe sans réveil »
Alfred de Musset
Antiquité : « Ô temps, emporte l'hypnose ! » et « Au temps pour moi » aurait pu dire Cléobuline.
Il était une fois... HYPNOS...
« Agape, Hypnos, Thanatos sont les moteurs de l'horloge du monde ! »
Marimount. Déclaration faite au centre du monde, selon Salvador Dali : la gare de Perpignan en l'an 1967
Hypnos, le dieu du sommeil, (son frère jumeau : Thanatos) a donné le nom d'hypnose d'où vient le verbe hypnotiser : littéralement une plongée dans un sommeil. On le verra, l'hypnose est TOUT, sauf un sommeil...
L'hypnose, telle une psyché, permet de se voir en totalité. Notre inconscient est soumis en permanence à des influences, à la fois non verbales et verbales... La posture, l'écho des mots, tels un zéphyr bénéfique, permettront un changement positif. Nous pouvons devenir alors une sorte de phénix qui renaît de ses cendres...
Nous pouvons désormais, rentrer dans une odyssée hypnotique.
À condition de libérer Prométhée enchaîné sur son rocher, afin de sauver le sauveur de l'humanité... et de comprendre qui se cache derrière « le rire innombrable des vagues marines » d'Eschyle !
La Pythie de Delphes avec sa devise sibylline :

« Connais-toi toi-même », ne donne pas toutes les clés de la psychologie, tant s'en faut ! Il ne s'agit pas avec l'hypnose, d'ouvrir une boîte de Pandore… et poursuivre une chimère. L'hypnose n'est pas non plus une panacée !

De plus, il faudra surmonter notre ego, afin de descendre de l'Olympe…

Alors en traversant ces Champs Élysées de l'hypnose, comme nous savons qu'aucune transe est anodine, un travail inconscient peut commencer…

Comme on l'a vu, l'hypnose n'est pas un sommeil.

Maintenant, tombons dans les bras de Morphée, fils d'Hypnos et de Nyx, déesse de la nuit. Morphée était dans la mythologie grecque une divinité des rêves prophétiques. Mais Morphée, l'un des mille enfants du soleil, peut inspirer le thérapeute. En effet Morphée peut être une métaphore d'un messager guérisseur.

Souvent il est représenté en tenant un miroir (psyché !) et des pavots soporifiques. On peut voir ici les prémices d'une induction hypnotique. À ce moment-là, Morphée n'avait plus qu'à suggérer ses prémonitions ; exactement comme le ferait un thérapeute dans la transe ! Il faut noter aussi que le nom de Morphée, a donné le nom de morphine en médecine. Nous retiendrons ici, que l'hypnose peut aussi faire sécréter des endorphines…

En fait Morphée n'était pas le dieu du sommeil, mais un messager prophétique…

Il vous faudra éviter l'orgueil et le mauvais vent sempiternel d'un Sisyphe.

Maintenant comme Euterpe, littéralement « qui sait plaire », et avec la musique de nos voix ; nous allons accompagner en harmonie votre transe…

Telle une Mnémosyne possédant le talent du raisonnement avec la science du mot juste ; qui va trouver résonance dans le bon endroit du cerveau : nous retrouvons la mémoire des choses avec la possibilité selon Platon d'une malléabilité du bloc de cire selon sa métaphore (Diodore de Sicle, Bibliothèque historique, V, LXVII.).

— Socrate : Est-il possible, quand on ne sait pas d'abord une chose, de l'apprendre dans la suite ?

— Théétète : Oui, certainement.

— S : Puis une autre, et une autre encore ?

— T : Sans contredit.

— S : Suppose donc avec moi, pour le besoin de l'argument, qu'il y a dans nos âmes un bloc de cire, plus grand chez celui-ci, plus petit chez celui-là, d'une cire plus pure chez l'un, plus impure et plus dure chez l'autre, plus molle chez quelques-uns, et chez d'autres exactement conditionnée.

— T : Je le suppose.

— S : Disons maintenant que c'est un présent de la mère des Muses, Mnémosyne, et que, toutes les fois que nous voulons nous souvenir de quelque chose que nous avons vu, ou entendu, ou conçu nous-mêmes, nous tenons ce bloc sous nos sensations et nos conceptions et les y imprimons, comme nous gravons le sceau d'un anneau, et que ce qui a été imprimé ainsi, nous nous le rappelons et le savons, tant que l'image reste sur la cire, tandis que ce qui s'est effacé ou qu'il a été impossible de graver, nous l'oublions et ne le savons pas .

Théétète, 191

Mais l'âme sait, elle ! Et psyché, l'âme, le souffle, en grec qui veut dire aussi papillon ; à ce pouvoir de se souvenir et de permettre une transe-formation… de la chenille en papillon en somme. Le papillon symbole du monde de l'âme, qui peut même représenter l'immortalité dans la symbolique chinoise.

Alors, Horus prend son envol et ce dieu guérisseur et sauveur, va permettre à l'enfant qui est en vous de surmonter les difficultés de l'existence…

Étymologie du mot psychothérapie :
– thérapie : signifie le culte voué aux dieux…
– psyché : désigne l'âme.
Par extension, le psychothérapeute est censé soigner l'âme à la base ; à condition de savoir s'élever au-dessus de son ego et de l'alter ego…
De fil d'Ariane en aiguille, nous passerons au musée : temple protégé par les Muses.
Sortie de transe dans le musée…
DÉDICACE D'ORPHÉE
« Me voici revenu de la rive incertaine
où lamente la lyre abandonnée d'Orphée :
le vent d'en bas m'emplit de vertige les veines
et mon double brumeux ne s'est point dissipé. »
Pierre-Emmanuel. Sodome. 1953, Éditions du seuil
Ainsi de l'Antiquité à la visite d'un musée il n'y a qu'un pas…
« Ô monde épars, monde éphémère et éternel qui, pour se survivre au lieu de se répéter, a tellement besoin des hommes ! »
André Malraux. Psychologie de l'art. Ed. Albert Skira
Selon Freud, l'art est là pour sublimer nos instincts primaires en des sentiments supérieurs et élevés. On peut considérer que l'hypnose sublime à sa façon un état de conscience donné à un état de conscience différent ; par le truchement d'un niveau de conscience plus élevé.
Nous allons, en effet, évoquer le côté hypnotique de la visite d'un musée. Il est intéressant de noter au passage que la visite de ce lieu est fortement recommandée pour les gens avec un syndrome dépressif…

Si l'hypnose m'était comptée... dans la galerie des transes... partage avec l'Artiste...
« Chaque fois que l'artiste livre son œuvre, il sollicite la reconnaissance de l'autre. Lui qui se croit un génie, le voilà à genoux, tête courbée, humble. Il attend, il accepte d'attendre autre chose que lui-même, ou plutôt, il attend que son interlocuteur le prenne pour l'être qu'il est, au lieu de cet ego ruineux qu'il n'est pas. Ils ne se déresponsabilise pas en confiant son destin à d'autres que lui ; au contraire, il prend délibérément la décision de croire en la valeur humaine, la sienne et celle des autres, la sienne dépendant de celle des autres. »

Cynthia Fleury. Métaphysique de l'action (Folio essais).

La transe cet art éphémère éternel...
Alors, tel un péripatéticien vous pouvez marcher dedans en philosophant... dextrorsum ou sinistrorsum... En effet, l'esprit qui vagabonde dans les couloirs, salles et dédales d'un musée ; illustre bien ce qu'est une hypnose naturelle. Le musée, est par définition, une métaphore de la vie qui passe. Sa visite vous transe-porte au-delà de la vie quotidienne, en état extatique...
Les œuvres d'art ont ce pouvoir, à l'instar de certaines musiques.
Une relaxation s'installe, le cœur bat plus lentement. Quant à lui, le cerveau enclenche le circuit de la récompense avec son cortège d'hormones bienfaitrices : Dopamine (joie de vivre), Ocytocine (amour), Sérotonine (relaxation), Endorphines (bien-être)... aux D.O.S.E.s adéquates !
Grâce au musée aussi, vous réalisez aussi que vous n'êtes que de passage sur cette terre... Les œuvres exposées sont là, pour vous le rappeler en permanence : memento mori !
Mais c'est aussi l'Espérance à travers le Beau donc le Vrai... le Futur éternel... la Vie éternelle...

Vous « touchez du doigt » en regardant, observant, scrutant l'exposition, ce que l'on peut appeler l'Inconscient collectif.

Avec ce paradoxe, que le passé, l'histoire du passé, les œuvres et objets du passé, vous font oublier le présent. Vous êtes en état hypnotique. Ainsi vous êtes absent du présent et sans être dans le passé... tout en vous projetant par une sorte de rêverie dans le paysage devenu réel d'un tableau. Chemin faisant, le cerveau enregistre un maximum d'informations. En même temps, votre œil, votre cerveau oublient les visages, les silhouettes des autres visiteurs. On a presque l'impression de marcher au milieu de fantômes... Le fait d'être absorbé par une œuvre, vous devenez réellement un « extra » terrestre.

Dans cet instant de carpe diem intense, une TRANSE-figuration peut s'ouvrir et s'offrir à vous. FERMEZ les yeux un instant... afin de terminer cette visite dans votre inconscient...

Vous êtes Maître, à ce moment, de votre avenir et pourquoi pas de votre destin qui va se construire à la SORTIE de transe, à la sortie de l'état hypnotique dans lequel vous étiez plongé, à la sortie en dehors du musée... à l'air plus pur...

À l'instar d'une rêverie très courte, l'hypnose, l'état hypnotique sont toujours là. Et il suffira d'une vision, d'un flash pour qu'un autre niveau de conscience s'enclenche dans une rêverie au long cours de votre musée personnel... du musée de votre enfance...

Vous pouvez revenir ici et maintenant !!!

La Rochefoucauld nous recadre ainsi :

« Il semble que la nature ait caché dans le fond de notre esprit des talents et une habileté que nous ne connaissons pas ; les passions seules ont le droit de les mettre au jour et de nous donner quelquefois des vues plus certaines et plus

achevées que l'art ne saurait faire. »
Réflexions morales. Les Maximes de la Rochefoucauld
« La meilleure façon de réaliser ses rêves est de se réveiller ».
Paul Valéry. Essayiste, Philosophe et poète

/ TRANSE HYPNOTHIQUE /

« Le monde est grand, mais en nous il est profond comme la mer. »
Rilke

« Les événements ne sont que l'écume des choses, ce qui m'intéresse c'est la mer. »
Paul Valery. Regard sur le monde actuel, 1931

– De l'hypnose considérée comme une fonction physiologique naturelle. –

« Nul plaisir n'a goût pour moi sans communication. »
Montaigne. Essais

Nous pouvons continuer de conjuguer, sur les niveaux de conscience de... NOTRE cerveau...

Si l'on considère que la lecture d'un livre est une transe au long cours, alors les « ... » points de suspension-induction, que vous avez bien remarqués, sont en fait une pause hypnotique, comme une respiration du cerveau. Quand il le souhaitera, votre cerveau fera un travail, pour une TRANSE-position de la lecture. Votre cerveau droit est en route ! La longueur de cette transe, sorte de rêverie créatrice, est à discrétion... et à volonté ! ...

Chère Lancelotte, cher Lancelot, vous qui nous lisez en ce moment, vous êtes sûrement sympathiques, voire aussi empathiques. Nous vous demanderons donc, autant que faire se peut, d'être hypnot**H**iques... Ce néologisme pour vous dire qu'entre deux êtres, la communication passe aussi par l'observation, la compréhension, la compassion.

Et surtout que l'hypnose a son rôle dans le « pathos » : passion, souffrance, maladie.

L'humanité passe par l'observation de l'Autre...
« Tout ce qui se manifeste est vision de l'invisible. »
Anaxagore- 4éme siècle av. J.C.
Avec cette mise en garde prophétique et fondamentale du poète :
« Songe qu'un simple mot, un nom, suffit à ébranler les cloisons de ta force. »
Pierre Reverdy. Risques et périls (p.23)
Maintenant en connaissance de cause, la prudence est de mise. Car nous sommes tous encore une fois des hypniatres sans le savoir et le plus souvent sans LE SAVOIR faire. J'en veux pour preuve ces phrases malheureuses (rarement heureuses hélas !) entendues en présence de l'enfant intéressé, par exemple entre mille et une :
« TON fils (TA fille) est un bon à rien comme ton frère, que va-t-on faire de lui, je ne suis pas sûr qu'il réussisse etc, etc. ».
Heureusement ce n'est pas toujours forcément méchant. Mais notre cerveau a une fâcheuse tendance à retenir le négatif... héritage de notre cerveau reptilien.
« Le mot fait vibrer tout au fond de nos esprits.
De l'océan de pensée il est le noir polype. »
Victor Hugo. Suite ; Les Contemplations, Nelson, 1911
Même Mozart enfant n'y échappa pas. En effet sans le faire évidemment exprès, son père instillait régulièrement un manque de confiance chez le jeune Mozart. Et ce dernier déclarait « Sitôt qu'on ne se fie pas à moi, je perds toute confiance en moi-même. » ...
Variantes de phrases qu'hélas, nous avons tous plus ou moins entendues dans l'enfance. Mais quotidiennement, nous entendons nous aussi des phrases soit à connotation négative ou soi-disant pour notre bien. Les médias et la publicité ne sont pas en reste... Nous devons lutter consciemment ou inconsciemment contre ces influences. Mais, heureusement l'avenir n'est pas tracé !!!

Cela dit, comme le dirait Milton H. ERICKSON, nous voulons que VOUS TOUS ne SOYEZ pas forcément EN ACCORD avec nous. C'est la formulation que perçoit votre cerveau qui est la plus importante. Votre inconscient à son propre langage... mais aussi et surtout un Langage Universel peut le remodeler.

Nous jouerons sur la plasticité neuronale de tout un chacun, avec une sorte de « sensorium Déi », selon l'expression de Newton...

La démarche hypnotique pourrait se traduire ainsi, par un r « pansophisme » qui permet de passer du conscient à l'inconscient... Personne ne connaissant vraiment l'avenir, l'outil hypnotique pourra exercer une influence positive sur celui-ci.

L'hypnose est là pour servir et non asservir... et encore moins se servir !

« Science sans conscience n'est que ruine de l'âme. » Comme nous le rappelle encore Rabelais. Pour l'hypnose il en va de même ; la pratique hypnotique sans conscience, sans éthique, n'est que ruine des âmes... Les mots conjugués à l'ego peuvent donner un mélange explosif, sans parler de l'addiction au pouvoir...

« Les mots, c'est évident, sont la plus puissante drogue utilisée par l'humanité. »

Rudyard Kipling

Mais, il ne nous appartient pas d'expliquer, ce qu'il se passe exactement lors d'une séance d'hypnose ou une transe ou une autre chose... nous laisserons, cette tâche immense aux savants qui étudient le cerveau !

Entre autres préambules... toujours littéralement une promenade dans vos inconscients !

Nous aurons un code pour être sur la même longueur d'onde pendant la lecture-transe de ce livre. En effet, pour se comprendre, il faut parler le même langage.

Avec l'hypnose, nous ne pouvons totalement souscrire à ce que disait Michel de Montaigne : la parole est moitié à celui qui parle, moitié à celui qui écoute. Il est évident que la communication devient différente et plus complexe avec une transe hypnotique... Les mots n'auront évidemment pas la même portée, ni le même but, et ce pour tout un chacun.

« Bien écouter, c'est déjà presque répondre. » Marivaux.

Mais, comme on l'a dit, le paradoxe veut que la communication représente environ 93% de NON verbal... Il y a donc un langage émotionnel.

« C'est comme s'il y avait alors enveloppement et compénétration de l'un par l'autre, accompagnement d'harmoniques à plus ou moins haute fréquence. C'est une véritable coloration sentimentale des mots et des phrases.

On dirait qu'un courant mystérieux s'établit continuellement entre la parole et le complexe affectif du sujet parlant et que le récit oral en encourt une vibration indéfinissable, une vibration qui se manifeste sous une espèce d'atmosphère flottante, d'ondes mystérieuses, de rythme infiniment variable.

On a comparé ce phénomène à celui de la musique des sphères dans la physique pythagoricienne. »

Louis Lachance. Philosophie du langage (p.51). Les Éditions du Lévrier. Ottawa, Montréal

On ne saurait mieux dire... On peut juste préciser, de notre point de vue, que les neurones parlent aux neurones : nous parlons de « neurolation ».

/ TRANSE – HABIT SALE /

« Transposez ou c'est la mort ! » Louis-Ferdinand Céline... De plus, et faut-il le rappeler !?

« On ne se méfie jamais assez des mots. » disait le docteur Louis-Ferdinand Destouches. Un personnage qui est bien placé pour le savoir... tout en manquant, par ailleurs, un Goncourt de circonstances... puis arrivent des voyages au bout du stress post-traumatique ?

Lancelot ! Je crois que tu as lu Céline ?

— Comme une induction post-adolescente : oui ! et ce fut un choc ! à vingt ans, j'avais lu des classiques, des moins classiques, mais aussi tout « San-Antonio » ! Céline, une puissance d'écriture qui dérange... des ouvrages qu'il écrit pendant des heures et des heures de transes, dixit ses lancelottes Elisabeth et Lucette... Il partait ainsi d'un pas décidé, une main relevée (catalepsie spontanée) et avec l'index dressé (signaling spontané) !

— Comme une transe sans danse : il faut se remettre de cette écriture musicale et rude en même temps... clarté du style et noirceur du monde... Céline vous jette au visage le côté obscur de l'humanité... écriture obsédante... Transe littéraire, tantôt ironique et faussement prosaïque... tantôt sombrement négative...

— Recadrage :

– Ah bon !? tu as lu Céline... me dit ma mère, juive, spirituelle... celle qui m'aime comme son propre fils... pas facile...

– Tu sais Lancelot, il a quand même un peu exagéré avec les Juifs ! ...

Je traduis cette litote : le « un peu » est en quelque sorte pour m'épargner ; mais paradoxalement, cela renforce aussi le côté ignoble de la chose...
Alors l'enfant lira en cachette le docteur Destouches, et non pas Céline...
Ah ! L'enfance ! Ce hochet qui colle au doigt...
Le livre comme un billard à plusieurs bandes... sans trou... sans boule... sans canne...
Il sait désormais que dans son royaume de la transe, l'éfrit peut être bon ou mauvais...

Sujet clos, définitivement, entre nous deux.

À la réflexion, sommes-nous tous coupables ? En fait combien de gens écoutent la « Face A », et n'entendent pas la « Face B » !?...
Quant à lui, le passeur hypnothique propose une sorte de voyage accompagné, au goût du jour et au bout de la nuit, dans l'infini cosmique.
Et comme chacun sait, avec Ésope :
« La langue est la meilleure et la pire des choses. »
« En l'occurrence, si l'on considère l'hubris démesuré du conscient ; on peut considérer alors, que l'inconscient n'est pas plus intelligent que le conscient. Il s'adapte... comme il peut. »
Maxime Lipoug. Fables. Édition Sésâme (1955)
Pour être en phase, nous parlerons du conscient (C) et de l'inconscient (Ic).
Pour l'inconscient nous adopterons encore la définition de Milton H. ERICKSON :
« L'inconscient est tout ce qui n'est pas conscient » ...

Maintenant, imaginez un curseur qui se déplace entre les 2 cerveaux avec le schéma suivant :

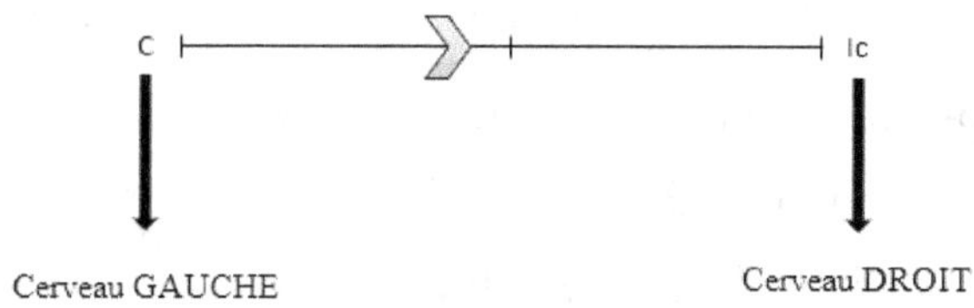

N'étant pas à une métaphore près, nous pratiquons l'analogie entre conscient et cerveau gauche ou hémisphère gauche, pour les puristes... et l'analogie entre inconscient et cerveau droit ou hémisphère droit. Sachant encore une fois, que les deux hémisphères du cerveau sont reliés par le corps calleux. De ce fait, le but de la transe est de déplacer d'une certaine façon le curseur vers l'inconscient, et stabiliser celui-ci pendant la séance. C'est-à-dire qu'il faut connaître l'habillage du cerveau gauche, pour mieux le déshabiller...

– Cerveau droit : deux droites parallèles s'aimaient...
– Cerveau gauche : amour gauche... car des parallèles ne se touchent pas...
– Cerveau droit : Si ! Elles s'aiment à l'infini...

De plus la carte neuronale n'est pas le territoire neuronal ! On peut, déjà ici, parler de « conversion » du mode conscient en mode inconscient, au sens alchimique du terme.
« Une conviction est solide quand elle résiste à la conscience. »
Paul Valéry. Mélange. Gallimard (1941)

Pour illustrer dans en premier temps cela, nous faisons appel une fois de plus à notre potache inconnu, avec cette charade et son esprit plutôt cerveau droit, créatif... et littéral !

– Mon premier, le temps le fait...

– Mon second, le rock le fait...

– Mon troisième, le diable le fait...

– Et mon tout est la capitale de la France...

Paris ! Bien... mais pourquoi ?

Alors,

1. Mon premier est Pa : t'en fais Pas
2. Mon second est R : RockfelleR
3. Mon troisième est S : MéphistophélèS

Et il y aura toujours une bonne âme... critique, en mode cerveau gauche, pour s'exclamer : et le « i » !!!!!!!!! ... il manque le « i » !

Le confetti...

On doit cette « perle » à Luc Etienne, professeur de mathématiques donc plutôt cerveau gauche ! ... dans : L'Art de la charade à tiroirs. Pauvert, 1965.

Le fait d'être « cerveau gauche » ou « cerveau droit », n'est en aucun cas un jugement de valeur.

Cerveau GAUCHE :	**Cerveau DROIT** :
Verbal	Non verbal
Rationnel	Intuitif
Personnel	Universel
Concret	Abstrait
Passé-présent-avenir	Intemporel
CRITIQUE	OUVERT
TENSION	RELAXÉ
RÉSISTANCE	RELÂCHEMENT

En séance d'hypnose, il nous faudra éviter, contourner et ruser avec le cerveau gauche.
Il s'agit en fait de faire littéralement une « abduction » du conscient. Comme si on écartait ce dernier de la discussion que nous allons avoir avec les neurones concernés et visés. Nous jouons sur le fait qu'il ne peut y avoir de pensées, d'émotions, de désirs ou de sensations (qu'ils soient conscients ou inconscients) sans une activité cérébrale correspondante. Cela est confirmé par l'imagerie en résonance magnétique fonctionnelle (IRMf).
Mais écoutons à ce sujet Schopenhauer dans ses aphorismes sur la sagesse dans la vie :
« La plupart des hommes sont tellement personnels qu'au fond rien n'a d'intérêt à leurs yeux qu'eux-mêmes et exclusivement eux. Il en résulte que, quoi que ce soit dont on parle, ils pensent aussitôt à eux-mêmes, et que tout ce qui, par hasard et du plus loin que ce soit, se rapporte à quelque chose qui les touche, attire et captive tellement toute leur attention qu'ils n'ont plus la liberté de saisir la partie objective de l'entretien. (...) Aussi sont-ils si facilement distraits, si facilement blessés, offensés ou

froissés que, lors même qu'on cause avec eux, à un point de vue objectif, sur n'importe quelle matière, on ne saurait assez se garder de tout ce qui pourrait, dans le discours, avoir un rapport possible, peut-être fâcheux avec le précieux et délicat moi que l'on a devant soi. »

À ce propos, nous pensons d'ailleurs que la meilleure façon de gagner un conflit c'est de l'éviter ! Poing barre... toi ! Lâcheté ? Paresse ? Non ! Plutôt de l'habileté et surtout du confort sur la durée... Et puis encore et toujours en rappel :

« Qui connaît l'Autre et se connaît, en cent combats ne sera pas défait. »

Sun Tzu. L'art de la guerre

Bien sûr, comme on le verra, l'induction hypnotique permet d'éviter ce « désagrément », pour ne pas dire ce mal-entendu...

Toujours du même Arthur Schopenhauer en corollaire : Seules les pensées PERSONNELLES possèdent vérité et vie ; car seules les pensées personnelles sont intrinsèquement comprises. Les pensées d'ailleurs, les pensées lues sont de la « geschissene scheisse. » ...

Alors votre cerveau sera le seul juge ! Il va s'approprier ce qui est bon pour lui.

Et puis la transe favorise, a contrario, l'entéléchie...

La TRANSE sera plus « profonde » si le curseur se déplace vers l'inconscient, ce qui correspond au cerveau droit. Le but du jeu est d'atténuer l'influence du cerveau gauche. Il faut éteindre ce babil permanent de pensées, faute de quoi nous ne pourrons stabiliser un état de transe satisfaisant.

Nous souhaitons une « séparation » des cerveaux gauche et droit, toujours en mode métaphorique car le corps calleux est toujours là. Il ne faut pas oublier son rôle comme autoroute de l'information entre les deux hémisphères.

« Tout indique que la séparation des hémisphères crée deux sphères indépendantes de conscience à l'intérieur

d'un seul crâne (...) cette conclusion dérange les personnes qui considèrent que la conscience est une propriété indivisible du cerveau humain. »
Gazzaniga MS. The split brain in man.
Scientific American 1967, 217, 24
Bien sûr il s'agit toujours d'une métaphore, en ce qui nous concerne. Le langage métaphorique est l'apanage de l'hypnose. On l'a vu l'hypnose est une métaphore en soi. Elle nous transe-porte ailleurs...
TEST !
Maintenant, vous voulez peut-être savoir si vous êtes plutôt cerveau gauche ou bien cerveau droit... Attention, encore une fois, il n'y a pas de jugement de valeur à ce sujet. C'est simplement un constat avec variabilité, une métaphore appliquée...
C'est simple vous croisez tous les doigts de vos deux mains devant vous, puis vous passez vos mains reliées ainsi avec les bras, derrière votre tête sur la nuque. Cela dit en passant, justement, cette position est jugée relaxante par certains.
Puis, vous ramenez devant vous, vos deux mains toujours croisées.
Si, par exemple, votre pouce gauche domine votre pouce droit : vous êtes alors plutôt cerveau droit... et réciproquement dans la position inverse...
La position du pouce « dominant » reflète votre inconscient. En effet changez volontairement la position de vos deux pouces derrière la tête, et vous constaterez que cette nouvelle position est totalement inconfortable !!!
Ce petit test, juste pour vous montrer qu'il y a des choses que votre inconscient sait alors que votre conscient l'ignore... et cela sans jugement définitif.

En séance, le but du jeu est de stabiliser le curseur vers l'inconscient et toujours en contournant le « je ». La notion du « JEU » étant juste, et l'on verra pourquoi cette référence toujours à l'enfance est présente : jeu de l'égo...

Est-ce que l'hypnose, c'est basculer du côté obscur de la Force ? ...

Elle permet en tout cas, de voyager au-delà de son ego !

« Ce n'est pas en contemplant la lumière que l'on devient lumineux, mais en portant son regard sur sa propre obscurité, ce qui est beaucoup plus impopulaire parce que beaucoup plus difficile. »

Carl Gustave Jung

Fiat lux ! Avec l'outil hypnotique, on change le mode de fonctionnement du cerveau dans une sorte d'oasis temporelle. Halte à la vie courante, qui rend la vie si courte !

L'hypnose requiert un sacrificium intellectus. En effet, le raisonnement « logique » n'est pas de mise avec l'inconscient. Ce dernier peut être littéral, créatif, surréaliste, ouvert, etc... mais pas dans la normalité. L'hypnose permet ainsi un état de conscience introspectif. Et avec l'aide du thérapeute cette conscience introspective sera donc guidée en quelque sorte. Mais cela peut se produire aussi avec un rituel quel qu'il soit. Justement, pour l'heure nous allons expliciter cela avec un rituel maçonnique.

Peter, qui apporte de l'eau au moulin... sans pour autant se battre contre !

Nous aborderons avec le tracé du travail maçonnique qui va suivre, un côté ésotérique plus récent de l'hypnose. Comme on l'a vu, de tous les temps, l'hypnose a un côté non rationnel ou pas complètement expliqué... voire magique...

Méditation sur l'« égrégore hypnotique » en loge maçonnique : passé antérieur...

Le Maître : répétez après moi !
J'eus hypnotisé (J'eus aimé… j'eus agapé…)
Tu eus hypnotisé
Elle, il eut hypnotisé
Nous eûmes hypnotisé
Vous eûtes hypnotisé
Elles, ils eurent hypnotisé

/ TRANSE – MUTATION /

Grâce à l'ami écossais Peter, nous avons pu récupérer le texte intégral d'« une planche tracée » par un ancien Vénérable Maître d'une respectable loge d'une obédience française. Il s'agit de la Grande Loge de France, qui travaille au « Rite écossais ancien et accepté » ... et écossais d'origine lui-même comme tient à le préciser Peter. C'est d'autant plus intéressant que, selon Peter, ce « Vénérable Maître d'Honneur » fût membre fondateur d'une loge maçonnique... et qu'il nous autorise, bien sûr, à transe-mettre ce document !

Une planche tracée est un travail écrit par un franc-maçon sur un sujet bien précis. Cela peut nous éclairer à posteriori sur les travaux du Docteur Franz Anton MESMER à propos du magnétisme animal et de sa démarche psychologique et initiatique. Cela peut expliquer aussi l'évolution d'un musicien de génie, Mozart... Une pierre (Peter !!!) à l'édifice donc. Une planche essai, pour un coup de Maître Maçon...

Bien sûr, ces écrits n'engagent que leur auteur.

Au clair de la lune, mon ami Peter...

Une sorte de Peter Pan au son de la flûte enchantée...

Mais il y a aussi dans la loge maçonnique, peut-être, des Lancelotte ou des Lancelot qui cherchent, somme toute, une sorte de Graal ! Qui sait ? En tout cas, qui se cherchent...

Voilà, je suis Peter et vous allez partir avec moi pour le « morceau d'architecture » qui va suivre...

Prenez ce train neuronal confortablement... comme dans une transe-sibérienne de rêve...

Cool down...
PLANCHE in extenso :

« L'égrégore hypnotique en loge. »

Ô transe initiatique !!!
Pour démarrer cette planche mes Frères, voilà trois citations, en précaution d'usage :
« Par métaphysique, j'entends tout ce qui tend à montrer ce qu'il y a derrière la nature et qui la rend possible. »
Schopenhauer. Le Monde comme volonté et comme représentation
« L'expérience tient une école, où les leçons coûtent cher. »
Notre Frère, Benjamin Franklin
« On ne saurait en écrivant rencontrer le parfait, et, s'il se peut, surpasser les anciens que par leur imitation. »
La Bruyère. Des Ouvrages de l'Esprit
C'est vrai, peu ou prou, tout a été dit ou écrit... mais pas forcément inscrit dans nos neurones.
Et puis, chez nous, la recension est toujours de mise !
Place aux Symboles !!! avec la pêche aux bons neurones...
Et je citerai encore, Ota Pavel dans son merveilleux petit livre sur l'enfance :
« Comment j'ai rencontré les poissons. » :
« Le soir, sous l'acacia, papa lui révéla le secret des perches et lui indiqua où il devait aller pêcher le brochet le lendemain matin. Car l'acacia avait ce pouvoir de faire dire la vérité à tout homme qui se trouvait en dessous. Même à un pêcheur. »
La métaphore, mes Frères, ne vous échappera pas !

Il pleut, il pleut bergère
Presse tes blancs moutons
Il pleut, il pleut mon frère
Rentre tes blancs moutons.

… maintenant, avant tout égrégore, l'esprit doit savoir être libre de toutes ces richesses superfétatoires… à quoi bon une triviale poursuite !?
De l'égrégore hypnotique en loge…
HYP(G)NOSE… hypnose et Gnose : puissance et connaissance.
Entéléchie aristotélicienne : grâce à l'égrégore en loge, le Maçon pourra passer, idéalement, de la puissance à l'acte en dehors du temple…
Avec la Tradition comme référence :
Et… « La Tradition n'est pas l'adoration des cendres, mais la transmission de la flamme. »
Comme le disait si bien Gustav Mahler.
Comme chacun sait ici, la Tradition est le socle de la Franc-maçonnerie, à condition qu'elle soit pérenne…

Nous citerons Nietzsche en préambule, une fois n'est pas coutume ! :
« Il faut avoir du chaos en soi pour enfanter une étoile qui danse… »
Mais nous préciserons en ce lieu, que nous ne pouvons croire comme Nietzsche que la vie se résume à une volonté de puissance sur les déplaisirs. Nous préférons croire au point de vue de La Rochefoucauld :
« Les grandes âmes ne sont pas celles qui ont moins de passions et plus de vertus que les âmes communes, mais seulement celles qui ont de plus grands desseins. »
En effet, nous devons sortir des terres stériles de l'égoïsme…
INTRODUCTION. La formule « l'égrégore hypnotique » ne serait-elle pas un pléonasme ? En effet la maçonnerie ne serait-elle pas une transe collective de fait ?
Alors que là, mes Frères, vous m'écoutez religieusement ou plutôt « maçonniquement », n'êtes-vous pas justement en transe maçonnique ? Cette « Cérémonie de l'Esprit » disait

Pessoa en parlant de la Franc-maçonnerie…
Nous allons définir l'égrégore et l'hypnose, et nous verrons qu'il est difficile de dissocier ces deux notions.
« Si la chose est, comment est-elle ? Si elle n'est pas, comment n'est-elle pas ? »
Avicenne

Définition :
Pour le mot égrégore nous avons d'abord l'araméen pour qui cela signifie « être éveillé », puis l'étymologie grecque qui peut être traduite par vigilant et enfin le latin « egregius » pour remarquable, exceptionnel.
Sens du mot égrégore :
– sens gnostique : « ange » qui veille depuis le ciel.
– sens sociologique : assemblée d'Hommes étroitement unis entre eux, par des mystères et par des serments communs, par des rites et des symboles partagés.
– sens occultiste : l'égrégore est la force aurique (c'est-à-dire énergétique) d'un groupe, que celui-ci soit une collectivité humaine ou angélique. Ainsi l'association de membres d'une collectivité serait en soi productrice de phénomènes occultes et universels… et j'ajouterais des phénomènes inconscients pour ce qui nous concerne ce soir.
En fait mes Frères, comme vous le savez, il y a peu d'écrits sur l'égrégore, peut-être tout simplement parce que ce n'est pas un phénomène « palpable ». Il faut en fait du vécu et du ressenti… bref être initié.
En Maçonnerie, on va parler de la théorie des champs unifiés. Et l'unification des énergies, serait entre autres, obtenue par le geste rituel de la « chaîne d'union ». Le cercle ainsi formé, serait le symbole de l'Unité, avec une puissance d'énergie vécue et ressentie par les Frères : cette transe collective amène alors, une EXALTATION collective.

L'égrégore stimulant ainsi, un enthousiasme (Dieu intérieur chez les Grecs) collectif qui en harmonie universelle va libérer un champ d'énergie à la fois mental, émotionnel et spirituel. Le but étant d'engendrer une influence bénéfique personnelle et collective dans le monde profane... À ce propos, c'est la conclusion scientifique pour certains miracles de Lourdes... où l'égrégore, des pèlerins en présence, délivre un champ magnétique qui peut amener à la guérison. Cependant, dans le monde profane, si entre amis on peut refaire le monde. Il peut aussi nous défaire dans la réalité. Alors qu'entre Frères on peut évoquer l'Univers et apporter sa propre pierre. Sinon, à quoi bon ? Eh bien, nous ne serions que des « gens qui se déguisent » comme disait Napoléon des francs-maçons...

En transition, nous citerons Dôgen, un sage oriental, Maître Zen :

« Se connaître soi-même, c'est s'oublier. Et s'oublier soi-même, c'est s'ouvrir à toutes choses. »

Tu peux penser, alors, que tu es le petit architecte de ton univers...

Définition de l'hypnose : on peut aussi parler de transe ou d'état modifié de conscience, de conscience éclairée... La définition pure est impossible ! L'état hypnotique, lui, est un phénomène naturel que l'on peut assimiler à la rêverie. L'outil hypnotique quant à lui peut servir en thérapie et en pratique médicale. Il faut noter que l'hypnose médicale n'est reconnue, en partie, que depuis mars 2013 par l'Académie de Médecine en France...

Ainsi l'hypnose par la dissociation qu'elle permet entre le cerveau gauche (l'ego, sens critique) et le cerveau droit (universel, sens créatif), permet d'accéder aux représentations mentales du corps, aussi bien sur le plan anatomo-physiologique que sur le plan symbolique.

L'état hypnotique nous permet d'accéder à des ressources non conscientes. La transe va être un mode de fonctionnement qui va impliquer plus volontiers le mode inconscient en le stabilisant. En fait c'est comme si l'on mettait « en veille » le cerveau gauche, et que l'on exaltait le cerveau droit. On retrouve la notion d'égrégore. Ce qui nous permet d'accéder à l'UNIVERSEL.

Mais l'hypnose c'est aussi et peut-être surtout, de la psychologie...

« Tout Homme qui a effectué un travail sur lui, peut être un médecin de l'âme. »

Socrate

On peut prétendre que le précurseur de l'hypnose médicale est le Docteur Franz Anton Mesmer (1734-1815), notre Frère est né en Allemagne et fait des études de médecine en Autriche.

À Vienne, il proclame vers 1772 l'existence d'un fluide universel... et la petite histoire raconte que Mesmer, lors d'une tenue, a mal au dent le jour où il pressent et ressent comme un magnétisme guérisseur... manifestation en fait de l'égrégore !!!

Pour lui, « les maladies nerveuses « (psychologiques) sont dues à un déséquilibre dans la distribution d'un fluide universel qui s'écoule dans l'organisme humain et animal. Il parle de « magnétisme animal ». Bien sûr, cette théorie s'alimente des doctrines secrètes alchimiques de la Franc-maçonnerie... Il n'en reste pas moins, que Schopenhauer considérait cette découverte comme la plus importante de ce siècle... ! Et que pour lui, l'Homme est un animal métaphysique.

Mais, en ce qui concerne le magnétisme animal ; il faut entendre le mot animal au sens de l'âme : anima.

On parle aussi de la puissance du regard qui amène un état dit « somnambulique », où l'on va rééquilibrer les fluides.

En aparté mes Frères...

Il est déjà intéressant de constater que Mesmer était le mécène de notre Frère illustre Mozart. Et aujourd'hui, après une étude concernant les humains de tous pays, on s'est aperçu que seule l'œuvre musicale de Mozart faisait l'unanimité. On parle en référence à son immense œuvre de musique hypnotique et universelle ! Soit dit en passant, finalement Mozart peut « bénir » le fait de n'avoir jamais réussi à être nommé Kapellmeister (Maître de chapelle en musique). La jalousie féroce de la hiérarchie ecclésiastique et celle de ses pairs lui ont finalement plutôt rendu service... En effet la plupart des nobles le considéraient comme un simple valet de musique en chambre !!! Alors qu'une fois initié en Maçonnerie ; Mozart devenait « Frère » avec une partie de la noblesse plus sensible et plus cultivée... Et plus encore, il a profité justement de l'égrégore vécu en loge pour « Maîtriser » sa musique, si l'on peut dire. Aussi, dans son enthousiasme de découvrir cette fraternité universelle, il va faire initier son père, Léopold, en Maçonnerie. Ce qui est rare dans ce sens-là, son père devient ainsi son Frère. Un changement radical donc, dans le rapport père/fils, sans parler du rapport maître de musique/élève de l'enfance ! Cela permettra à l'éternel enfant Mozart de s'affranchir de son géniteur... et d'avoir une autre dimension dans son œuvre !

Mais il faut rappeler que « le génie n'imite pas ; il assimile et marque de son sceau tout ce qu'il touche. »

André de Hévésy parlant de Mozart...

Son œuvre, dès lors, sera teintée d'un peu plus de symbolisme à la portée toujours universelle... Par exemple, dans les œuvres que nous connaissons tous :

« La flûte enchantée. », « Musique funèbre maçonnique. » pour n'en citer que deux...

Mais revenons au docteur Mesmer.

À l'époque, Mesmer est vivement attaqué par la Faculté de Médecine, expulsé de Vienne ; il est accueilli en France par LOUIS XVI. Celui-ci nomme deux commissions royales pour étudier la pratique du magnétisme animal. Il y aura pour membres, un Frère pour expert : Benjamin Franklin et un autre Frère : l'Illustre Georges Washington... ! Celui-là même qui importera l'hypnose sur le continent américain. On utilise là-bas encore le verbe « to mesmerize » pour dire que l'on hypnotise !!!

Mesmer a des clients influents pour le défendre. Par exemple notre Frère le Marquis de La Fayette, l'ami du futur premier président des États-Unis et qui est encore ce fameux Georges Washington. Il y a aussi notre Frère Jean Baptiste Willermoz (père du rite écossais rectifié) qui fonde une société de magnétisme animal en 1784.

Un autre penseur qui n'est pas en reste, le Frère Johann Wolfgang von Goethe :

« Une âme, dit-il, peut par sa seule présence agir fortement sur une autre âme. Nous avons en nous comme des forces électriques et magnétiques pareilles à l'aimant lui-même ; suivant que nous venons en contact avec des corps semblables ou dissemblables, nous attirons ou nous repoussons. »

Et puis, un élève du Dr. Mesmer, le Marquis Chastenet de Puysegur va créer en 1784 la loge de l'harmonie. On croyait alors, et avec raison, qu'aucune doctrine capable de frapper les esprits par quelque circonstance mystérieuse ne devait être étrangère à la franc-maçonnerie. Ce Frère va révolutionner la médecine psychosomatique et de ce fait la psychologie. Il va, en effet, découvrir que le patient pouvait être le propre agent de sa guérison. Une idée carrément neuve à l'époque, pour ne pas dire provocatrice ! Il ne faut pas oublier qu'en ce temps-là, les médecins avaient alors tous les pouvoirs.

On commence à parler de thérapie par le langage, et ceci bien avant les théories du docteur Freud (né en 1850) ... !

En 1843, le magnétisme animal devient l'hypnotisme, terme employé par un médecin écossais James Braid, lui-même influencé pas un magnétiseur Français.

En fait, Braid n'a pas inventé ce terme, il est dû au Baron Hénin de Cuvillers, qui était un célèbre orateur franc-maçon, dès 1819, date à laquelle il identifiait l'hypnotisme à un « sommeil nerveux ».

Ainsi, il est permis de supposer qu'une partie de l'histoire MÉDICALE et PSYCHOLOGIQUE de l'hypnose, trouve ses racines dans les loges maçonniques... Les Frères cités avaient trouvé l'essence même de l'origine de l'hypnose médicale, sans toujours pouvoir mettre les mots justes sur ce qui est le pouvoir de l'inconscient dans la guérison psychique ou, autrement dit, le recadrage bénéfique de l'homme via son inconscient... Il s'agissait bien sûr peut-être plus de suggestion que de magnétisme pur.

Selon Ragon, puisque dans l'Antiquité, les choses sacrées n'étaient dévoilées qu'après des épreuves sérieuses ainsi qu'à l'initiation aux mystères de la science ; il doit en être du magnétisme et du somnambulisme comme de la médecine : la connaissance et la pratique n'en doivent être confiées qu'à des hommes initiés dans une école spéciale ayant pour but l'art de guérir. L'initié reconnaît ainsi l'action de l'esprit universel...

À ce propos, pour revenir au docteur Sigmund Freud, lui-même faisait partie d'une loge laïque juive : B'naï Brith à Vienne, où il est initié le 29 septembre 1897.

En loge, il constate que la métapsychologie est un révélateur des personnes dites « normales ». Et ce, grâce à l'exaltation qui en découle rituellement. Dans l'égrégore, l'inconscient et l'inconscient collectif se confondent ; ce qui donne une portée universelle. Finalement Freud réagit

comme Mesmer, voir comme Mozart, ou bien d'autres Frères connus et inconnus...
Il dira, après 5 ans de grande créativité en loge de 1897 à 1902 :
« À l'époque où personne en Europe ne m'écoutait, et sans élève à Vienne vous m'avez offert votre sympathique attention, vous avez été mes premiers auditeurs. »
Ce qui, entre nous, est la base d'une tenue maçonnique et le bénéfice encore une fois de l'égrégore... Et comme disait encore Benjamin Franklin :
« Tu me dis, j'oublie. Tu m'enseignes, je me souviens. Tu m'impliques, j'apprends. »
Prenant la défense des profanes, Freud se plaignait de « l'absurdité des professionnels de la psychopathologie ». Sic !!! De plus, on ne voit pas comment un phénomène naturel comme la transe peut être le monopole des facultés de médecine. Au passage, il fallait oser à l'époque, avec la toute-puissance des mandarins de la médecine !
Mais, face aux idéaux humanistes universels, Freud est un éternel apprenti comme les autres. Il disait lui-même que son moteur était la connaissance philosophique.
Et quoi que l'on puisse dire, avec Freud et la psychanalyse, l'hypnose n'est jamais loin...
« Un véritable conducteur d'Hommes se met en dessous d'eux. Tout cela est en parfaite harmonie avec la loi du Ciel. »
Lao-Tseu
Mais bien sûr, le monde profane aussi n'est pas en reste !
À notre époque, nous parlerons ici du docteur Milton Hyland ERICKSON, le père de l'hypnose médicale moderne, cette fois.
Ce psychiatre américain (1901/1980) fut élu meilleur thérapeute du XXème siècle car, pour les Américains, ses travaux ont révolutionné la psychologie moderne,

notamment dans les thérapies brèves. En psychothérapie, il s'intéresse aux symboles (!!!) et il va plus loin puisqu'il utilise le mode métaphorique pour communiquer avec ses patients. Il conçoit son action en terme d'apprentissages et de désapprentissages... Autant dire suivant le même principe que le chemin initiatique en loge ! Comme tout humaniste, il fait confiance au développement du potentiel humain. Ainsi l'hypothèse humaniste qui sous-tend le travail d'ERICKSON est que la nature fait mieux que nous. Et il ajoutait : l'hypnose, c'est le changement qui se produit à l'intérieur d'une personne à la chaleur d'une autre... ici mes Frères, je cite l'ouvrage :

« Taking a journey to Erickson land. »

Scottish club editions (1955). Pr. Marimount. Ed. Trébruno

Ouvrage introuvable... quoique !

Mais il faut aider le développement et l'intégration personnels. Pour ce faire, il y a en nous des mécanismes qui travaillent en permanence à notre équilibre et que nous pouvons faciliter. Ainsi le docteur Erickson va tenter d'obtenir un changement dans le comportement du sujet, même minime, faisant confiance à l'organisme pour restructurer l'ensemble de façon plus satisfaisante. Autrement dit, on considère que l'hypnose ou état modifié de conscience, ou état de transe, représente un état privilégié de fonctionnement dans lequel le sujet aura la possibilité de se restructurer lui-même de façon plus harmonieuse.

On revient ici naturellement à l'itinéraire maçonnique, où le maçon doit faire un travail sur soi. Mais peut-être plus subtilement que le grand classique « connais-toi, toi-même » ...

REAA

Rendez-vous avec toi

Et sous ton toît

Au-delà du sans loi ni foi
Amène de nouvelles fois.
La Maçonnerie peut être une sorte de « Pythie de Delphes » pour les Maçons.
Elle demeure cachée, et dans une transe collective elle délivre ses messages...
D'ailleurs, à ce propos Socrate disait que toute vie non analysée, ne valait pas la peine d'être vécue. Ainsi se connaître ne suffit pas ; il faut travailler sur soi. Il faut travailler, mes Frères, Notre pierre brute, afin qu'elle puisse s'insérer dans le Grand Œuvre. Par cette métaphore, Rimbaud nous rappelle à notre devoir quand il dit :
« La vie fleurit par le travail, je vous demande d'en être les meilleurs jardiniers... »
Ici, il me revient à l'esprit dans ce modeste morceau d'architecture, des mots puissants, de ceux qui interrogent...
Ceux prononcés par notre Frère Jean, Vénérable Maître d'Honneur de notre loge, qui vient de passer à l'Orient Éternel...
Je le cite :
« Enfance sans Amour,
Errance pour toujours... »
Mais heureusement pas forcément une fatalité, il faut pouvoir compter sur l'agapè et la fraternité humaine ! À ce propos, notre Frère François-Marie Arouet, qui fut de même Maçon sur le tard... pensait-il à cela quand il déclarait : « Qui que tu sois, voici ton maître : il l'est, le fut, ou le doit être. » ?
Grâce à cela, j'ai pu rencontrer le Grand Architecte...
Je reprends mes esprits !
Cela revient à « cultiver son jardin » selon la formule de Voltaire.
En écho, sur le parterre du jardin de Beaumarchais, cette

métaphore gravée :
« L'Homme en sa dignité se maintient libre, il pense :
L'esclave dégradé ne pense point, il danse. »
Il nous faut rajouter notre fameux : « Gloire au travail ! ».
Alors quel lien, à part celui historique comme on l'a vu, entre la maçonnerie et l'hypnose ?
L'hypnose fait partie de la métapsychologie, qui appartient elle-même à la métapsychique.
La métapsychique étudie les étonnants phénomènes intellectuels de nos inconscients.
Et selon certains ésotéristes, la métapsychique confirme la réalité des phénomènes initiatiques, et ce, depuis les tous premiers rituels. Ainsi pour eux, la formule V.I.T.R.I.O.L. (Visita Interiora Terrae Rectificando Occultum Lapidem) au sens initiatique et alchimique va permettre la réalisation spirituelle, mais en abordant aussi en métapsychique un champ de conscience et d'expérience...
La vie est une tâche humaine, en soi... Pour la rendre plus légère, agréable, tu ne dois pas être au sens propre cette tâche humaine. Gloire au travail dans une Fraternité agapéenne !
On revient au travail sur soi, et par là même, à la recherche de la Maîtrise. Je vous donne à ce propos, la définition du Maître trouvée dans un ouvrage sur l'hypnose : « Le Maître, voyant l'absolu en tout, sait porter sur tous, et en particulier sur ceux qui demandent conseil, un regard inconditionnellement positif. »
Le maître croit, comme nous croyons dans les ressources de l'AUTRE...
C'est l'apanage d'un passeur.
Un aparté sur le génie rêveur... Écoutons à ce propos l'initié Fernando Pessoa : le grand homme, c'est celui qui impose aux autres son propre rêve, ses propres rêves. Il lui faut donc dans ce but, rêver des rêves que les autres,

d'une certaine façon, ont pu entre-rêver, afin qu'ils puissent réellement les accepter.

« J'ai accompli de délicieux voyages, embarqué sur un mot... »

Honoré de Balzac

Pour l'anecdote, Honoré est issu de deux familles de francs-maçons. Mais hélas, jusqu'à l'adolescence, il n'a connu que la froideur parentale. Paradoxalement et fort heureusement, il fût bercé positivement par les nombreuses discussions philosophiques de ces mêmes parents...

Dans un sens plus pratique, nous allons parler maintenant des mythes et des symboles. Car les Mythes sont, on l'a vu, des éléments actifs de l'hypnose.

Et le symbole qui est classiquement une représentation conventionnelle ou tacite de quelque chose, prend une autre dimension en hypnose.

En effet, l'image symbolique s'adresse aux couches les plus profondes du Moi, en deçà des verbalisations. On rappelle que le non verbal représente 93% de la communication.

Ici, je citerai Charles Labitte du collège de France :

« Car que sert tant de langages,
Entremeslez d'obscurité ?
Qui veut dire la vérité
Ne doit point chercher d'ambages ;
Et qui veut cacher le faict,
Doit se taire tout à faict. »

Satyre Ménippée, 1869

On peut alors considérer, qu'une tenue maçonnique semble être une bonne métaphore en elle-même, d'une induction hypnotique.

De plus, le parcours maçonnique peut s'apparenter ainsi à des séances d'hypnose au long cours. De fait, on peut assimiler l'initiation à une première séance de ce que nous appellerons une « thérapie » symbolique. Et que chaque tenue ultérieure serait désormais un rappel de ce rite initiatique à travers une transe symbolique...

« L'imagination encercle le monde. »

Albert Einstein

Revenons maintenant à la chaîne d'union, abordée déjà avec l'égrégore. La chaîne d'union, symbole du cadre du cosmos, équivaut à une chaîne magnétique. Nous le savons mieux que quiconque grâce notamment à notre frère Mesmer. Cette chaîne est, à elle seule, une transe dans la transe maçonnique. Elle concrétise le symbole de l'égrégore hypnotique en loge. Elle nous permet de vivre cette fameuse transe collective. À ce moment précis le compas lévite au-dessus de l'équerre...

Nous le savons, être seul avec soi-même, est-ce forcément être en bonne compagnie ? La méthode Coué trouve rapidement ses limites. Bien sûr, la loge est plus mentale et symbolique que réellement bâtie, le temple maçonnique n'étant là que pour « contenir » une assemblée humaine...

« L'esprit commande le corps et le corps obéit. L'esprit se commande à lui- même et trouve de la résistance. »

Augustin d'Hippone

Et nous citerons aussi, le physicien Nassim Haramein :

« Croire que notre conscience se trouve dans le cerveau, équivaut à croire que l'orchestre est dans la radio... »

Ainsi chaque Frère « préparé » par le rituel, va être en contact étroit avec tous ses Frères, et par la même va dynamiser nos inconscients collectivement. De cette connexion, Notre inconscient retiendra ce qui est bon pour lui dans cette tenue maintenant terminée...

Ici comme ailleurs, la transe partagée positivement signe la Fraternité universelle.

Avec comme suggestion post-hypnotique :

« Continuez hors du temple l'œuvre commencée ici » ! ...

Accompagnée du principe d'Alexandre Sévère :
« Ne fais pas à autrui ce que tu ne voudrais pas qu'on te fasse. »
Par la pratique et l'enseignement de l'hypnose pendant 33 ans dans le monde profane, je peux dire aujourd'hui ce qui me semble une évidence : par leur universalité, la pratique de la Maçonnerie et la pratique de l'hypnose sont des cousines spirituelles très proches...
Ici, comme dans le monde profane, le fait d'écouter, d'aider ses sœurs et frères Humains et de parler à leurs neurones, va permettre le développement de tes propres chemins neuronaux, pour ouvrir de nouveaux horizons encore et toujours !
En prenant le mot « spirituel » au bond, nous citerons en détournant un peu l'idée :
« Soyez plutôt maçon, si c'est votre talent ! »
Boileau
Pour résumer : Pour le profane devenu initié, la franc-maçonnerie est une forme de recadrage. Celle-là même que l'on obtient lors d'une transe hypnotique. Mais la transe maçonnique relève plutôt, déjà, d'une transe éternelle pour l'apprenti... Ainsi lors d'une tenue en loge, l'ego se dissout dans la fraternité, dans l'universel et ce, grâce au rituel ; ce dernier donnant autant de suggestions hypnotiques et post-hypnotiques qu'il y a de symboles à ressentir... L'apprenti, une fois qu'il a acquis une certaine maîtrise de lui-même, alors seulement, cet apprenti pourra apporter sa pierre à l'édifice dans le monde profane... Et last but not least (comme disent les Écossais !), tous les francs-maçons se doivent de poursuivre l'œuvre du Grand Architecte de l'Univers en dehors du temple. Tout un chacun amène, une fois encore, sa pierre (humblement ici, moi-même, « Peter ») à l'édifice de l'Humanité... avec la lucidité de notre Frère Mesmer :

« Si l'art nous abandonne, la nature nous reste. » ...
En effet, en mode cerveau droit, s'ouvre le vaste domaine de la pensée et de l'action !
« ... penser, c'est réfléchir sur des images. »
Giordano Bruno. Sigillus sigillorum
Nous devons tous sortir de la caverne...
Et, sans l'égrégore hypnotique, la franc-maçonnerie ne serait finalement qu'une promenade en solitaire dans une forêt de symboles...
Et il reste ce côté numineux qui plane au-dessus de nos têtes !
En conclusion, je citerai GANDHI :
« VOUS devez incarner le changement que vous souhaitez observer dans le monde ».
Homme libre dans une loge libre... tu viens d'écouter cette planche... Frère des Hommes ton cerveau a fait un travail... poursuis le !
En rappelant aussi cette métaphore de Notre Frère, un Maître parmi les maîtres, Rudyard KIPLING :
« TOUT bien considéré, il y a deux sortes d'Hommes dans ce monde : ceux qui restent chez eux et les autres... »

Secretum sub malleo est.
Que vive le chant égrégorien !
Semper ! Semper ! Semper !
Semper vivat !

Venerable Master, I said. (sic)

(Fin de cette planche maçonnique.)
Peter : j'ajouterai que la transe guidée est un égrégore partagé entre deux personnes donc.
Et aussi, qu'être neurohypniatre associe le don au travail !
Gloire au travail !!!
Lancelotte ! Te voilà un peu Maçonne sans tablier !
Lancelot ! Te voilà un peu Maçon sans tablier !
Voilà... revenez tranquillement, ici, en quittant cette forêt de symboles, telle une transe-sylvanie symbolique...
En rappel :
« Entre dans l'âme de chacun ; mais permets aussi à tous les autres d'entrer dans la tienne. » Marc-Aurèle.
À travers la lecture de cette « planche » et « son écoute » ce que l'on peut considérer comme une « transe maçonnique collective » afin de nous en sortir...
Nous citerons :
« Mon enfance » de Victor Hugo :
« Je revins, rapportant de mes courses lointaines
Comme un vague faisceau de lueurs incertaines.
Je rêvais, comme si j'avais, durant mes jours,
Rencontré sur mes pas les magiques fontaines
Dont l'onde enivre pour toujours... »
Pour nous les « profanes », il n'est pas facile d'appréhender complètement ce texte. Il peut nous paraître aussi quelque peu « orienté » ... Il est évident que chacun voit midi plein à sa fenêtre. Il n'en reste pas moins que les travaux de Mesmer sont plus « éclairés » à la

lecture de ce morceau d'architecture, comme disent les francs-maçons. Le magnétisme animal est plus abordable ou plus compréhensible avec cette vision d'initié. Le mot « animal » est à prendre bien sûr au sens du mot anima en latin : l'ÂME. Il est plus que légitime de penser, que le docteur Franz Anton Mesmer, baignant dans cette exaltation collective qu'est la franc-maçonnerie, a puisé et conforté ses théories sur le magnétisme animal et le fluide universel... sans explication réelle toutefois.

Sans entrer dans les arcanes ésotériques, la transe peut être considérer comme « un chant égrégorien » entre deux âmes... Et l'on peut même parler de catharsis neuronale lors d'une séance de transe...

En 1782, Charles Deslon, disciple de Mesmer, se crée une clientèle de magnétisme par l'intermédiaire de sa loge maçonnique : « La candeur de Strasbourg ».

Mais dès 1780, il déclare en société, avec beaucoup de bon sens :

« Si la médecine d'imagination est la meilleure, pourquoi ne ferions-nous pas de la médecine d'imagination ? »

Et certains auteurs, situent là-même, le début de la psychothérapie ! ...

On précise encore que le sens « vrai » d'hypnothérapeute est par essence même un psychothérapeute, au sens propre du mot, puisqu'il s'occupe de l'âme même...

On pourrait même dire que la relation hypnothique n'est pas une relation d'Homme à Homme, mais serait plutôt une relation d'âme à âme... En rappel de cette planche il faut redire l'influence du phénomène, ainsi dit-on encore aujourd'hui « to mesmerize » aux U.S.A. pour indiquer le fait d'hypnotiser !!! Et il faut ajouter aussi que Schopenhauer considérait la découverte du magnétisme animal comme la plus importante de son siècle...

Ce qui est important en fait ; c'est de comprendre que les influences psychologiques conscientes ou inconscientes sont fondamentales dans toute relation.

« Mais, depuis un peu plus d'un siècle, on semble pressentir quelque chose de nouveau. Mesmer et quelques autres nous ont mis sur une voie inattendue, et nous sommes arrivés vraiment, depuis quatre ou cinq ans surtout, à des résultats surprenants.

Ma cousine, très incrédule aussi, souriait.

Le docteur Parent lui dit :

— Voulez-vous que j'essaie de vous endormir, Madame ?

— Oui, je veux bien.

Elle s'assit dans un fauteuil et il commença à la regarder fixement en la fascinant. Moi, je me sentis soudain un peu troublé, le cœur battant, la gorge serrée. Je voyais les yeux de Mme Sablé s'alourdir, sa bouche se crisper, sa poitrine haleter.

Au bout de dix minutes, elle dormait. »

Guy de Maupassant. Contes Choisis, Le Horla

À une époque plus récente, Lacan ira jusqu'à dire que la pratique de l'hypnose est une technique fasciste, car trop autoritaire pour lui et peut-être trop rapide aussi... pour ne pas dire plus efficace... C'est, bien sûr, mal comprendre l'outil hypnotique. Mais on accepte volontiers que la psychanalyse soit autre chose ! On l'a vu, Freud lui-même s'éloigne de l'hypnose à l'époque.

« Nous ne savons renoncer à rien. Nous ne savons qu'échanger une chose contre une autre. »

Sigmund Freud. Essais de psychanalyse appliquée

Car il lui est difficile d'admettre que le patient détient en lui-même la solution au problème et surtout aussi rapidement... Et il se méfie du résultat au long cours. On pourrait tout aussi bien dire, de notre côté, que la psychanalyse est une sorte d'esclavagisme psychique...

Suivant l'époque, il faut dire aussi que l'ego du thérapeute est mis à mal, et c'est difficilement supportable pour certains. Et nous rappelons, encore et encore, que la transe est toujours là !
En fait, personne n'est réellement dans la guérison. Il s'agit de retenir un changement positif à un problème ou une situation donnée. Comme on le sait, l'outil hypnotique n'est pas une panacée, même s'il s'inscrit dans un phénomène de transe hypnotique, qui lui, est universel... Pour revenir aux « fils de la lumière », les francs-maçons peuvent s'identifier à tous les « fils aînés » du monde dans une certaine élévation.
Mais bien sûr, ils ne sont pas les seuls... et sûrement pas les premiers !
« ... Véritablement les fils aînés du monde
Poreux à tous les souffles du monde
Aire fraternelle de tous les souffles du monde
Lit sans drain de toutes les eaux du monde
Étincelle du feu sacré du monde
Chair de la chair du monde palpitant du mouvement
Même du monde ! »
Aimé Césaire. Cahier d'un retour au pays natal. Présence africaine. Poésie (p.47)
De toutes les façons, au niveau éthique, quelles qu'elles soient ; les psychothérapies ne sont pas menées par des directeurs de conscience et encore moins d'inconscients !
De fait, l'harmonie entre deux personnes suppose le respect et le souci de l'autre.
Pour revenir sur la notion du Maître, il nous faut évoquer Fernando Pessoa avec sa faculté d'écriture, lui aussi, dans un état de transe... Il attribua ainsi à ses « hétéronymes » des écrits avec une autre forme de sensibilité. Parmi eux, il y a Alvaro de Campos.
Nous citerons à ce propos George Steiner dans son

« Maîtres et disciples » (NRF Essais, page 64 – Gallimard) : « La profession de foi de Campos s'accompagne d'une intuition :
Éprouver physiquement la fréquentation de son esprit, d'un esprit magistral, est un privilège qui n'est pas donné à tout le monde. Seuls des privilégiés peuvent faire le voyage de Rome en sachant que la ville les laissera transformés. Aucun homme inférieur ne peut avoir de maître car le maître ne trouve en lui rien qui le rende tel. La capacité de se laisser hypnotiser distingue les personnalités fortes, qui gardent leur individualité intacte après être passées entre les mains du maître. »
C'est un point de vue... Nous pensons que le lâcher-prise appartient à tout le monde. Il suffit de trouver une personne de confiance : soi-même comme on l'a vu ou bien la personne à la bonne place, au bon moment...

/ TRANSE INTERSIDÉRALE /

Bruno, Peter,
Méditation sur CHAKRA et hypnose.
« Il vaut mieux allumer une chandelle que de maudire l'obscurité… »
Sagesse chinoise
Hypnotiser au futur antérieur :
J'aurai hypnotisé (J'aurai aimé… j'aurai agapé…)
Tu auras hypnotisé
Elle, il aura hypnotisé
Nous aurons hypnotisé
Vous aurez hypnotisé
Elles, Ils auront hypnotisé
En rappel :
« La représentation est une affection (pathos) qui se produit en l'âme et qui exprime à la fois cette représentation et ce qui l'a provoquée. »
Stoicorum Veterum Fragmenta, II, 54. Selon les stoïciens
Nous citerons Antoine de Saint-Exupéry :
« La logique pure est la perdition de l'Homme. », qui savait être aussi un petit prince sans rire, avec réflexion élevée…
L'hypnose serait-elle, en fait, une métaphore (transporter au-delà) d'une voie/voix guérisseuse et révélatrice de l'âme ? Peut-on même parler de flux divin ? Einstein disait lui-même :
« Je maintiens que le sentiment religieux cosmique est la motivation la plus forte et la plus noble de la recherche scientifique ».

En ce qui concerne le chakra, ce mot vient du sanskrit qui veut dire « forme de disque » (comme le soleil...). On retrouve l'universalisme du cercle. Il n'a ni commencement, ni fin. Le cercle est le symbole d'éternité, de perfection, d'infini.

Le chakra est défini aussi comme point de jonction d'énergie. Et le bon chakra tourne dextorsum, à droite donc. Peut-on faire un lien entre le cerveau et cette énergie due aux chakras ? Le cerveau baigné dans cette « vaste onde de l'univers » selon l'expression du Père Teilhard de Chardin, serait une représentation holographique de l'univers.

En rappel, l'ingénieur Gabor a obtenu le prix Nobel en 1971 pour la découverte de l'hologramme : où l'on obtient une image 3D par diffraction de la lumière.

Ainsi le cerveau, lui-même, fonctionnerait de cette manière pour la représentation du monde, selon le docteur Karl Pribam, chercheur sur le cerveau. La structure profonde du cerveau à travers : la VUE, l'OUIE, le GÔUT, l'ODORAT, le TOUCHER ; va permettre de communiquer l'information à tout système, et de sorte que chaque élément peut fournir l'information sur le tout ! ...

Et là où cela devient passionnant, c'est que même l'univers fonctionnerait de cette façon, toujours selon le docteur Pribam. Ainsi le cerveau emprunte son processus au domaine holographique qui transcende le temps et l'espace. Mais bien sûr, pour le cerveau humain « la conscience de la totalité de l'univers » est extérieure au temps linéaire et à l'espace à trois dimensions, et de ce fait difficilement identifiable. Mais par la méditation et l'hypnose, on peut transcender les limites de la pensée linéaire... ce qui permettrait de fait une connexion avec l'univers et ainsi une vision transcendantale holographique. Tiens ! Je vois passer le chat de Schrödinger...

Leibniz l'exprime autrement. Il dit que chaque âme est un miroir vivant ou doué d'action interne, représentatif de l'univers, suivant tout point de vue, et aussi réglé que l'univers même...

On retrouve ici John C. Eccles (p.273) sur l'unité du moi :

« C'est une expérience absolument universelle chez l'homme que l'appréhension subjective de son unité mentale telle qu'elle se reconnaît dans la continuité de ses souvenirs les plus reculés. C'est la base du concept « du moi » (Penfield, 1975). L'explication la plus sommaire de cette unité vécue est qu'elle dérive du simple fait que le cerveau d'un individu donné est unique. Cependant, dans ce cerveau, il y a un nombre presque infini d'activités neuronales.

Comment se peut-il que cette diversité extrême se trouve intégrée, à chaque instant, dans une unité vécue ? »

Après une étude approfondie de la nature de l'esprit et de sa relation avec les événements neuraux (système nerveux) du cerveau, Uttal (1978 p.208) arrive à la conclusion que « d'un point de vue opérationnel, l'esprit semble être de nature holistique et non divisible en partie ». Manifestement, la psychologie n'a pas encore réussi à résoudre ce problème, ni vraiment les scientifiques... mais le peuvent-il ? Arcane insoluble ? ...

Il faut noter qu'au Japon, les Maîtres ZEN donnent à leurs adeptes une courte phrase induisant la concentration, lorsqu'ils méditent. Cette phrase appelée « koan » est destinée à les aider à transcender la pensée linéaire du cerveau gauche. Une fois de plus la pensée pragmatique du cerveau gauche est écartée...

Exemple : « Quel son produit UNE main qui applaudit ? »

Cela permet d'échapper à notre propre réalité du monde et de surseoir à notre égo.

En langage métaphorique, c'est comme si l'on avait une clé de l'ÂME permettant une ouverture sur l'univers... koan long...
Il faut se taire pour écouter le ciel
il faut se taire pour écouter la mer
il faut se taire pour écouter la montagne
il faut se taire pour écouter l'autre
il faut
île
– Réflexion 68. Et lorsque les molécules karmiques sont fixées dans l'âme, l'âme est alors la cause des états psychiques de transformation. Kundakunda. La quintessence du soi (p.59). Rivages poche.
Oserait-on dire qu'il y a une relation « chakralisée » entre sujet et thérapeute ? Il y a en tout cas échange d'énergie... Cette fameuse énergie vitale universelle : pneuma pour les Grecs, prana chez les Hindous, chi chez les Chinois, et ki pour les Japonais. Ki est-il le capitaine ? On le verra plus loin.
Finalement, tous les psychothérapeutes sont un peu magnétiseurs sans le savoir vraiment ! Pour faire plus moderne ou plus scientifique, certains parlent aujourd'hui d'hypnose quantique... Mais qu'est-ce qui n'est pas quantique ?

/ TRANSE CHAT – PITRE CHEZ LE DENTISTE… /

« Rien ne s'est fait de grand qui ne soit une espérance exagérée. »
Jules Vernes
Alors, nous allons prendre la lune avec les dents !
Au clair de la lune mon ami Peter… prête-moi ta plume pour écrire un mot…
En préambule, sur un air de BALint, ce souvenir vivace de nos études de 3ème cycle, en psychologie médicale générale :

Soigné – Soignant
Sois nié – Sois niant
Soi nié – Soi niant

Quand le chat n'est pas là, les souris dansent !
Où une PETITE SOURIS passe avec l'idée de changer le monde… dentaire.
À l'impossible nul n'est tenu. Certes, mais impossible n'est pas français et encore moins écossais !
– La transe à travers le prisme dentaire. –
« Le bonheur, c'est la saveur même de la vie.
Comme la fraise a goût de la fraise,
Ainsi la vie a goût de bonheur. »
Alain

« Votre vocation se trouve là où vos talents et les besoins du monde se rencontrent. »
Aristote
Lancelotte ! Lancelot ! On va ramener notre fraise et jouer comme si on était chez le dentiste !
Ne vous enfuyez pas ! Ne faites pas comme nos parents, nos ancêtres, revenez !
Vous savez, ce n'est plus comme avant ! Désormais, on prépare mentalement le patient sur la planète dentaire ; avant qu'il reçoive un soin. Car justement, le premier soin c'est de prendre soin du « confort cérébral » de son patient et donc de son confort psychologique...
Justement nous ne voulons pas « ramener notre fraise » et s'il est de bon goût de la déguster ; aujourd'hui il n'est plus question de déguster avec la fraise du dentiste...
Sans parler de la technique pure, « soigner à l'ancienne » serait :
1) Ne pas préparer SYSTÉMATIQUEMENT mentalement son patient aux soins.
2) Ignorer ou occulter les dernières données acquises de la science dans la communication cérébrale, et entre les neurones en particulier.
3) Et finalement, ne pas travailler en harmonie psychologique avec l'équipe dentaire dans sa globalité : le patient, la secrétaire, l'assistante dentaire, le prothésiste, et le chirurgien-dentiste.
Dr. Bruno Delcombel. Créateur et responsable pédagogique. Extrait de l'A.E.U. d'Hypnose clinique et de Dentisterie Ericksonienne (INPI), en 3ème cycle. Faculté d'Odontologie de LYON 1 (2022/2023)
Alors, Lancelotte, Lancelot vous faites désormais partie intégrante de l'équipe de soins !!!

...À dent et rêve...

depuis la nuit des dents...

Ce matin Adam en croquant une pomme a ressenti une légère gène... début de la psychodontogénèse... top départ de l'inconscient collectif à la racine...
Prosopopée sur la dent, vue par le Philosophe :
« Je perds une dent, je meurs en détail. »
Voltaire
« On meurt jour après jour et peu à peu. »
Montesquieu
La vie, la mort, la dent sont liés depuis des temps immémoriaux... depuis la nuit des temps et donc des dents de l'Homme, comme on l'a vu !
C'est éviDENT !
À Marc, l'ouverture d'une symphonie inachevée...
Nous lisons ensemble, in extenso et sic, ce texte qui va suivre ; qu'il me donna à l'époque.
Il souhaitait que l'on écrive ensemble...

À Marc Revise, in memoriam :

IN(tro)DUCTION

« Il n'y a pas le hasard, il n'y a que des rendez-vous. »
Paul Éluard
S'il n'existe pas réellement de hasard dans la vie, c'est que les personnalités que nous attirons, les personnes que nous rencontrons correspondent à notre état d'esprit, à notre façon de penser. Quand je fis la connaissance d'Elsa Cayat, célèbre psychanalyste, nous ne nous étions pas cherchés, mais nous nous sommes trouvés, et il est très vite apparu comme une évidence que nous devions écrire un essai ensemble. Sa mort prématurée lors du massacre de janvier 2015 à Charlie Hebdo allait mettre fin à ce projet

alors que nous entamions la seconde partie de notre livre.

C'est en tant que journaliste que je reçus un mail de la part de Bruno de la petite Vallée, hypniatre et préparateur mental, comme il se décrivit lui-même. En effet, pour la rubrique « Talents » du journal Dental-Tribune, je recherche tout au long de l'année des personnalités hors du commun exerçant la profession de chirurgien-dentiste, ayant une activité atypique et flirtant avec l'excellence dans un domaine qui n'est pas directement lié à la dentisterie.

Deux mois après les attentats, Bruno vint me rejoindre à Paris pour m'éclairer sur les techniques de l'hypnose. J'étais loin de me douter à ce moment (ô combien !) que cet outil allait changer ma vie, me changer...

Les événements de janvier m'avaient terriblement meurtri, et c'est avec peine que je m'en relevais. Sans que je lui demande, Bruno m'enseigna immédiatement les rudiments de l'hypnose et me proposa d'appliquer dès le lendemain au cabinet ces principes de base. Je m'impliquais avec enthousiasme à changer ma communication envers les patients et plus je m'exerçais, plus j'en tirais moi-même les bénéfices sur un plan psychique. Mon stress diminuait, et bien que mon chagrin fût toujours présent, il devenait plus supportable. Bruno devint rapidement mon coach personnel en hypnose. Je n'hésitais pas à l'appeler ou lui transmettre mes vidéos de séances afin qu'il me corrige et me conseille.

Si je ne perdais pas de vue que nous devions écrire un article sur l'hypnose pour le journal, Bruno s'était changé en « Mentor » ! Parallèlement, je suivis quelques conférences en hypnose éricksonienne, puis je m'inscrivis à une formation en « Hypnose clinique et Dentisterie Ericksonienne (INPI) » à Lyon. Je pratique depuis maintenant près de deux ans l'hypnose clinique dentaire au quotidien. En quittant le cabinet, les patients en

redemandent et s'adressant à mon assistante : « Je veux la même chose lors du prochain rendez-vous ! » ou en arrivant au cabinet nous les observons mimer avec humour le bras en catalepsie, un large sourire complice illuminant leur visage. Je n'entends plus les patients me questionner :
« Je m'assois sur la chaise de torture ? »
ou me lancer :
« Je vous aime bien, mais pas les dentistes... ».
Parce qu'il s'agit d'un accompagnement bienveillant et que les rapports aux soins sont métamorphosés, l'hypnose transforme l'acte thérapeutique et remet l'humain au centre de la relation patient-praticien. C'est un bénéfice gagnant-gagnant qui annihile le stress au cabinet, pour le patient comme pour toute l'équipe soignante.
Il est des gens que l'on croit connaître depuis toujours. Plus exactement, nous rencontrons chez l'autre une compréhension immédiate, une sensibilité de même acuité, un humour identique définissant un ADN commun, comme si nous retrouvions un cousin éloigné, un frère oublié... C'est cette affinité et cet accord presque parfait, qui m'ont conduit une nouvelle fois à cette évidence que j'avais connu quelques années plus tôt, car j'en avais retrouvé les signes... Il devint, dès lors, évident à nouveau pour nous deux d'écrire un essai sur l'hypnose.
Plus qu'un nouvel ouvrage sur l'hypnose, bien autre chose qu'un mémento sur les trucs et astuces liés aux techniques ou un énième manuel consacré aux communications non verbales, nous avions cette envie de partager notre passion avec le plus grand nombre et ne pas nous limiter à un public essentiellement professionnel. Ce livre devait être hypnotHique, comme le dit Bruno, ou il ne serait pas.
J'espère, que vous aurez autant de plaisir à lire ces pages que nous en avons eu à les écrire, mêlant humour et informations... une distraction résolument éricksonienne !

– Docteur Marc Rêves… :
Chirurgien-dentiste, journaliste, écrivain,
hypnodontiste…–

Hélas, comme vous l'avez deviné ce livre n'a jamais pu voir le jour, pas le moindre traître mot couché sur une feuille, ensemble. La disparition de notre ami Marc fut aussi soudaine que prématurée. Nous oserons dire, même, injuste…
Son âme nous accompagne.
Et avec Sylvestre et Peter nous reprenons donc le flambeau…
Bruno, Peter.
« L'imagination reproductrice est la prose de l'imagination productrice. »
Jean-Paul Richter. Poétique ou introduction à l'esthétique. Trad., 1862, t.1, p.145
À dent et rêve toujours…
À dent et la dentisterie rêvée… ou la Dentisterie Ericksonienne (INPI).
Pourquoi quelques méditations dans le réel sur ce sujet ?
De la même façon que nous avons tous en mémoire un professeur qui nous a marqué ; nous avons aussi tous ancré, dans notre mémoire, une expérience chez le dentiste… ou d'une dent pénible… ou quelqu'un qui nous ancre son propre vécu ! Image d'Épinal collective !
Nous rejoignons à nouveau avec ce sujet, l'universel… et ce depuis la nuit des dents !
Nostalgie quand tu nous tiens ! Mais la connaissance, au cabinet dentaire, n'est pas dans la nostalgie…

Nous reprendrons à notre compte Balzac :
« chez moi, l'observation était déjà intuitive ; elle pénétrait l'âme sans négliger le corps ; ou plutôt elle saisissait si bien les détails extérieurs qu'elle allait sur le champ au-delà. »
Facino Cane. Début
Mais aussi : « L'Homme est capable de faire ce qu'il est incapable d'imaginer. »
René Char. Feuillets d'Hypnos. (!) 1946
Et de plus :
« J'aime bien discuter avec quelqu'un qui est d'accord, ça fait avancer la discussion. »
Jean-Marie Gourio. Brèves de comptoir : « Le RATELIER »
Hypnotiser, conjugué au participe présent et passé
Le Maître : répétez après moi !

Présent	**Passé**
Hypnotisant (aimant)	Ayant Hypnotisé (aimé)
	Ayant Hypnotisée
	Ayant Hypnotisés
	Ayant Hypnotisées

Et à partir d'ici et maintenant, nous nous dirons tous :
« Je respirerai par les pieds ! » pour une transe-respiration dissociative...
Souvenir canadien de notre disciple qui professe nos théories, en citant Flaubert au passage :
« Les gens de mon métier sont si peu de mon métier ! ».
Lettres à Georges Sand. 02/12/1814.
Il voulait dire par là, que la préparation mentale du patient était loin, très loin encore, d'être systématique sur le fauteuil dentaire...

Déjà le Professeur Marimount était là :
« Le cabinet dentaire est un lieu, par essence nostalgique, littéralement : retour vers la douleur ! ... La psychodontogénèse, par ses métaphores, nous enseigne que nous avons toujours un « enfant » en position allongée. Il faut donc rassurer et préparer mentalement cet enfant avant tous soins... »
Propos rapportés d'un colloque mondial interdisciplinaire 08/04/1995. Et puis arrive...

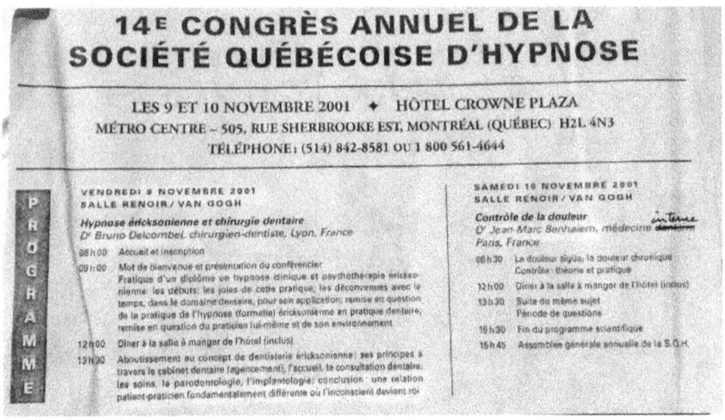

14E CONGRÈS ANNUEL DE LA SOCIÉTÉ QUÉBÉCOISE D'HYPNOSE

LES 9 ET 10 NOVEMBRE 2001 ✦ HÔTEL CROWNE PLAZA
MÉTRO CENTRE – 505, RUE SHERBROOKE EST, MONTRÉAL (QUÉBEC) H2L 4N3
TÉLÉPHONE : (514) 842-8581 OU 1 800 561-4644

PROGRAMME

VENDREDI 9 NOVEMBRE 2001
SALLE RENOIR / VAN GOGH

Hypnose éricksonienne et chirurgie dentaire
Dr Bruno Delcombel, chirurgien-dentiste, Lyon, France

08 h 00 Accueil et inscription
09 h 00 Mot de bienvenue et présentation du conférencier
Pratique d'un diplôme en hypnose clinique et psychothérapie éricksonienne : les débuts ; les joies de cette pratique ; les déconvenues avec le temps, dans le domaine dentaire, pour son application ; remise en question de la pratique de l'hypnose (formelle) éricksonienne en pratique dentaire, remise en question du praticien lui-même et de son environnement
12 h 00 Dîner à la salle à manger de l'hôtel (inclus)
13 h 30 Aboutissement au concept de dentisterie éricksonienne : ses principes à travers le cabinet dentaire (agencement), l'accueil, la consultation dentaire, les soins, la parodontologie, l'implantologie ; conclusion : une relation patient-praticien fondamentalement différente où l'inconscient devient roi

SAMEDI 10 NOVEMBRE 2001
SALLE RENOIR / VAN GOGH

Contrôle de la douleur
Dr Jean-Marc Benhaiem, médecine ~~dentaire~~ interne, Paris, France

08 h 30 La douleur aigüe, la douleur chronique
Contrôle : théorie et pratique
12 h 00 Dîner à la salle à manger de l'hôtel (inclus)
13 h 30 Suite du même sujet
Période de questions
15 h 30 Fin du programme scientifique
15 h 45 Assemblée générale annuelle de la S.Q.H.

... la dent travaille... nous travaille... universellement...

Transes en dents.

Avis aux lecteurs : conscient et inconscient...
– tu réfléchis en lisant ce livre-miroir...
– tu réfléchis en utilisant tes neurones miroirs...
– tu réfléchis en te brossant les dents devant ton miroir...
Florilège trouvé dans un livre :
« La bouche se prête particulièrement à obsession. S'il s'y passe quelque chose, c'est là qu'on vit : dans sa bouche (...) Quoi de plus naturel que de placer les maux de dents au

sommet de la douleur civile, non mortelle ? (...) Dans – Au jour le jour –, Bellow écrit que « les douleurs dentaires » comptent pour environ deux pour cent du total des misères d'un homme. Je réviserais au contraire ce pourcentage selon le dicton de Clive James, qu'il m'avait ressassé à l'envie quand j'avais à peu près vingt-sept ans : neuf horreurs sur dix se produisent chez le dentiste. »

Morceaux choisis, parmi tant d'autres sur la dentisterie, dans l'ouvrage de Martin Amis, Expérience. Gallimard.

Surtout, entre nous, quand un patient s'entend dire, avec fierté... « Ce bridge vous l'emporterez avec vous au cimetière. » !!! Bien sûr, une phrase ô combien malheureuse, mais quand même sincère de la part du praticien...

— Oui, Peter ?

— La dentisterie est un métier intrusif... où la franche façonnerie n'est pas aisée !

Pourquoi une méditation sur les dents pour nous tous, dentistes y compris ? Nous verrons que le cabinet dentaire se prête bien à l'explication naturelle de l'hypnose et de ce fait du phénomène naturel de la transe. Pendant les soins, on peut parler d'une métaphore dans la métaphore...

« Et pour commencer, tuons tous les dentistes ! »

disait Shakespeare...

Nous lui pardonnerons volontiers, lui-même étant victime encore de l'image d'Épinal de la profession. En effet, bien avant les dentistes, il faut revenir à la dent tout simplement. De tous les temps, la dent a concerné l'Homme, soit comme outil pour la mastication, soit comme siège de douleur, de traumatisme et même comme témoin du temps qui passe, sans parler de l'image « avoir de belles dents blanches » !

La bouche symbole de vie, de sexe et de mort a toujours été l'objet d'attention des « médicaux » : en passant par les sorciers, chamans, guérisseurs de tous

poils, charlatans, arracheurs de dents, médecins et enfin chirurgiens-dentistes et désormais docteurs en chirurgie dentaire… et hypnodontistes… et enfin psychodontistes… L'inconscient collectif est bien chargé ! Une peur ancestrale est entretenue avec « les dents ».
Ce qui entache toujours la profession dentaire…

« Je vais désencombrer l'horizon. » disait Victor Hugo.

Et il faut noter aussi qu'un précurseur de l'hypnose dans le monde dentaire est la marionnette « Guignol », enfin plutôt son créateur Laurent Mourguet. En effet, ce dernier dans la rue, amusait « ses patients » avec ses marionnettes, afin de les distraire pour arracher une dent. Arracher, étant bien sûr le terme qui convient à cette époque ! D'instinct, il préparait déjà mentalement de façon systématique ses « patients » …
Maintenant l'hypnose médicale, par conséquent l'hypnose clinique dentaire, est reconnue par l'Académie de médecine depuis mars 2013. Soit 230 ans après le docteur Mesmer qui, on l'a vu, est l'inspirateur de l'hypnose médicale moderne ! Il n'est jamais trop tard…
Comme on le sait (cf. métaphore du début du livre) notre cerveau « navigue » entre le conscient et l'inconscient, et ce, en permanence. Et l'inconscient a accès à la totalité de l'esprit conscient ; alors que l'esprit conscient, lui, n'a pas généralement accès à l'inconscient.

La douleur :
– « Ce qui nous fait tant souffrir avec de la douleur ; c'est de ne pas savoir se reposer sur l'âme, qui est seule et souveraine maîtresse de notre condition humaine »
Montaigne. Essais, I, XL,303

– « L'homme est un apprenti, la douleur est son maître,
Et nul ne se connaît tant qu'il n'a pas souffert. »
Alfred de Musset

– « La douleur des dents est la plus grande et la plus cruelle qui soit entre toutes les douleurs sans mort... »
Celse. Philosophe romain. 1er siècle après Jésus-Christ

En principe, nous sommes tous des patients du dentiste tôt ou tard, dentistes compris !!!

On peut déjà reconnaître, cette universalité partagée entre l'hypnose et les dents : la transe est toujours là, positive ou négative...

La transe peut être considérée comme une « respiration cérébrale », encore plus nécessaire dans ce contexte.

Expliquer ce qu'il se passe dans le cabinet dentaire devient une bonne métaphore pour la compréhension de l'outil hypnotique. Pour enfoncer ce clou hypnotique, il faut ajouter que la suggestibilité est fonction de l'état émotionnel. Or le cabinet dentaire est un lieu par définition « nostalgique », au sens littéral du terme : la douleur du retour... vers le retour de la douleur dentaire... ancestrale, virtuelle ou réelle, en tout cas ressentie. En fait, ce mot « nostalgia » à l'origine signifie que le suc (sic) nerveux prend toujours en retour le chemin vers la patrie, selon son inventeur, le médecin suisse Johannes Hofer en 1688. En l'occurrence ici, on le comprendra, la patrie c'est l'enfance... CQFD !

L'exégèse neuronale fait donc partie de la thérapie nostalgique.

Avec la phrase éricksonienne :

« JE ne VEUX pas que vous pensiez à un éléphant ROSE... tient ! il revient celui-là ! nous pensons tous alors à un éléphant rose et cet éléphant a peur de quoi en général ? D'une souris oui, d'une petite souris... et... cette petite souris... peut nous rappeler... des souvenirs d'enfance...

avec peut-être quelque chose que vous devinez… de caché… sous votre oreiller… »
Voilà c'est simple l'induction hypnotique !
« On demande toujours aux putes et aux flics pourquoi ils font ce métier, jamais aux dentistes ! »

Jean-Marie Gourio. Brèves de comptoir

De la petite souris à la vocation d'être chirurgien-dentiste : Peter, Bruno, nos lancelots ici, veuillez nous raconter votre Graal…

/ TRANSE – VOCATION /

J'ai 10 ans et je vais chez le dentiste... J'aime bien y aller, l'assistante est gentille et le dentiste aussi. Je me sens bien sur son fauteuil, alors que la roulette tourne. Je suis comme fasciné par les courroies, notamment une. En effet, mes yeux la suivent facilement sur son trajet car elle est un peu effilochée... Pendant la durée des soins, mon regard est comme hypnotisé, fixant encore et encore ce petit fil dans son trajet sans cesse répété... Ainsi les séances, même avec quelques petits désagréments, se passent toujours bien. Je comprends d'instinct qu'il suffit de fixer son attention sur quelque chose, pour être tranquille... sans comprendre pourquoi.

Et puis, un jour, je croise MON dentiste dans la cour de mon immeuble. Il me paraît tout petit dans son énorme voiture américaine décapotable. Il s'arrête et me salue ! Il bavarde un peu avec moi et repart. Je suis aux anges ! Deus ex machina !

Ancrage fabuleux pour le petit garçon que j'étais... C'est comme si une star était descendue, de sa planète, de la scène, pour venir à ma rencontre. Un rêve !

Bruno, Peter :

C'est décidé, je serai dentiste !

Mais fatale erreur, tout heureux de cette décision, j'en parle naïvement donc à mon entourage... Les réflexions tombent et s'inscrivent, au mot près, dans ma mémoire.

Verbatim :

– Mon père : moi aussi, si j'avais voulu j'aurais pu faire dentiste... ?

— Ma mère : tu es sûr de toi !!!???
Ami banquier du père : quand je vois ce que gagne mes copains dentistes, aujourd'hui je regrette ce que je fais...
Famille :
— personne n'a encore fait « ça » chez nous...
— tu veux faire « ça » pour l'argent !
— c'est sale comme métier...
— mettre la main dans la bouche des gens quelle horreur !
— curieuse idée !
— il faut être sadique !
— etc, etc, etc... le bal lancinant des réflexions !
Les professeurs :
— quelle drôle d'idée !?
— avec vos notes en Allemand (quel rapport ?), vous ne serez jamais dentiste !
— j'aurais pu être dentiste, mais j'ai préféré être prof ! ...
— etc...
À l'armée : le chef de corps s'adressant au jeune dentiste aspirant officier :
« Dans le civil vous serez quelqu'un avec beaucoup d'argent ; mais ici vous ferez moins le malin ! Vous n'êtes qu'un simple soldat dans une armée de métier... »
Comme quoi, on peut être chef de corps, sans être chef de tête !
La bêtise humaine s'inscrit durablement dans le cerveau du rêveur...
Voilà, vous venez de comprendre, avec ces ancrages, ce qu'est l'hypnose négative, en quelque sorte.

« Le philosophe me dit : raisonne.
L'anthropologue me dit : observe.
Le sage me dit : accepte.
Et le psychanalyste me dit : assume.
Et moi qui désire simplement
Que,
Par amour,
On touche ma peau
pour y laisser la marque
de la tendresse. »

Wajdi Mouaw

Il est fou de constater qu'en France et partout ailleurs dans le monde, les réactions que peuvent susciter ce métier : chirurgien-dentiste. Certes, elles peuvent être différentes ; mais cela reste un métier à part. En effet, ces propos ou scènes rapportés ont été vécus par l'un de nous, et par d'autres bien entendu.

Cela souligne encore une fois l'importance de la dent dans l'inconscient collectif.

Et toutes ces vraies phrases sont autant de sentences qui peuvent rester gravées dans la mémoire d'un petit garçon, ou d'une petite fille évidemment. Et ce, quel que soit aussi le métier futur envisagé... Alors, cela peut se transformer en hypnose négative pour le futur et entraîner un renoncement. Mais, heureusement, le cerveau a la capacité de s'adapter aux circonstances... Ainsi Peter et moi aidés par nos cerveaux et leurs réactances ; nous avons pu réussir nos études : examens, concours etc...

Voilà la suite...

Après des années de réflexion sur ce métier, il fallut bien se rendre à l'évidence que sa partie psychologique est fondamentale... Mais malheureusement l'enseignement de la psychologie ne fait pas partie des priorités (euphémisme !) dans le cursus universitaire. Et elle était même totalement absente à notre époque, jusqu'au doctorat de 2ème cycle. À tel point que l'on soignait sur des « fantômes » au sens propre comme au figuré, pour apprendre notre métier. Et en ce qui nous concerne, paradoxalement, nous aimions les gens et notre métier, mais pas les deux ensembles !!!

« Chi sa solo di denti, non sa niente di denti. »

Citation du Professeur Gagliani

Simit day 09/10 Maggio 2022. Italie

– Ceux qui ne connaissent que les dents, ne connaissent rien aux dents...

La dentisterie n'est pas plus quantique qu'holistique. Elle est psychologique et pragmatique.

Dès lors, la rencontre avec le Pr. Sylvestre Marimount fut primordiale. Bruno et moi avons réalisé grâce à lui que TOUS (dentistes compris !) les patients fonctionnaient de la même façon une fois allongés sur le fauteuil dentaire. En effet, nous nous retrouvons dans un univers particulier. Mais il fallait mettre aussi en pratique dentaire nos connaissances psychologiques et celles sur l'hypnose... Nous sommes heureux, aujourd'hui, de vous donner le fruit de ce travail. Il est évident, que l'apprentissage des techniques avec l'outil hypnotique reste incessant... ici comme ailleurs...

Et ce savoir est à partager... Sans avoir la vérité, nous pensons encore une fois être dans le vrai. Et le patient nous en apporte à chaque fois la preuve, quand il nous décrit la séance dentaire qu'il vient de vivre. Ce qui représente, pour nous en fait, la plus belle des récompenses dans ce métier.

Avec l'hypnose, la sérendipité est de mise. Elle est, en effet, source de trouvailles permanentes. Et tout le monde en tire un bénéfice ; car la routine s'efface.

Sylvestre, Bruno, Peter,
TRANSE-ILLUMINATION
« L'émotion efface le jugement... »
Lochbheinn

POSTULAT DE BASE DE LA DENTISTERIE ERICKSONIENNE (INPI)

« La simplicité est la sophistication du suprême »
Léonard de VINCI
« Avec l'hypnose, le bon sens COOL dans les veines... »
Peter
Avant de rentrer dans le « vif » du sujet... je citerais Colette dans « Mes apprentissages » :
« Le tout est de changer. »
Cela est vrai, en général. Mais en ce qui concerne la dentisterie nous avons trouvé une citation encore plus appropriée, sur ce sujet. En effet Pierre Dac, l'humoriste et l'humaniste, déclarait péremptoirement : « Il faut penser au changement avant de changer de pansement ! »
Pour comprendre le contexte psychologique particulier du couple patient/chirurgien-dentiste, on peut représenter sous forme de métaphore le cadre du fauteuil dentaire. La métaphore, comme on le sait déjà, est un des langages de l'inconscient.
« Belle rangée de dents il avait, ça me donnait faim de les regarder »
James Joyce. Ulysse
Et aussi du même auteur au sortir d'une pharmacie : « L'odeur vous guérit presque comme la sonnette du dentiste. »
Et puis cette phrase aussi ! :
« Il est imputé à l'ordre militaire une partie de l'aversion qu'inspirent les combats. C'est là un phénomène

d'anthropomorphisme du même genre que celui qui fait redouter le dentiste en même temps que le mal de dents. »
Charles De Gaulle. Le fil de l'épée. Éditions Berger-Levrault (p.92-93)
« Je vous aime bien ; mais je n'aime pas les dentistes. »
Un grand classique parmi les phrases entendues au cabinet dentaire. Cela définit bien l'image d'Épinal de l'inconscient collectif sur la profession...
Écoutons encore, Bruno ou Peter :
« Pendant mes études à la faculté de chirurgie dentaire, je n'ai eu aucun cours de psychologie, encore moins en ce qui concerne le cabinet dentaire... Et l'on comprend vite en débutant son activité, que le titre de docteur en chirurgie dentaire ne suffit pas. Le rêve d'exercer ce métier ne résista pas longtemps à la réalité du terrain.
Au cours de mes études de psychologie médicale, j'ai vite compris ce principe fondamental concernant le couple soignant-soigné ; qu'il fallait éviter que cette relation ne se transforme en : sois niant-sois nié, et devienne de préférence soigné-soignant... ».
Caricature des dentistes aux U.S.A. :
les « Drill... Fill... Bill » !
Et nous ajouterons « Kill » !!!, sur le plan psychologique...
Et puis, un jour... une nuit, trois heures du matin, Bruno se lève d'un bond, comme si la pomme de Newton venait de lui tomber sur la tête... Comme une épiphanie (du suffixe grec-phanein, « lumière ») qui déclenche une illumination ; où une idée s'impose soudainement à la conscience... Eurêka ! Il couche sur le papier cette idée.

La « psychodontogénèse » du fauteuil dentaire était née, avec son corollaire : les enjeux psychologiques qui en découlent... Il griffonne un schéma...
Que l'on retrouve plus précisément dans l'article :
« Hypnose clinique : pose d'un implant éricksonien ». Bruno de la Petite Combe. Le fil dentaire (p. 30, 31, 32). Juin 2009.

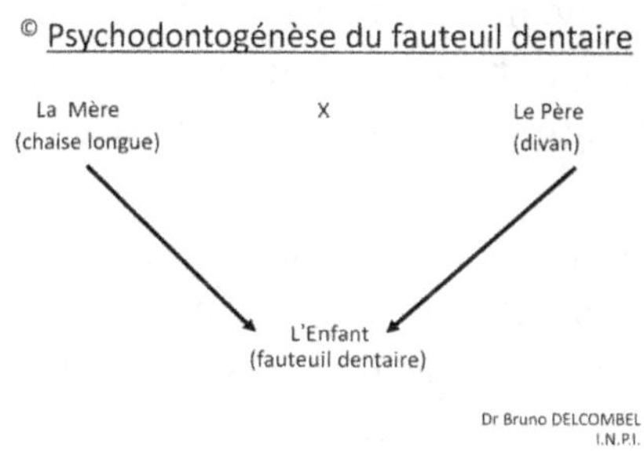

Et puis, il se recouche... il se rendort dans son lit douillet... il rêve à nouveau, le cerveau... il rêve qu'il rêve de la mer... il entend le clapotis de l'eau... Au loin il voit la montagne et son léger manteau de neige... froid... brrr... puis sur l'eau il y a un canot à moteur, à nouveau le son de l'eau dans son sillage... humide... le bruit de l'eau devient plus fort dans la tête... alors que la mer est calme comme un lac... et puis il se retrouve dans un rêve différent... dans la boutique d'un hôtel au bord de l'eau... il voit un jouet , un canot automobile en tôle des années cinquante... il a comme une pulsion d'achat mais autre chose aussi... et puis d'un coup il rencontre le directeur de l'hôtel... il lui demande si les affaires... marchent bien... et puis il se retrouve dans un long couloir à marcher vite... il rentre avec soulagement dans des toilettes... et il se réveille, en fait le cerveau vient de parler aux neurones concernés… avec comme une pression dans le bas-ventre… il se lève… et va directement dans ses toilettes… il se recouche… il reprend son sommeil… il revoit un bateau jouet avec deux pilotes cette fois… avec une seule tête… il achète ce bateau… la nuit passe tranquillement…

Il se lève et va aux toilettes…

Pause-pipi donc…

Mais une fois réveillé, je viens de réaliser que le cerveau parle au cerveau, pendant que je suis endormi… le cerveau interprète les signes du corps, et modifie le scénario du rêve !

Je n'avais jamais analysé cela avant… comment est-ce possible ? Un dialogue sans dialogue ?

Eurêka ! Les neurones parlent aux neurones…

On reprend la lecture de ce signe :

Tout cela devenait une évidence… Il en parle aussi à Peter, qui lui déclare avoir fait le même rêve et les mêmes métaphores ! Pour Peter cela veut dire tout simplement, que l'on peut parler nous aussi aux neurones… Il suffit, alors, de mettre le cerveau dans certaines conditions ! Nous racontons ce phénomène au professeur Marimount, il n'est pas plus surpris que cela. Il sait très bien que, quelque part… l'Homme reste l'enfant qu'il a été. Et bien sûr, c'est encore plus évident sur le fauteuil dentaire ! Ainsi, notre communion d'esprit devait nous amener à la même conclusion, pour lui c'est logique, c'est naturel… Et il nous revient encore à l'esprit : comme la fraise a goût de la fraise, ainsi la vie a goût de bonheur. Ainsi, la pensée universelle procède toujours d'une certaine logique et d'une certaine analogie.

Une idée peut nous appartenir ici-bas, mais quid de la genèse, justement, de cette idée dans le cerveau ? L'envie d'uriner certes, mais la genèse de l'idée de modifier le

scénario du rêve en court... ?
Ici, nous ne sommes pas dans la psychanalyse, nous sommes dans un besoin physiologique naturel guidé par des neurones...
Les neurones parlent aux neurones.
Alors, nous comprenons ainsi que le monde de la dentisterie n'est qu'un microcosme dans le macrocosme, mais sa part psychique est universelle...
Le jeu avec les neurones est ouvert !!!
Cf. schémas, tiré de l'article :
« Hypnose clinique : pose d'un implant éricksonnien. »
(p.31. N°44. LE FIL DENTAIRE. Juin 2009).

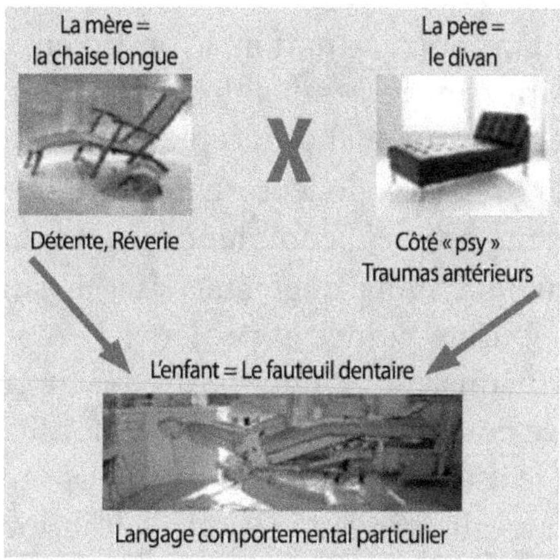

« Un homme n'est jamais aussi grand que lorsqu'il est à genoux pour aider un enfant. »
Pythagore
La boucle est bouclée :
« On ne brise pas le rêve d'un enfant. » dixit Peter.
On comprendra ainsi que les attitudes comportementales et verbales, tant du patient que de la secrétaire, de l'assistante et du praticien, ne sont pas anodines.

Le patient se retrouve, malgré lui, désormais allongé comme une sorte de divan, celui du psychanalyste classique...

« Formuler une loi ou faire respecter un interdit lors d'une cure ne doit pas être sous-tendu par un projet éducatif mais par un projet de structuration psychique. Avoir pour l'enfant un projet différant d'un projet pédagogique, sous-tendu par la théorie psychanalytique et non par une volonté adaptative, me paraît souhaitable et je crois que tous les psychanalystes en ont un, qu'ils l'admettent ou non. »

Caroline Eliacheff. À corps et à cris. Être psychanalyste avec les tout-petits. Odile Jacob

Certes, mais dans notre situation, le praticien, lui, est plutôt dans une position quasi-semblable au psychothérapeute. Et de plus, il s'agit de « Psychothérapie brève » ...

Il y a plusieurs niveaux de lecture de cette métaphore... Et vos inconscients ont déjà commencé un travail...

C'est vrai au fait, dans quel état suis-je sur le fauteuil dentaire ? ... Qui va guider et protéger l'enfant qui est en moi, se dit l'inconscient ? Qui va me rassurer sur la peur intrinsèque de ce moment déjà vécu ou non ? Et la peur du mal qui crée le mal de la peur ?

Ce que l'on peut surtout retenir, c'est qu'au fauteuil dentaire ; un dessein vaut mieux que mille maux... il faut en conséquence : une Préparation Mentale Systématique ! P.M.S. !

« Croire en vos propres idées, croire de tout cœur que ce qui est vrai pour vous est vrai pour tous les Hommes, voilà ce que j'appelle avoir du génie »

Ralph Waldo Emerson. Essayiste, philosophe et poète américain. Chef de file du mouvement transcendantaliste américain du début du XIXème siècle

Bon il faut redescendre sur terre, on peut avoir une idée

géniale sans pour autant être un génie... mais une suite d'éclairs de génie est toujours possible !
Maintenant 2 solutions :
Le praticien (et/ou l'assistante) est formé en hypnose clinique dentaire : hypnodontiste ou mieux encore, il est formé à la psychologie : psychodontiste. Alors à ce moment-là, vous vous laisserez guider...
OU bien, l'équipe dentaire n'est pas formée du tout, il vous appartient alors de vous relaxer vous-même !
« Un égoïste c'est quelqu'un qui ne pense pas à moi. »
Eugène Labiche
Mais écoutons la sagesse du docteur Milton H. Erickson :
« Dans la pratique de la dentisterie, vous souhaitez que la zone buccale du patient soit dans une transe très profonde ; mais pour le reste dans une transe légère. Pour ce faire, dans cette relation patient-praticien avec présence de peur et d'anxiété, vous devez centrer l'attention du patient par votre reconnaissance de cette symptomatologie particulière : c'est-à-dire ses peurs et ses anxiétés. N'essayez jamais de discréditer ce que le patient sait être, pour lui, une réalité. »
Milton H. Erickson. Quatre conférences. Édition ESF éditeur
Ces bases étant posées, nous devions les respecter scrupuleusement. Nous en avons déduit qu'il fallait avant tout s'occuper du confort du patient. Oui, mais comment fallait-il faire ? Cet avertissement du Docteur Erickson n'était pas suivi de directives particulières. N'étant pas lui-même chirurgien-dentiste, on peut comprendre que la tâche n'était pas si évidente pour lui, même si le constat est juste !
Il nous a fallu chercher, chercher encore et encor...
Méthode : extrait et script d'une conférence de Peter, donnée lors d'un congrès médical :

« Douleurs du corps et de l'esprit. » Lyon 1998.

– Première solution : vous prenez, par exemple, un chien, « éricksonien » ... de préférence, par exemple un labrador (histoire véridique) dans votre cabinet. Pour chaque patient pusillanime ou difficile, le labrador qui dort sous le bureau est sifflé.

Il se laisse, alors, caresser, et lèche la main du patient. L'efficacité est certaine, mais peu conforme aux normes d'hygiène... (risques : allergie, septicémie, gangrène...)

– Deuxième solution : en s'inspirant de la première, vous prenez un pit-bull, dressé à montrer les dents : effet sidérant garanti. Mais cela nous rappelle l'hypnose traditionnelle ou pire l'hypnose de théâtre...

– Troisième solution : on peut essayer la sophrologie, efficace d'une certaine manière mais qui peut être un peu longue en cabinet dentaire. Ou alors, il faudrait le fameux chien Droopy : « You know that ? », mais celui-là avec son len... en... ent... phrasé, il est unique en son genre !

Tout en respectant la gente canine, nous nous en tiendrons uniquement aux rapports « purement » humains...

Ainsi vous l'aurez compris, l'hypnose éricksonienne est un outil de choix en dentisterie. Surtout que le patient arrivant chez nous est en transe, car son stress naturel est déjà en soi une transe. En effet, dans notre domaine, « la distorsion cognitive » marche très bien, tant chez le patient que parfois chez le praticien... C'est-à-dire, c'est notre façon de voir les choses, de les interpréter en négatif qui génère le stress. Avouée ou non avouée, la peur du dentiste est toujours là.

À ce propos, Peter avait été élu meilleur conférencier de cette journée consacrée à l'hypnose. Au-delà de son « talent », nous pensons surtout, comme lui d'ailleurs, que le sujet dentaire a touché en fait toutes les personnes présentes : médecins psychiatres ou autres spécialités, et psychologues, et chirurgiens-dentistes. Il s'est donc opéré un retour en âge, voire une régression en âge pour tous les participants, lors de cette transe collective...

Quand le truisme participe à l'altruisme.

Pour aller plus avant nous devons parler du truisme.

Le truisme permet d'énoncer un état physique ou physiologique non discutable. C'est une remarque objective que l'on ne peut nier. Pour faire simple, on peut dire qu'à l'instant même : « vous êtes en train de lire », par exemple... impossible de dire non !

On peut aussi pour expliciter cela, en raisonnant par l'absurde : une critique littéraire ne peut être un truisme... les observations sur l'œuvre seront forcément subjectives. Le critique ne pouvant être, par définition, à l'intérieur du cerveau de l'auteur... Il interprète avec son propre cerveau, avec sa propre logique donc. Ainsi la critique peut être juste mais pas irréfutable !

Paradoxalement le critique par sa critique, se révèle lui-même...

Aristote ne dit pas autre chose, quand il définit la « proposition énonciative » suivant sa signification du vrai et du faux.

Ici le truisme va nous permettre de préparer un cerveau pour un confort dans sa logique de réflexion et ce, au mot près.

Suivez le GUIDE ! « Hypnose clinique et Dentisterie Ericksonienne (INPI) » : à lire confortablement avant ton rendez-vous chez le dentiste... sous la houlette de Marimount... avant la roulette ! Cette préparation mentale systématique (P.M.S.) du patient est bien sûr enseignée de cette même façon à la Faculté, comme une « marque déposée » sur le patient et le futur praticien ! Tous autant que nous sommes, il n'est pas simple d'être « patient ». Il ne suffit pas d'attendre... il est établi que la relaxation n'est

pas innée !
L'ancrage de la transe dentaire se fait dès l'installation sur le fauteuil dentaire. Il faut rassurer « l'enfant » sur le fauteuil…
« Installez-vous CONFORTABLEMENT comme sur une chaise longue… »
« Une fois allongé, décroisez les pieds pour une MEILLEURE CIRCULATION sanguine… » (truisme)
« Puis décroiser les mains, pour une MEILLEURE RESPIRATION… » (truisme)
Le truisme par la force de sa vérité, va permettre au cerveau de suivre les directives automatiquement et surtout physiologiquement !
ET puis, dans votre tête, posez-vous la question :
« Pour cette séance, je préfère aujourd'hui la MER ou la MONTAGNE ? ».
Vous fermez les yeux pour mieux voir (truisme scientifique et suggestion paradoxale aussi), les images de VOTRE souvenir… Quand vous voyez nettement vos images CONFORTABLES… alors vous soulevez l'index de votre main gauche… (signal qui ratifie la transe)
Vous pouvez intégrer, désormais, les sons dans votre souvenir (les bruits du cabinet dentaire s'estompent, hallucination auditive) … Vous pouvez respirer par les pieds… (dissociation très efficace, pour une meilleure relaxation).
Vous êtes ailleurs, pendant toute la séance… (distorsion du temps) … elle va vous paraître d'ailleurs plus courte…
Cf. à nouveau et en toile de fond de la « Préparation mentale systématique » du patient, « hypnose delcombel youtube » : Préparation d'un patient phobique (toujours le monsieur vu plus haut) des soins dentaires pour un autre praticien. Cette personne, jamais vue auparavant, obtiendra en une seule séance des résultats positifs sur son

comportement une fois allongée sur un fauteuil dentaire... il suffira pour vous, installé confortablement, de faire travailler vos neurones miroirs ; c'est-à-dire adopter la position de ce patient et de fermer les yeux, et d'écouter la voix pour une bonne voie... pour vous préparer aux séances dentaires futures comme indiqué, plus haut.
Verbatim patiente :
« C'est comme si votre voix était en nous... on laisse son cerveau au vestiaire... ».
Maintenant vous revenez confortablement après les soins terminés... dans votre tête des suggestions post-hypnotiques :
– Au réveil je vais contrôler les sensations...
– Contrôler la cicatrisation...
– Après avoir fermé le robinet de la salive, nous ouvrons ce robinet de salive en sortant de transe...
– Il est logique de ressentir quelque chose...
– Je cicatrise déjà... etc...
Bienvenue dans une auto-hypnose apparente, mais en fait téléguidée par les suggestions données ! ...
L'avantage de cette technique pré et post hypnotique, c'est qu'elle permet aux patients de libérer potentiellement des endorphines, jusqu'à 400 fois plus puissantes que la morphine... (cf. en replay le magazine « En quête d'actualité » TV D8, avulsion d'une dent sans anesthésie.)
En résumé on observe toujours un « retour en âge » sur le patient allongé dans le fauteuil dentaire. La lecture de notre cerveau dans cette situation, nous fait plonger dans notre enfance ; jusqu'à obtenir parfois « une régression en âge » dans notre attitude, dans nos réflexions ou bien parler avec une voix enfantine... NOUS sommes TOUJOURS psychiquement, des « ENFANTS » sur le fauteuil dentaire...
Dans le couple « patient-praticien » il y a en fait une

dualité parentale. Le praticien est à la fois le père et la mère de l'enfant sur le fauteuil. Même effet, si c'est l'assistante qui prépare mentalement le patient.

Nous savons par la science qu'il est bénéfique de câliner ses enfants pour leur développement cérébral et diminuer leur stress. Pour les mêmes raisons, au cabinet dentaire, le fait de « câliner » de façon hypnothique ses patients permet de jouer sur la plasticité cérébrale de leurs cerveaux ! Cette découverte est fondamentale pour une bonne pratique des soins dentaires. En preuve supplémentaire, et il y a peu, des psychanalystes en sont arrivés à la même conclusion pour leurs patients installés sur le divan… ! C'est-à-dire toujours ce retour en âge avec parfois une régression en âge. La régression se traduit par un comportement infantile, tant par les attitudes que la voix. Ainsi, le cerveau, lui, ne fait pas la différence de savoir s'il se trouve chez l'analyste (cf. le divan, psychodontogénèse) ou bien le chirurgien-dentiste ! Même si notre conscient pense le contraire… et il vaut mieux soigner quelqu'un sur une chaise longue… relaxé…

Encore une fois, la préparation mentale est fondamentale.

Et puis, cette réflexion aussi fondamentale que fondatrice, d'un de nos patients :

« J'avais, avant vous, un bon dentiste. Mais, vous, vous êtes différent.

CAR vous ne soignez pas les gens comme on répare des VOITURES… »

Mais nous avons aussi en écho, la réplique exprimée par un confrère sur notre profession :

« Déjà que l'on creuse sa tombe avec ses propres dents… On ne va pas la creuser en plus avec celles des autres ! »

On ne peut que constater ici, un malentendu dans la relation patient-praticien. Même si la sphère dentaire n'a pas le « monopole » du malaise en communication dans le monde médicale…

Maintenant, nous n'avons pas honte de dire que nous avons eu aussi notre période de « garagistes ». Les « dentistes garagistes » involontaires sont même toujours très largement majoritaires de par le monde… En fait, il y aura les Psychodontistes et les autres…
« Si j'avais suivi la foule, je ne serais pas devenu psychodontiste. »
Chrysippe / Peter
Les études dentaires commencent à évoluer. La prise en charge psychologique du patient est désormais incontournable…
— Hypnose es-tu là ?
— Oui ! Je suis toujours là !
On peut aller jusqu'à dire que le patient, quel que soit son âge, est un enfant dans une sorte de psychothérapie sans le savoir… et que le praticien est, bien souvent, un hypnothérapeute basique sans le savoir ! Dans notre pratique, les témoignages abondent. La vie de beaucoup de patients se trouve transe-formée et pas seulement dans le domaine dentaire…
On assiste, en fait, à des psychothérapies brèves chez le dentiste !!!
Tel ce petit patient qui travaille mieux à l'école, parce qu'il a pris confiance en lui pendant les soins dentaires. Chez le dentiste !
Telle cette patiente qui nous dit que sa vie a complètement changé et qu'elle est heureuse, depuis qu'elle a réussi à se faire soigner toute sa bouche.
Tel ce professeur de faculté et conférencier international, qui est plus à l'aise désormais en public.
Tel ce petit judoka qui a progressé dans son sport et aussi en compétition… etc… etc.
On observe tous ces effets en ricochets, positifs, sur le maillage neuronal !

– Oui, Peter ?
– Le mot ricochet, me fait penser que j'ai parfois envie de jeter un pavé dans la mare aux conards !
– !? Tu veux dire aux canards sans doute ; car la faune éthique existe quand même...
– Oui, oui, bien sûr ! J'ai toujours eu du mal avec le Français... Pour en revenir au pavé, je crains toujours ce ressac d'imbécillités boueuses... Cela me fait penser, pour moi écossais, que la France est peut-être le plus beau pays du monde où les gens ne sont jamais contents !
Et puis, je pense aussi à cette sentence anglaise : pigeons de basse-cour, un jour vous allez venir manger dans ma main... mais elle ne sera plus là.
– C'est vrai ! Mais que représente une petite mare face à l'immense océan ?
Le bateau de pêche de Jean Lumière :
« Mais un jour le petit bateau fit un rêve
À son tour il voulut entreprendre un voyage au long cours
Alors il s'en fut magnifiquement
Tout là-bas vers les tropiques
La vie qu'il menait lui donnait vraiment
Des idées misanthropiques »
Et cette réflexion, avec le temps, qui résonne humblement et bizarrement en moi :
« En France, il ne suffit pas d'avoir raison ; il faut encore se le faire pardonner... »
Professeur Etienne Wolff
Il nous faut être :
TranscenDENT en quelque sorte...
Ceci est valable, bien sûr, si l'un des protagonistes est formé ou informé : le patient ou l'équipe dentaire... Mais de toutes les façons et quoiqu'il arrive, la transe est toujours là, et le plus souvent négative (si aucune préparation mentale) ou positive (avec préparation mentale). À ce propos,

une légende amusante mais très plausible, raconte qu'un certain Paul Harris, avocat américain et franc-maçon... de son état, eut l'idée de créer un mouvement altruiste universel entre les hommes de métiers différents ; alors même, que son esprit vagabondait pendant des soins, sur un fauteuil dentaire !!!

Le Rotary, qui allait devenir international, était né de cette transe dentaire spontanée... À cet égard, on peut rappeler que l'emblème du Rotary est une roue avec des dents ! Drôle de coïncidence, n'est-ce pas ?

Ainsi la relation patient/praticien AU fauteuil dentaire est en soi une bonne métaphore de la relation hypnotHique entre deux êtres... microcosme dans le macrocosme. Le fauteuil dentaire comme une sorte de « berceau de l'humanité » ... un égrégore médical...

Bien sûr, en intégrant toujours le fait, d'avoir la possibilité d'être soigné selon les données acquises de la science, à la fois psychiques et techniques...

Et, bien sûr, il faut laisser son ego au vestiaire !

On peut dire alors qu'en Dentisterie Ericksonienne, le dentiste lui-même est en vacances en accompagnant le patient dans son cerveau droit, le patient étant lui-même en « vacances » du cerveau gauche, est en vacances dans son cerveau droit... travailler en se reposant sur l'inconscient du patient... qui lui-même se relaxe...

Quoiqu'il en soit, la prise en compte du phénomène psychologique dans la pratique dentaire fait la noblesse du métier de chirurgien-dentiste...

Et l'outil hypnotique laisse une trace mnésique positive !

Pour conclure, le cheminement en forme d'allégorie de la relation patient/dentiste en Dentisterie Ericksonienne, nous citerons Victor Hugo pour qui aussi l'enfance est, encore une fois, source inépuisable d'inspiration en poésie.
Les voix intérieures de Victor Hugo :
« Et moi qui, mère, enfants, les vois tous sous mes yeux
Tandis qu'auprès de moi les petits sont joyeux
Comme des oiseaux sur les grèves,
Mon cœur gronde et bouillonne, et je sens lentement,
Couvercle soulevé par un flot écumant,
S'entrouvrir mon front plein de rêves. »
Le pyschodentiste est un poète hypnothique qui voit plus haut que l'horizontal...
L'un dent l'autre :
Lancelotte ! Te voilà patiente experte !
Lancelot ! Te voilà patient expert !

/ TRANSE – INTERSTELLAIRE POUR REMETTRE LES PENDULES À L'HEURE /

HORLOGE UNIVERSELLE

Bruno, Peter
« L'univers m'embarrasse, et je ne puis songer que cette horloge existe et n'ait point d'horloger. »
Voltaire. Les Cabales, 1772
« L'espace m'a toujours rendu silencieux. »
Jules Valles. L'enfant (p.238)
« Tant qu'on n'aura pas diffusé très largement à travers les Hommes de cette planète la façon dont fonctionne leur cerveau, la façon dont ils l'utilisent et tant que l'on n'aura pas dit que jusqu'ici cela toujours été pour dominer l'autre, il y a peu de chances qu'il y ait quoi que ce soit qui change. »
Henri Laborit. Chirurgien, médecin, scientifique
Avec le Professeur Marimount, nous apporterons notre modeste contribution. Non, pour changer le monde ; mais pour le rendre un tantinet meilleur... Nous parlerons de notre induction commune à tous les trois, créée à des fins rapides et reproductibles.
Celle-ci est intitulée :
« Induction de l'Horloge Universelle ».
Elle est une des bases, sinon la base, de notre enseignement : pour une hypnose dynamique.

« Ce qui fait le prix de la science, de la connaissance abstraite, c'est qu'elle est communicable. »
Arthur Schopenhauer. Le monde comme volonté et comme représentation (1818)

– INDUCTION de L'HORLOGE UNIVERSELLE –

« Si l'homme parfois ne fermait pas souverainement les yeux, il finirait par ne plus voir ce qui vaut d'être regardé »
René Char. Feuillets d'Hypnos
Pourquoi le terme : « Horloge Universelle » ?
On retrouve la symbolique religieuse des deux mains tendues...
On retrouve la symbolique de la main tendue...
En rappel, le docteur Mesmer disait que la coutume de se donner la main entre humains, est la marque de la volonté de partager une bonne santé. Par expérience, nous prétendons que cette induction est infaillible, reproductible et bien sûr... universelle ; il suffit qu'une personne accepte de vous donner ses mains. Du soutien ulnaire pour un départ lunaire...
À ce propos, « soigner » se dit « toucher » en japonais...
Et l'importance du toucher, dans cette technique, est fondamentale.
En fait, c'est comme si nous devenions « amis » instantanément. En effet, les neurologues ont constaté que les mêmes zones du cerveau s'activaient en même temps chez deux amis, face à une situation donnée... le feelback de l'ocytocine !
Les molécules du bien-être s'enchaînent : ocytocine... endorphine... sérotonine... « cercle vertueux »
« Ô temps ! suspends ton vol, et vous, heures propices... »
Alphonse de Lamartine

Avec l'hypnose, et l'outil hypnotique cette induction de l'Horloge Universelle va nous permettre de rentrer en communion hypnotHique avec une autre personne, et ce, instantanément. On obtient de fait, alors, une transe en danse... transcendantale ! Avec cette technique nous rentrons dans la « durée pure » qui permet, selon Henri Bergson, de mélanger le passé et le présent pour un instant de continuité universelle...

Symboliquement cela nous rappelle la Grèce archaïque, avec l'échange d'hospitalité grâce à la tessère : ce jeton d'argile que l'on sépare en deux parties. Ainsi chaque morceau du jeton ne vaut que par la part manquante ; par ce qu'il n'est pas... Le langage verbal et non verbal va permettre un rapprochement entre deux êtres. Comme si deux fleurs montraient l'absence d'un bouquet, en paraphrasant Lacan. Et pour un passeur hypnothique, il est difficile de priver de tessère, une âme en peine !

Au passage, tout le monde a pu connaître cette expérience. Il suffit de le demander à son cerveau : pour demain il faut que je me réveille à sept heures. Pour que le cerveau obéissant de lui-même à une horloge interne s'exécute le lendemain matin à l'heure pile. C'est le cerveau gauche, qui nous dicte de mettre le réveil pour le lendemain matin ! C'est plus sûr pour celui-ci, mais dans les faits, seul le cerveau droit sait l'heure exacte...

Pour revenir à notre technique puisque cela marche à tous les coups, alors :

« Quand on a une si belle sonnerie, on ne cherche pas midi à quatorze heures. », nous dit Sainte-Beuve, tout en nous confiant :

« Il n'est pas question d'avoir compris un grand nombre de vérités lumineuses ; il est question d'aimer beaucoup chaque vérité, d'en laisser pénétrer peu à peu son cœur, de regarder longtemps de suite le même objet, de s'y unir moins par des réflexions subtiles que par le sentiment du cœur. »

Nous mettons en fait, les chronomètres neuronaux des protagonistes en phase.

Ainsi, l'hypniatre ou le passeur hypnothique arrêteraient les horloges et remettraient les pendules à la bonne heure, si l'on peut dire et si l'on sait lire...

Nous rappelant encore que « L'homme est constitué par l'esprit et la main » (Thomas d'Aquin).

Ainsi cette induction est à la fois spirituelle et manuelle, en tant que langage universel. Mais c'est aussi une induction magnétique... Ne dit-on pas avoir des atomes crochus et aussi être sur la même longueur d'onde... ?

En étudiant Bossuet, Émile Faguet de l'Académie Française nous précise :

« La psychologie fine et sûre, est au premier rang des moyens de persuasion. On est porté à céder à qui vous pénètre, et à obéir à qui vous connaît. »

À condition, bien sûr, de prendre de la hauteur d'âme...

« C'est la verticalité qui fait l'Homme »

Aristote

Description de La technique :

Nous demandons à une personne de bien vouloir se mettre debout, devant nous.

Nous sommes mains tendues avec les paumes vers le ciel. Ce qui revient à dire qu'il faut joindre la parole au geste !

Cette position est hautement symbolique, comme nous le savons tous. Les paumes dirigées vers le ciel représentent l'offrande : l'offre et la demande... Le fait de saisir les deux mains de la personne participe au phénomène d'influence bien connu en physique. Les deux personnes vont rentrer spontanément en vibration et résonner à l'unisson. Une voix grave, on l'a vu, peut accentuer ce phénomène.

« Souvent ce que nous appelons entendre, comprend

un commencement d'articulation silencieuse, des mouvements faibles, ébauchés, dans l'appareil vocal. »
Victor Egger. La Parole intérieure
Nous saisissons les deux mains simultanément.
Nous caressons la main gauche avec notre main droite, et la soulevant nous la laissons en lévitation... elle reste suspendue dans le vide sans effort...
Il faut noter que ces manipulations entraînent une libération d'ocytocine dans le cerveau... hormone de l'amour... de l'agapè ici...
Et puis nous saisissons la main droite de cette personne, puis la mettons en catalepsie, avec soutien du bras par le coude dans un premier temps... puis relâchement...
Le mot catalepsie vient du grec, et signifie « saisissement ». Nous avons donc une sidération et une stabilisation de la transe...
La catalepsie est un phénomène idéomoteur, ainsi que sensoriel. Le tonus musculaire n'est pas altéré avec le temps. On le sait, ce phénomène est naturel chez le nourrisson dans son berceau par exemple.
« Quand sur une personne on prétend s'ajuster,
C'est par les beaux côtés qu'il la faut imiter. »
Molière. Deux vers, de sa version originale, des Femmes savantes...
Nous demandons, alors, à cette personne de retrouver un souvenir agréable. Il est entendu que nous fixons du regard cette personne, mais pas trop longtemps. En effet, on ne peut se passer du « miroir de l'âme » et de la force de persuasion que cela sous-tend...
Nous lui demandons de « fermer les yeux pour mieux voir », truisme scientifique et paradoxal. Comme nous l'avons dit, il est scientifiquement prouvé que l'on visualise mieux les images les yeux fermés. Et cela entraîne de fait, un état d'introspection.

Une fois cette personne installée dans son souvenir, nous avons une stabilisation de l'état hypnotique... l'induction est faite.

Voilà, nous avons créé cette induction, dites de « l'horloge universelle », car elle est valable et reproductible justement universellement, encore une fois, et tout le temps. Effectivement, nous pouvons la réaliser aussi sans prononcer un seul mot ; ce qui prouve encore plus son efficacité... et la renforce aussi !

En effet, avec le toucher, nous sommes dans le langage émotionnel, avec toutes ses répercussions physiologiques... et donc psychiques...

On peut encore une fois penser, que ce « câlin manuel » sur fond d'agapè produit de l'ocytocine. Et cette hormone va déclencher un bien-être, réciproque...

En fait, au-delà du langage, nous envoyons un ou des signes.

Selon la définition de Jean de Saint Thomas :

« Le signe est ce qui a comme fonction de représenter un autre que soi, auprès d'un autre connaissant. »

Louis Lachance nous précise...

Cette définition comprend deux choses :

« – premièrement, un pouvoir de manifestation ou de *cognoscibilité*, destinant le signe à un sujet connaissant, le dirigeant virtuellement vers lui.

– deuxièmement, une relation le rapportant au signifié dont il tient lieu. Le signe est l'intermédiaire entre le signifié et le sujet connaissant. Mais, surtout, il va s'adresser aux facultés de connaissance et la vertu de leur manifester un inconnu. » ...

Philosophie du langage (p.94)

Les éditions du lévrier

« Ce qu'on sait le mieux, c'est :
1) ce qu'on a deviné ;
2) ce qu'on a appris par l'expérience des hommes et des choses ;
3) ce qu'on a appris, non dans les livres, mais par les livres, c'est-à-dire par les réflexions qu'ils font faire ;
4) ce qu'on a appris dans les livres ou avec des maîtres »
Chamfort, Maximes et Pensées

/ TRANSE – FIGURATION /

Bruno, Peter, Sylvestre :
Mens agitat molem, comme nous le savons.
Nous pouvons désormais, pratiquer l'Exaltation Neuronale Ciblée.
« Par Dieu, j'entends un être absolument infini, c'est-à-dire une substance consistant en une infinité d'attributs, dont chacun exprime une essence éternelle »
Spinoza
L'hypnose, ou la transe, respiration de l'esprit ?
« Quand le souffle est irrégulier,
L'esprit est instable.
Lorsque le souffle est rare,
Les ennuis commencent. »
Hathayodapradipika, XIVème siècle
Nous allons donner quelques bases subjectives sur l'humain. Encore une fois, notre interprétation des phénomènes ne détient pas LA vérité ; notre seule ambition est d'être dans le VRAI, afin d'obtenir des résultats reproductibles et universels !
Nous parlerons de règles de trois, pour simplifier.
Finalement la base de toute vie humaine...
Un souffle, selon le philosophe kantien Herder, devient la peinture du monde, le tableau de nos idées et de nos sentiments...
Recadrage du cadre :
L'esprit de corps.
Si l'on considère que le corps est le véhicule de l'âme ; alors, comme chacun sait, qui veut voyager loin doit ménager sa

monture…
Il y a des bases intrinsèquement vitales. Ne pas en tenir compte, risque de nous emmener sur les chemins de billevesées.
Pour simplifier de façon scolaire :
« Règle de trois » sur le plan physiologique :
1. Il devient difficile de tenir plus de trois minutes sans respirer.
2. Il devient difficile de tenir trois jours sans boire.
3. Il devient difficile de tenir plus de trois semaines sans manger.
Rien que ces trois données, devraient nous ramener les pieds sur terre… carpe diem…
« Règle de trois » sur le plan neurologique :
1. Héritage de vos parents, génome, culture, enfance.
2. Vous ne pouvez pas ne pas penser… le cerveau travaille tout le temps.
3. Vous ne pouvez pas ne pas communiquer.
« Règle de trois » sur le plan hypnothique.
AAA (Marimount) :
1. ACCEPTATION
Cette séquence d'acceptation passe par l'» apprentissage » de l'hypnose avec le sujet.
2. ACCOMPAGNEMENT
Selon la méthode d'Erickson nous accompagnons le sujet sur un souvenir, sa métaphore…
3. AMENAGEMENT CEREBRAL
Nous devons nous assurer de la maîtrise de l'aménagement cérébral avec une « exaltation neuronale ciblée », avec des métaphores adéquates. Un but positif posé en premier lieu, cela va de soi, et pour chaque séance, est évidemment plus que souhaitable. En fait, on parle directement aux neurones concernés dans une écoute ciblée… Nous sommes en « neurolation » ! Il s'agit donc de s'adresser aux neurones

concernés en connaissance de causeS...
Nous donnerons cette citation, frappée au coin du bon sens de la transe, pour nous :
« La conscience est ce système de régulations en fonctionnement. L'Homme n'a dès lors plus rien à faire de l'» Esprit », il lui suffit d'être un Homme neuronal »
J.-P. Changeux. L'Homme neuronal
– Mise en œuvre...
– Hypnotique : instinctive de la transe/sorte de prose sans toujours le savoir forcément...
– HypnotHique : un don travaillé... sur une transe naturelle.
– Explication :
L'hypnose est un jeu d'enfants !
Mais il faut savoir lire... et écrire... les pages de sa vie...
« Le monde est un livre, et ceux qui ne voyagent pas n'en lisent qu'une page... »

Saint Augustin

Nous savons, en effet, que le cerveau gauche n'est pas « joueur ». C'est là que se développe l'EGO, le sens critique, la réalité du moment, etc... Comme on l'a vu.
Il nous faut occuper (et l'occulter !) ce cerveau gauche, et même l'annihiler d'une certaine façon. Cela revient à occuper les neurones NON concernés... Ainsi, il faut qu'il soit au bon âge, voire même s'il le faut, obtenir une régression en âge.
L'hypnose c'est conjuguer l'enfance... Et il faut connaître les conjugaisons aux différents temps comme aux mauvais temps...
Nous pourrons, dès lors, jouer comme si on jouait au train électrique. Il faudra prendre le bon wagon et emprunter les bons aiguillages. Comme personne ne connaît l'avenir ;

alors, autant voyager et l'envisager confortablement... et par cette nouvelle fenêtre on voit de nouveaux paysages, plaisants, confortables, agréables, heureux...
Je vois mon train avancer sur ce circuit électrique. Le circuit électrique neuronal qui modifie aussi ses aiguillages. Une onde électrique se propage ainsi avec des neurotransmetteurs. Sans oublier l'onde électromagnétique qui permet à un neurone d'entrer en relation avec 10000 neurones... la gare de triage sait ce qu'elle doit faire ! Le cerveau va effectuer un travail dans le sens de la demande. Il peut effacer l'ancien trajet...
L'inconscient fait son chemin...
« Le chant des neurones,
d'abord se mettre au diapason
avec l'Horloge Universelle comme raison
puis il faut être de bon ton pour la voix
en sachant orienter vers la bonne voie
là avec un « LA » venu d'ailleurs
va nous permettre d'être ailleurs
dans l'écho de l'unisson
se bâtit un changement profond
la chanson empreinte de bonté
soumission de bonne volonté
on part chacun de son côté
résonance neuronale pour l'éternité... »

Zeenberg

Et puis... venant de terminer un soir... le livre de Jeffrey K. Zeig : « Un séminaire avec Milton H. Erickson. »
Édition Le Germe
Un phénomène inconscient se met seul en route... inhérent à toutes les lectures je pense... sensation d'être seul au monde.

« Le temps est un enfant qui joue. »
Héraclite

Alors, d'où te vient petit Lancelot, cette sensation d'être seul au monde face aux évènements de ta vie ? ... Tu es plutôt MER, alors raconte...

/ UNE TRANSE-CARAÏBE /

Cette transe caraïbe, à ses débuts, fût amenée en bateau par une transe-atlantique dans les années 1950...
Transe verbatim :
Tôt, le lendemain matin, je me réveille avec un souvenir d'enfance qui ne m'a jamais quitté, depuis près de 60 ans... et qui revient de temps en temps par flash.
Je me lève et j'écris en « écriture automatique » ...
Je suis en Martinique, j'ai quatre ans et demi, il fait chaud, humide, la végétation est verte. Je me promène... seul... avec un chien qui se trouve là... gentil, noir, poilu, de taille moyenne mais gros pour moi. Je ne sais pas à qui appartient ce bâtard sympathique. Soudain, surgissent quatre à cinq chiens errants qui arrivent droit sur nous, de façon agressive. J'ai peur sans avoir peur, plutôt paralysé (sidération hypnotique en fait) par la surprise de cette attaque...
Immédiatement mon compagnon poilu s'interpose et il se fait attaquer ! Il est rapidement mis à terre. Et là, je le vois sur le dos, il a les quatre pattes en l'air, il ne bouge plus, soumission... Les autres chiens s'arrêtent instantanément de le mordre et le reniflent... Et moi ? Moi... je me « réveille » soudain ! Et avec inconscience, je fonce en vociférant sur ces chiens ! Dans la bravoure que donne l'innocence, pour moi, il est tout à fait logique qu'ils détalent ! Mon compagnon, mon ami, mon sauveur, mon frère d'arme se lève d'un coup, fringant... reconnaissant ?
Je ne sais pas pourquoi, mais j'ai des larmes qui coulent mais sans vraiment pleurer... comme une émotion intense

trop contenue et avec trop de contenu... des larmes de rage... d'injustice...
Mais paradoxalement ou logiquement, je ne sais pas non plus, depuis toujours ; je n'ai jamais eu peur des chiens. C'est simple : ils m'aiment ou ils me craignent !!!
Ils sentent mon histoire sans la connaître, mon attitude suffit...
La transe-caraïbe se termine à nouveau par une transe-atlantique toujours mener en bateau...
Voilà, je viens de faire la connaissance avec la puissance du non verbal... de la transe et de la puissance d'un « ancrage » dans la mémoire.
Surtout, c'est un petit garçon qui réalise déjà, en fait, que l'on est seul au monde. Seul avec sa peau, avec son cerveau... pour le reste il faut faire avec... Enfin, c'est ce qu'il ressent instinctivement.
À ce propos, il retrouvera à nouveau cette sensation d'être seul au monde dans certains moments de sa vie et notamment à titre d'exemples : vivre la rentrée dans une nouvelle école, ou bien une visite chez un dentiste... ou bien avant de rentrer dans un bloc opératoire... seul, face à son destin en quelque sorte...
« Il est des semaines entières de notre vie qui semble faites de cendre morte, alors que d'autres s'obstinent, malgré le temps, malgré l'espace, à pousser dans notre mémoire des rameaux d'une inexprimable vitalité. Nous savons qu'il nous saura désormais impossible d'oublier les détails les plus infimes dont elles furent composées. »
Pierre BENOIT de l'Académie Française. Fort-de-France (Ed. Albin Michel)
Qui n'a pas son petit coin d'enfance, aux détails les plus infimes ? Graveurs de neurones...
Ah bien sûr, pour tout mortel, le meilleur serait de ne pas être né selon Sophocle ; mais faut-il encore être né pour le

savoir !

Néanmoins, né en moins parfois :

« Une vie ne vaut rien, mais rien ne vaut une vie. »

André Malraux. La condition humaine

Avoir la conscience de l'inconscience de soi !

Le message est évident. Il nous appartient de tenir compte, toujours, de ce phénomène d'ancrages lointains, dans toutes nos préparations mentales : patients, sportifs, étudiants, quidam demandeur...

Le point de vue du neurohypniatre :

Voilà, par exemple, dans une régression en âge comme celle-ci, nous pouvons, à ce moment-là, piloter le cerveau droit comme sur un circuit... de neurones. Seulement, et uniquement, si c'est nécessaire bien sûr ! C'est-à-dire, seulement si l'on doit effacer ou recadrer un souvenir.

Nous changeons aussi, de ce fait, les aiguillages entre neurones comme un circuit électrique... mais aussi chimique : nous sommes alors des catalyseurs, au sens propre, de cette alchimie...

On le répète, l'hypnose existe depuis la nuit des temps. Le docteur Erickson disait lui-même aussi, qu'il y a autant de types d'hypnose, qu'il y a de sujets.

Ainsi, si l'on utilise l'outil hypnotique, cela dépendra du pratiquant et évidemment des ressources inconscientes du sujet. Mais aussi de l'interaction entre deux êtres... et du vécu de la personne consultante. Attention ! Il ne doit pas y avoir d'interaction de vécus réciproques.

Il y aura aussi des pratiques reproductibles et d'autres pratiques possibles qui seront dues aux talents propres des uns et des autres.

Pour les personnes qui possèdent un peu plus de « magnétisme », ou autres dons naturels : voix grave, créativité pour les métaphores, la capacité de comprendre ou ressentir très vite la vraie demande du sujet :

HPP = Haut Potentiel de Perception en quelque sorte.
Ces personnes-là, seront d'une certaine façon plus neurohypniatres qu'hypnothérapeutes. Comme on l'a vu, l'un n'empêchant pas l'autre ; car l'expérience acquise dans ce domaine joue aussi !
Sans parler du « hasard » qui vous met en présence de telle ou telle personne, et son destin « bascule » en quelque sorte. Notre induction de « l'Horloge Universelle » n'est pas pour rien dans cette démarche et bien sûr aussi dans le concept d'Exaltation Neuronale Ciblée, qui en découle.
Quoi qu'il en soit, nous nous considérons aujourd'hui plus simplement comme des « préparateurs mentaux » avec un supplément d'âme, doublée d'intuition… Nous parlons alors de Préparation Mentale Systémique (PMS).
Et puis, suivant ce qu'il faut traiter, nous agirons alors, sur le champ neuronal correspondant.
L'exaltation neuronale ciblée permet cette sorte de rajeunissement des neurones de la personne concernée, avec toujours pour but un changement positif de cette personne.
Nous obtiendrons ce résultat grâce à une sorte d'âm(e)itié hypnotHique, métaphore hypnotique en elle-même…
« Quand l'idée, en son vol, échappe à mes pieds frêles,
Mon âme, pour monter, vous empreinte vos ailes. »
Amitié, Victor de Laprade. Psyché, livre troisième
Marimount.
L'homme qui parle aux neurones… et même jusqu'aux mitochondries ! Ces usines à ATP, énergie « atomique », centrale nucléaire des noyaux de nos cellules. Il joue… à dynamiser la plasticité cérébrale et l'énergie de l'infiniment petit à l'infiniment grand. Du macrocosme au microcosme, et réciproquement… l'harmonie ataraxique…
Puisque l'on parle parfois d'« hypnose quantique », on pourrait presque dire que l'on pratique, une

« hypnose mitochondriaque »... Le passeur hypnothique favoriserait une accélération des particules dans une sorte d'agitation moléculaire, entraînant une synergie entre les mitochondries... Pourquoi pas ? Tout est possible dans le champ magnétique !
Nous savons bien qu'une panique des mitochondries, déclenche un phénomène entropique, ce qui à terme entraîne la maladie...
Ressenti :
« Une profonde gravité et une rêveuse mélancolie étaient l'état ordinaire de son âme. Ses sympathies étaient paisibles mais tenaces à l'excès, son choix lent et timide, mais ses attachements vifs et durables. Il traversait, solitaire, le bruyant tourbillon des hommes, et, enfermé dans le monde de son imagination, faisait souvent figure d'étranger dans le monde réel. »
Le visionnaire de Friedrich von Schiller.
« Ubi bene ibi patria »
(La patrie est là où l'on se sent bien)
Cicéron
Méditation sur l'Exaltation Neuronale Ciblée (E.N.C.), (INPI)
« Les parfums, les couleurs et les sons se répondent,
Il est des parfums frais comme des chairs d'enfants,
Doux comme les hautbois, verts comme les prairies. »
Baudelaire
(Correspondances.)

Hypnotiser au conditionnel présent :
Le Maître : répétez après moi !
J'hypnotiserais (J'aimerais... j'agaperais...)
Tu hypnotiserais
Il hypnotiserait
Nous hypnotiserions
Vous hypnotiseriez
Ils hypnotiseraient
« Un sot ni n'entre, ni ne sort, ni se s'assied, ni ne se lève, ni ne se tait, ni n'est sur ses jambes comme un homme d'esprit. »
La Bruyère
Du Mérite personnel
Peter :
« Du cerveau gauche partant,
Je marche alors cerveau droit,
Le corps calleux m'aidant,
L'universel alors faisant loi ».
En rappel ici :
« Une conviction est solide quand elle résiste à la conscience. »
Paul Valéry. Mélange. Gallimard, 1941
Nous savons que quelles que soient les techniques utilisées, nous avons toujours une action sur les neurones. Même si personne ne sait l'expliquer ÉXACTEMENT...
« Vous me promettez de me rendre heureux, mais mon bonheur ne dépend-il pas de ma constitution interne ? Il faut donc que vous ayez l'art de me refondre et que vos règles puissent me créer de nouveau. »

Hume. Les quatre philosophes

La technique de l'Exaltation Neuronale Ciblée (ENC) revient à « enter » (greffes virtuelles) des neurones avec des circuits neuronaux nouveaux, de façon « psycho-physiologique », dans un champ magnétique. Il s'opère alors un changement, une sorte d'alpha mais sans oméga ...
« L'âme ne pense jamais sans l'aide d'images »
Aristote
L'hypnose, phénomène naturel, n'appartient à personne. Nous la laissons à tout le monde... en revanche son utilisation, à travers l'outil hypnotique, deviendra ce que l'opératif en fera ! En effet, ne jamais oublier, encore, la puissance de cet outil... Ésope sera encore d'accord ! Ainsi qu'Épicure.
Le droit de la nature s'explique par l'utilité réciproque : c'est une convention de ne pas nuire réciproquement.
Par principe, l'hypnose est adogmatique. Il y a, en effet, trop de cerveaux avec leurs connexions de par le monde... Nous en profiterons ici, pour refaire un clin d'œil allégorique à la fameuse formule d'Albert Einstein

(Ein, stein : première pierre !!!?) :

$$E = Mc^2$$

.

«

$$E = Mc^2$$

, c'est pas vérifiable. »

Jean-Marie Gourio
Brèves de comptoir (Tome 4)
Ed. Robert Laffont
Alors, on se permet...

$$E = Nc^2$$

E : pour l'énergie de l'exaltation.
N : pour la masse neuronale concernée.

$$c^2$$

: pour la vitesse de la « lumière » à la puissance, fois deux cerveaux connectés ensemble à l'inconscient universel.

On peut se demander finalement dans cet esprit de libre pensée qui est vraiment le thérapeute de l'autre... Pour l'heure, il s'agit d'un bien-être momentané entre deux êtres...
L'influence positive, l'expérience, la sagesse de l'un, fera la différence sur l'autre.

Aparté…
« Le démon du vol, par exemple, entre en mon esprit. Aussitôt s'émeuvent en moi les molécules de tout ordre qui ont pu, antérieurement, participer à des larcins ; sur elles le tentateur à prise. Si je résiste, il s'en va, affaibli, inquiété même par mon calme ; si je succombe, il prend possession de toutes les cellules, même physiques, qui ont participé au vol. Quand les esprits de ces cellules, par le jeu, de leur évolution, parviendront au rang de cellules cérébrales, où elles dirigent tout, je serai presque incapable alors de résister au penchant du vol ; je succomberai fatalement. »

Sédir. Les forces mystiques et la conduite de la vie (p.116. Amitiés spirituelles, 5 rue de Savoie, Paris 6ème)

Nous allons aborder encore plus précisément l'Exaltation Neuronale Ciblée. Il n'est pas question pour nous de renier l'hypnose Ericksonienne, pas plus que d'autres bases historiques sur l'hypnose médicale moderne, voire ancestrale ! Il est plus simple pour nous de parler d'exaltation neuronale ciblée, que d'expliquer et de parler d'hypnose proprement dite. En effet, il semble difficile, voire impossible, d'expliquer très précisément les différents états et niveaux de conscience au cours de la transe. En revanche, on peut avoir une certaine maîtrise d'une technique affinée et reproductible, vérifier maintes et maintes fois au cours des séances de préparations mentales, au sens large du terme.

« Avec les nouvelles technologies, après un lavage de cerveau, t'es pas obligé de faire un repassage… »
Le Patio. Brèves de comptoir, l'anniversaire ! (p.182). Robert Laffont

/ TRANSE – MUTABILITÉ /

Je suggère ici que la suggestion n'a rien à faire ici.
Tout ce qui n'est pas reproductible est prétention...
Le cerveau a ce talent personnel de transformation !
Ne pas attendre que les poules aient des dents... pour un résultat.
Ainsi une seule séance de transe peut suffire pour le résultat souhaité.
Nous pratiquons donc toujours désormais, ce que nous appelons : l'Exaltation Neuronale Ciblée ; que nous abrégerons en E.N.C.
Elle permet de communiquer directement avec les neurones... neurolation... en fait nous leur parlons !!!
– EXALTATION : il faut prendre ce mot, ici, au sens d'un état d'âme qui va être élevé au-dessus de son statut ordinaire. Mais aussi comme une porte d'entrée vers un inconscient collectif universel. La transe va permettre avec un certain niveau de conscience obtenu, une modification neuronale. La transe est en elle-même une sorte d'exaltation. Nous sommes dans une « transe active » avec le sujet.
Nous allons modifier les schémas neuronaux de la personne en psychothérapie. En prenant au sens littéral le mot psychothérapie : soin de l'âme...
Cela se passe comme si le cerveau de la personne retrouvait une certaine malléabilité de l'enfance... En effet, pendant la séance hypnotique, on « prend un enfant par la main ». Ce qui permet d'obtenir de nouveaux apprentissages.
– NEURONALE : comme on l'a vu, il y a une recomposition

du schéma neuronal. L'hypnose va permettre en quelque sorte de déstructurer ce schéma préétabli au cours des années. Afin de restructurer bien sûr, un nouveau paradigme si l'on peut dire ! La création de nouveaux circuits grâce à de nouvelles liaisons synaptiques. Nous signalerons ici l'action de l'acétylcholine pour nous, comme neuro-transe-metteur. On peut, en effet, supposer que ce neurotransmetteur agit plus volontiers pendant l'état hypnotique : de l'huile dans les rouages en quelque sorte... nous allons jouer sur la fameuse plasticité neuronale du cerveau. Comme vous le savez maintenant, le « simple » fait de lire cet ouvrage fait travailler votre cerveau et va modifier ses connexions neuronales... En effet, pour la plupart des humains, la lecture dépend de connexions spécifiques dans l'hémisphère gauche ; mais il peut libérer la créativité de votre hémisphère droit ! Et surtout, la lecture peut jouer aussi sur votre état de stress. La lecture, étant en soi une transe, va permettre de RELAXER votre cerveau dans un premier temps. Puis, dans un second temps, il va TRAVAILLER... À la condition bien sûr que le sujet et l'écriture du livre s'y prêtent !

Alors, la créativité libérée pendant ce nouvel état de conscience va permettre dans une sorte d'auto-hypnose en fait guidée ! de vous évader, de vous... libérer... VACANCES... SOLEIL... MER... MONTAGNE... CAMPAGNE... PARTIR... BIEN... TRES BIEN... profitez de ce moment de RELAXATION... ... ...

Voilà... c'est simple et efficace... et peut se retrouver facilement... pour se RELAXER à nouveau...

Vous pouvez désormais sortir de votre transe et reprendre une lecture encore plus CALME... SEREINE...

Voilà, votre cerveau vient de s'enrichir, à nouveau, de nouvelles connexions neuronales... vous savez désormais que la lecture peut jouer favorablement sur votre stress.

Nous venons ensemble de montrer que l'intérêt de l'hypnose est de cibler quelque chose.
Vous venez de faire une transe dans la transe de la lecture...
Comme dirait Sylvestre : en transe, l'imagination vaut l'action...
– CIBLÉE : il est évident que toute séance hypnotique doit avoir un but, avec un changement positif pour la personne concernée. Maintenant il faut savoir quelle est la réelle motivation de cette personne. Attention, « un train neuronal peut en cacher un autre », et même plusieurs autres !!!
Avec l'exaltation neuronale ciblée, l'E.N.C., nous partons d'un dessein animé universel pour tendre vers un dessein (destin !?) particulier...
Il faut noter qu'une séance d'E.N.C. apporte une nuance à la fameuse formule : « operari sequitur esse ».
En effet, au-delà du libre arbitre, il va s'opérer un « aménagement heureux » pour le sujet concerné, selon ses désirs exprimés et ceux cachés.
Un dessein vaut mieux que mille maux !
Et rappelons-nous, ce que nous disait Charles-Louis de Secondat :
« Pour faire de grandes choses, il ne faut pas être un si grand génie : il ne faut pas être au-dessus des hommes ; il faut être avec eux. ».
Ainsi l'ego peut entraîner une sorte de masturbation intellectuelle avec l'hypnose... ce qui a toutes les malchances de rendre sourd les neurones !
On peut citer aussi Bergson (Matière et mémoire, p.227, p.244) :
« Nous saisissons dans notre perception, tout à la fois, un état de notre conscience et une réalité indépendante de nous. »
Pour illustrer encore notre propos :

« La caresse du chien »
Vous visualisez et vous m'observez en train de CARESSER mon CHIEN (ou bien mon CHAT)... ce qui vous fait penser immédiatement à votre propre chien (ou votre propre chat), si vous en avez bien sûr.

Mais surtout les neurones qui correspondent à la zone « caresser les chiens » rentrent en activité dans votre propre cerveau, là-aussi... et cela même si vous n'avez pas de chien !

Ce qui veut dire, dans ce cas littéralement, que vous créez ou recréez un circuit neuronal : « caresse pour chien ».

À ce moment-là, le propriétaire d'un chien « se voit » effectivement caresser son chien.

Bienvenue dans le monde des « neurones miroirs », la découverte majeure vers les années 1990, du docteur Giacomo Rizzolatti.

Les neurones miroirs peuvent bien sûr expliquer d'une certaine façon le phénomène de l'empathie. Mais surtout on peut se servir de ce phénomène en thérapie hypnothique...

On saisit déjà l'importance de cette particularité, comme moyen technique, dans notre Exaltation Neuronale Ciblée...

Par exemple, maintenant si je vous reparle de mon chien ; vous pensez, à nouveau, à votre chien... Cette action devient ainsi encore mieux ancrée dans votre cerveau.

Mais on va pouvoir prolonger, affiner cette association d'idée ; il suffit que je vous dise de caresser votre chien en fermant les yeux. Et à nouveau les neurones miroirs qui correspondent la zone « caresser le chien » vont s'activer...

Nous disons de fermer les yeux, pour augmenter l'effet de l'induction hypnothique et pour mieux voir...

Mais « ce chien », on peut l'emmener dans un autre monde, et profiter de cette promenade avec lui... à la MER ou à la

MONTAGNE... pour faire des suggestions hypnotiques et post-hypnotiques. C'est-à-dire, cibler la transe par la voie (et voix) métaphorique, pour un but précis. Comme on l'a dit, l'E.N.C. se doit d'avoir une philosophie altruiste. Le sens pythagoricien de la philosophie : « aimer la sagesse » ne suffit pas. Il faut être sage pour soi ET pour les autres... Si la transcendance est une étoile qui paraît inaccessible à la condition humaine, à notre modeste niveau, l'E.N.C. est une voie possible par transe en danse...

Et « La vie ne suffit pas » comme disait toujours Pessoa.

Pour revenir sur l'amour universel, AGAPE, le secret du bonheur est l'équilibre humain, selon le père Teilhard de Chardin. Et cet équilibre réside plutôt dans l'harmonie d'un cerveau en situation pleinement humaine.

Cela dépendrait d'une triple intégration, dans un triple amour :

- se centrer sur soi,
- se décentrer sur l'autre,
- se surcentrer sur un plus Grand que soi...

Les philosophes diraient : c'est le retour à la chose même...

Nous pensons à nouveau, que l'E.N.C. permet cette transcendance momentanée dans une transe en danse entre deux êtres. Plus nous aurons cette communion, et plus l'outil hypnotique sera puissant et efficace. Finalement le magnétisme animal du docteur Mesmer exprimait à sa façon cette idée : la communion des âmes. Mais l'animation des âmes, elle, n'est pas notre propos. Mais aussi, est-ce penser pour l'Autre ? On peut effectivement le penser... Mais il s'agit, en fait, d'une action sur les neurones qui doit aboutir à un changement de pensées dans une direction voulue par et pour l'autre. L'E.N.C. recherchée permettra ainsi le ré-aménagement cérébral souhaité. Tout autre « objectif », sans probité, serait nul et non avenu... et surtout sans éthique ! La transe partagée ne peut être

qu'heureuse...
Avec l'E.N.C., bien sûr, on cible la demande du sujet avec en corollaire le ou les problèmes cachés. Comme si l'on recherchait le « neurone primal » ...
Mais le neurone primal ou les neurones primaux ne crient pas eux ; ou bien plutôt si, ils crient mais en silence !
Dès lors à la différence de la théorie du « cri primal » du Dr. Arthur Janov, nous préférons modifier le circuit neuronal « défaillant » avec la transe...

– L'enfance est pavée de bonnes intentions –

Mais pas toujours...
« Par moments, de la classe des tout-petits, venait le bruit d'une lecture en chœur, que la maîtresse scandait à coups de règle sur la chaire :
L'En-fant mé-chant
L'E-tang char-mant,
....
Luce-Russe-Puce... »
L'élève Gilles. Chef-d'œuvre d'André Lafon (p.75).
L'Éveilleur
– Lancelot, ton Graal c'est la réussite à ton concours de l'internat de médecine. Mais tu m'expliques qu'il y a un blocage qui remonterait à l'enfance...
« Pour être heureux, il faut éliminer deux choses : la peur d'un mal futur et le souvenir d'un mal passé. »
Sénèque
— Bien... tu es plutôt mer ou montagne ?
— Mer...
— Tu vas fermer les yeux pour mieux voir... et retrouver un souvenir à la mer... avec des images agréables et confortables... bien... et quand tu seras installé dans ton souvenir...

Tu soulèveras ton index de la main gauche… bien… maintenant on va laisser ce Lancelot dans son souvenir… et retrouver le petit Lancelot à l'âge… du blocage… dans sa mémoire… oui ?
– J'ai dix ans, je suis en CM2 à l'école primaire… il est midi, l'instituteur nous libère et je rentre seul comme d'habitude à la maison pour le déjeuner… mais il m'arrive de traîner un peu dans le square près de l'école que je dois traverser… et soudain, je vois un attroupement, avec d'autres élèves que ceux de ma classe… je suis intrigué… j'avance… j'entends des rires, des cris et des moqueries… je m'approche…
Et je vois des enfants montrant du doigt un autre enfant et un adulte… en fait c'est un père qui tient par la main son petit garçon et il fait face à cette horde de sales garnements… non… de saloperie de gosses… je ne comprends pas tout d'abord cet acharnement et pense bêtement qu'il y a une bonne raison… en fait la vraie raison me glace, le petit garçon et son père sont mal habillés… il y a des trous dans leurs vêtements… ils font pauvres… ils sont pauvres… Je suis pétrifié et horrifié par ce spectacle dégradant… et puis soudainement le père s'effondre en pleurant sur le banc placé derrière lui… l'enfant a un regard perdu, hagard, il baisse la tête… LA HONTE qui m'envahit… je suis dans un état de sidération…

Aaah cette image d'un père, DU PÈRE, qui s'effondre ! … terrible…

Mais les quolibets reprennent de plus bel… il y a même des coups de pied sur le cartable du petit… c'est insoutenable… les larmes aux yeux, impuissant, je déguerpis…
à dix ans on ne réfléchit pas, même si l'on se sent quand même un peu lâche… mais il faut dire qu'un groupe furieux d'imbéciles me fait déjà peur… je rentre à la maison en

traînant les pieds... cette scène est à jamais gravée dans ma tête... et de temps en temps elle refait surface suivant les circonstances de la vie... comme si l'enfance s'était arrêtée à ce moment... la lucidité est là désormais et sa lumière me gêne parfois... j'ai l'impression d'être parfois un fantôme... je suis là et je ne suis pas là... hou ! hou ! tu m'écoutes ? j'entends souvent cela... je suis prisonnier de cette scène pendant une bonne année ou plutôt mauvaise. Je deviens un ourson mal léché, au collège en classe de 6ème, je « réponds » aux professeurs : insolences, retenues, conseil de discipline... Les douze kilomètres à pied parcourus chaque jour pour aller à l'école, ne me calment pas. Au contraire, je rêve ou je rumine sur mon chemin... Finalement je note que la mémoire, vous rend facilement susceptible et rancunier... Alors qu'au fond, cela ne me ressemble pas du tout. Et puis les choses rentrent (toujours ?) dans l'ordre... J'ai effectivement cette chance de déménager, et en l'occurrence de changer de ville et de région. Avec le temps parfois, je repense au petit garçon, à son père, et je me dis qu'après tout, pour me rassurer aussi, ils s'en sont sortis sûrement dans la vie... mais il y a toujours un doute face à la bêtise humaine, déjà ancrée dans l'enfance... et puis comment oublier cette certaine « arrogance de l'aisance » qui est déjà là, et observée maintes fois par la suite... pauvreté d'esprit !

En règle générale, on se retrouve désarmé face à la bêtise humaine... quand ce n'est pas la sienne propre !

— Bien... ton cerveau a fait un travail, il a compris et retrouvé le « pourquoi » d'un blocage... tu n'es pas coupable d'avoir réussi et de réussir à nouveau... nous allons travailler ensemble... et tu auras l'occasion surtout de servir l'humanité dans ton projet...

Enfance sans valeur,

Vie avec pleurs...

Oui, tu voulais dire ?
– C'est fou ! Il me revient cette inscription gravée sur le fronton de mon école primaire, en cours élémentaire. Elle était très haute, comme dans le ciel pour moi… J'avais de la peine à la lire, et de toute façon sans la comprendre…

SVIS LE LION QVI NE MORDS POINT SINON QVAND L'ENNEMI ME POINCT

Évidemment je ne joue plus dans la même cour. Mais j'ai gardé cette sensibilité maternelle…
Alors, le progrès de l'humanité serait-il directement lié au progrès de notre cerveau, de sa compréhension, de ses totales capacités ? Nous nous autorisons à le croire, toutes solutions passant par la réflexion…
« Souvent la peur d'un mal, nous conduit dans un pire. »
Boileau. Art poétique, Chant 1, vers 64
Cette régression en âge peut être un fait spontané chez le génie.
Justement, en parlant d'enfant, voici un bon résumé de la vie heureuse de TRAZOM « enfant de 22 ans », dans un poème pour sa mère !
« … Nous sommes, Dieu merci,
En bonne santé et pas malades.
Nous parcourons le monde
Mais n'avons guère d'argent.
Nous sommes toutefois fort gais,
Et personne n'est engorgé.
Je suis chez des gens ;
Qui ont la crotte au ventre,
Mais qu'il la laisse sortir
Tant avant qu'après bombance.
On pète toujours la nuit
Bravement, et que cela craque… »

Voilà une bonne définition de la belle santé et d'une belle vie simple par... MOZART !!!
Dans l'idéal bien sûr, car sa vie fût plus compliquée.
Pour lui et sa famille, bonne santé égale bon transit : une philosophie mozartienne...
« Vous allez bien ? Oui, je vais bien... »
Osera-t-on la comparaison avec un bon transit neuronal ?
En ce qui nous concerne, mille et une fois oui !
« L'enfant est le père de l'homme »
Milton. Paradise Regained, IV 220
« Les âmes se pèsent dans le silence, et les paroles que nous prononçons n'ont de sens que grâce au silence où elles baignent »
M. Maeterlinck. Le trésor des humbles
« L'imagination est la plus scientifique des facultés, parce que seule elle comprend l'analogie universelle »
Charles Baudelaire
Et puis, la transe file en Tropiques...
Polysémie en Polynésie.
Transe en danse polynésienne,
Aux ressources de la fontaine,
Induction hypnothique des îles,
Ailes pour des elles et des ils,
Soleil couchant donc point vert,
Et que vos yeux suivront vers,
Une transe qui vous trouva fort pourvu,
Quand la bise hypnotique fût venue...
Peter à la fontaine de la source d'Ésope.

/ TRANSE – SCHEMES /

« L'intelligence est notre dernier recours quand nous ne savons pas faire face à une situation. »
Jean Piaget.Psychologue et Philosophe
Hypnose et constructivisme, ou le rôle du thérapeute...
« Nous suivrons le chemin de Milton H. Erickson pour s'extraire du réalisme et penser à l'élaboration de *réalités* thérapeutiques selon un paradigme constructiviste. »
T. Melchior. (https://penserlascience.ulb.ac.be/)
Le beau et le vrai doivent aussi nous guider, lisons pour cela Leconte de Lisle.
« La mort peut disperser les univers tremblants,
Mais la Beauté flamboie et tout renaît en elle,
Et les mondes encore roulent sous ses pieds blancs. »
Poèmes antiques.Hypathie
« Qui ne meurt pas de n'être qu'un homme, ne sera jamais qu'un homme »
G. Bataille dans « L'expérience intérieure »
On peut déjà déclarer ici que la transe-humaniste n'a rien à voir avec le transhumanisme.
Certes la transe en tant qu'outil peut augmenter les capacités mentales. Mais il ne s'agit pas de créer un surhumain.
Maintenant, peut-on inventer la réalité lors d'une transe hypnotique ?
En effet, la pensée constructiviste mène à l'affirmation que l'être humain, et lui seul, est responsable de sa pensée, de sa connaissance, et donc de ce qu'il fait. Ce qui semble évidemment en contradiction avec le principe d'une

certaine influence dans le cadre d'une psychothérapie avec l'outil hypnotique.

La difficulté d'une thérapie c'est de se mettre à la place de l'autre sans être l'autre... Comme dans une réaction chimique, le thérapeute n'est qu'un catalyseur au pur bénéfice, au sens altruisme du terme, du sujet concerné...

Il faut préciser ici, que nous avons tous un cadre de référence, et qu'il n'est pas forcément celui de l'autre. La réalité de l'autre n'est pas forcément la vôtre. Et il ne faut pas porter de jugement en fonction de son propre cadre de référence.

Autrement dit, avec le Maréchal Foch ; nous aurons toujours en tête sa fameuse citation :

« Tout ce qui peut être mal interprété, le sera... »

Gare au sproposito !

Et comme le dit Alcméon, philosophe présocratique : pas de certitude pour nous l'humain, seulement une conjecture possible.

Ainsi une thérapie devrait construire un futur (et un pourquoi !) viable pour l'Autre. Il faut faire abstraction de soi.

Dans la vie, nous cherchons tous quelque chose... déjà un sens à la vie. Ainsi le suicidaire arrivera à une impasse : il construit une réalité qui ne correspond pas à son propre cadre de référence. C'est un sujet très délicat...

Même si on l'a vu, il est difficile d'être le propre architecte de sa réalité. Nous pouvons tous, selon Watzlawick, toujours en construire une autre. Et nous n'avons pas toujours besoin, heureusement, d'un thérapeute et/ou de l'outil hypnotique pour cela...

Mais dans le cas contraire, comme le dit une fois de plus la sagesse Chinoise : il vaut mieux allumer une chandelle, que de maudire l'obscurité...

Il y a toujours un espoir !

« Garde une toute petite étincelle et ne la leur donne jamais. Tant que tu l'auras, tu peux rallumer un grand feu. »
Charles Bukowski
L'inconscient va nous permettre de travailler dans l'universel pour revenir sur le particulier.
Il existe une sorte de « sensorium Déi » qui avec l'outil hypnotique va expliquer une action de l'infiniment grand vers l'infiniment petit...
Il y a plus de 3000 ans...
Les Védistes disaient : « Tat Tyan Asi » : toi, individu, tu es identique à cela, le principe universel...
Pour nous psycho-thérapeutes, on peut identifier ce principe universel, au cerveau droit. Nous verrons que le sujet, en transe, vit une sorte d'extase consciente ; ce qui permet plus précisément les différentes exaltations neuronales souhaitées pour le sujet en thérapie. Ainsi le thérapeute va devoir agir en suivant cette injonction de Kant : « Agis comme si la maxime de ton action devait être érigée par la volonté en loi universelle de la nature ». Seule l'humilité du thérapeute pourra s'adapter à cette écrasante et vaste mission.
Plutarque nous dit :
« La barbe ne fait pas le philosophe. ».
Ainsi, l'induction ne fait pas le thérapeute hypnothique. En effet, il ne suffit pas de pratiquer une induction hypnotique, nous devons, au sens noble du devoir, lui donner un but précis et altruiste ! Une habileté que nous qualifierons de théâtrale, n'est pas là pour masquer une certaine incompétence ! Encore une fois, un singe savant n'est pas un thérapeute et encore moins un formateur.
Il est prudent pour ces derniers, de ne pas se jeter du haut de leurs egos...

Pour le sujet, on va se confier au génie de Descartes ; en effet celui-ci en transe va briser un solipsisme c'est-à-dire cette figure de la conscience, moi enfermé, incapable d'atteindre une autre certitude que la sienne propre : le conscient donc. Il faut libérer l'imagination : l'inconscient ou le cerveau droit si l'on veut. Le thérapeute va en quelque sorte « penser la vie » future du sujet. Pour paraphraser Hegel, nous dirons que l'E.N.C. c'est : « pensez la vie... voilà la tâche » ...

Le thérapeute n'a pas véritablement de pouvoir, mais il le libère !

Enfin, on peut se demander aussi si l'hypnose n'appartient pas à la psychométrie. Cette dernière est le développement et l'exercice des facultés divines en l'Homme. Avec le mesmérisme nous n'en sommes pas si loin. Nous rejoignons ici, la vision de PAPUS de la suggestion en transe profonde.

« ... la suggestion est, en dernière analyse, la vitalisation d'une image, d'une idée sous l'influence du commandement, d'une volonté (celle du suggestionneur), aux centres psychiques d'un organisme (celui du suggestionné). L'image est créée dans le plan astral et c'est dans ce plan que la sensibilité intime du sujet parvient à l'apercevoir... Aussi comme il s'agit ici d'une idée vitalisée et qui demeure visible sous l'influence de la suggestion, nous appellerons cela non pas une hallucination, mais une vision d'idée, une vision idéale. »

Papus. La magie et l'hypnose. Ed. de la Clef D'Or

Nous sommes ici dans le « plan astral », plan qui double le monde physique. Dans l'école de Paracelse le corps astral est le corps invisible. Cette vision peut faire écho aujourd'hui au monde quantique.

Finalement le but de l'hypnose, de la transe hypnotique est que le cerveau ne reste pas dans une impasse. Et il est

amusant de noter que le néologisme « impasse » a été créé par Voltaire pour remplacer la vulgarité de l'expression « cul-de-sac ».
Or, pour nous, finalement l'image d'un cul-de-sac neuronal, colle assez bien avec l'idée que l'on se fait d'un problème psychologique au sens large à traiter...
De cette parenthèse un peu ésotérique, nous retiendrons que la suggestion, selon Papus, est la création d'une idée vivante agissant en mode impulsif : Exaltation Neuronale Ciblée en quelque sorte... sur le cerveau.
— Oui... Peter ?
— Je m'essaierais bien sur l'idée de quatre accords hypnotèques...
— Pourquoi pas ?
1) Avec l'agapè, dans l'induction, la séquence d'acceptation tu solliciteras...
2) En égrégore avec l'âme de l'autre, une transe en danse tu obtiendras...
3) Avec l'exaltation neuronale ciblée tu traiteras...
4) À l'alchimie d'une catalyse, l'Univers tu changeras...
Écoutons maintenant Paul Valéry, dans le cimetière marin, il dit lui-même ici que c'est le seul poème où il met quelque chose de sa propre vie...
Charmes (Nouvelle Revue Française Édition 1922) :
« Ô pour moi seul, à moi seul, en moi-même,
Auprès d'un cœur, aux sources du poème,
Entre le vide et l'événement pur,
J'attends l'écho ma grandeur interne,
Amère, sombre et sonore citerne,
Sonnant dans l'âme un creux toujours futur ! »
Et puis, Georges Bernanos en 1938 :
« Qu'importe ma vie ! je veux seulement qu'elle reste jusqu'au bout fidèle à l'enfant que je fus. »
Souvenez-vous à nouveau, Lacan disait de lui-même :

« Ce que les gens ne savent pas, c'est que j'ai cinq ans ! »
Avant ce qui va suivre, nous aimerions citer Jean Rostand, biologiste et membre de l'Académie Française :
« Former les esprits sans les conformer,
Les enrichir sans les endoctriner,
Les armer sans les enrôler,
Leur communiquer une force donc ils puissent faire leur force,
Les séduire par le vrai pour les amener à leur propre vérité,
Et leur donner le meilleur de soi, sans attendre ce salaire qu'est la ressemblance. »
Bruno, Peter : Les Préparations Mentales.
« Il est aussi dangereux de faire du bien aux hommes que de caresser les bêtes sauvages. »
Christine de Suède. Maximes.
En effet, attendre une récompense n'est pas raisonnable... Celui qui n'attend rien, n'est jamais déçu...
On l'a vu, l'humilité est toujours de mise dans une préparation mentale. Il n'est pas question d'attendre un retour, d'attendre une reconnaissance, d'attendre un merci. Nous devons même refuser vigoureusement cela. Cela fait partie de notre mission. Il n'est pas question d'une quelconque ingratitude du sujet... cela DOIT être ainsi.
On peut énoncer cela à nouveau par : Je suis le meilleur parce que je pense que tu es le meilleur..., et se contenter de cela, et même oublier...
Il faut savoir s'effacer...
On peut s'appuyer, aussi, sur les travaux de l'un des pères de la psychologie sociale, Norman Triplett. Il a vérifié l'hypothèse selon laquelle la présence active d'une tierce personne, était susceptible d'améliorer les performances d'un individu. Mais en fait pour nous, il s'agit plus de notion de « facilitation mentale », selon les termes de Marimount.

Lancelotte, tu veux réussir ton concours pour une école de commerce « prestigieuse » ? Bien... nous allons activer tes ressources...

/ TRANSE – PHONATION /

Préparation réalisée par téléphone uniquement, l'étudiante résidant à Paris pour sa classe préparatoire et éloignée du préparateur mental. L'impact de la voix est encore plus efficace pour parler aux neurones...
Une transe-tranche de la dernière séance, la quatrième :
– Induction Marimount : mer ou montagne ? ...
... Lancelotte, une fois bien installée confortablement dans son souvenir...
... les yeux fermés pour mieux voir tes images agréables... et retrouver des sensations agréables... maintenant... tu vas respirer confortablement et nous allons prendre un train ensemble... toi et ma voix pour la meilleure voie... nous allons prendre ce train neuronal... pour prendre les bonnes décisions... le bon chemin... et une bonne lecture du paysage qui va se présenter... la confiance est déjà installée... pour tous les sujets qui vont se présenter... on aime les sujets proposés... à chaque épreuve qui se présente... tu connais et tu aimes le sujet... tu le sais... les bonnes réponses et la rédaction sont claires... le cerveau a fait un travail et il est prêt... il rentre comme dans une bibliothèque où tout est bien préparé d'avance... c'est facile de trouver le bon ouvrage et les bons mots... le circuit neuronal préparé est bien là... son action active les bonnes réponses, les bonnes attitudes... l'exposé est clair... tout revient facilement comme quelque chose déjà de bien vécu... la main peut transe...crire ... aisément la pensée... de ce que dicte le cerveau... d'une façon tranquille et sûre... l'écriture est facile et automatique... avec les idées

claires et bien éveillées… le train neuronal est en route sur les bons circuits… pour la bonne destination… celle que tu veux… encore une fois les idées… les mots… les solutions viennent facilement… notre équipe fonctionne très bien… à merveille… la maîtrise du corps aussi est là… cela permet au cerveau de mieux s'exprimer encore… il permet aussi d'exploiter exactement… le temps imparti… pour les examens… l'inconscient fait un travail… il retrouve les bénéfices de son travail…
il permet aussi de bien exploiter le temps imparti… pour tous les examens… et puis bénéfice du travail d'équipe pour ce futur proche… et pour le futur… maintenant le plan s'exécute comme prévu… je suis le meilleur car je pense que tu es la meilleure… ainsi tout se passe aisément… tranquillement… sûrement… la copie est claire et bonne… les notes sont bonnes… entre chaque étape du concours… les bons circuits se remettent en place… à nouveau… et enchaînent de la même façon… le même rituel… le cerveau sait ce qu'il doit faire…
l'équipe est là et efficace… la confiance est renforcée… cela rassure… bien… on peut avancer sereinement… maintenant toutes les épreuves sont terminées… très bien terminées… et le cerveau va bien enregistrer ce travail… conserver les bonnes données… et retrouver facilement dans sa bibliothèque… aux bons moments… tous ses éléments favorables pour le bon déroulement du concours… l'équipe est désormais en place… bien… très bien…
Bravo à TOI, Lancelotte ! TU as intégré la grande école que TU souhaitais…

/ TRANSE – MUSICALE /

Qu'est-ce que tu me chantes là ?
La chanson qui s'accorde à tes neurones…
« Il n'a plus assez de musique dans le cœur pour faire danser sa vie. »
Destouches
« Étrange étranger en moi-même, plus intime à moi-même que moi-même. »
Saint-Augustin
« Chaque homme sait une quantité prodigieuse de choses qu'il ignore qu'il sait. »
Paul Valéry. Mauvaises pensées et autres
Peter : « Je panse, donc je suis… »
Bruno : « Élève-toi, et avance ! »
Sylvestre : « Aide- toi et le ciel te transe-formera ! »
Nous ne sommes que des transes-metteurs d'un destin qui doit se révéler et se réaliser…
« Ne voyons-nous pas l'homme ignorer lui-même ce qu'il veut, chercher toujours, changer de place comme s'il pouvait ainsi se décharger de son fardeau ? »
Lucrèce. Poète, philosophe latin
« Les hommes sont toujours portés à croire non par la preuve, mais par l'agrément »
Blaise Pascal
Donc un test simple : Lancelotte, Lancelot, vous choisissez des transes musicales comme si la Vie durait seulement 24 heures pour ce jeu de chaises musicales d'échanges… et qu'il faut l'agrémenter avec des morceaux de musique qui parlent à vos neurones… la vie est dans la… variété !

Bonne « distraction » neuronale à tous ! Prenez la joie d'écouter, toujours au niveau conscient et surtout inconscient… et selon vos propres choix !!! Florilège choisit ici : ton titre et dit pourquoi ?
Vous vous concertez et nous écoutons… tu commences Lancelotte :
– La Mer… Charles Trenet –
Pourquoi Lancelotte ?
– Car la mer source de vie éternelle…
– La symphonie des jouets… Franz Joseph Haydn. –
Pourquoi Lancelot ?
– Car la vie de l'enfance n'est pas l'enfance de l'art… enfant qui enfante l'adulte…
J'offre, ici, un intermède avec « Le Sud » de Nino Ferrer…
– Everybody wants to rule the world…
(Paroliers : Christopher Merrick Hugues / Ian Stanley / Roland Orzabal : Tears For Fears)
Lancelotte ?
– Car bienvenue dans ta vie
– Elle était si jolie… Alain Barrière.
Lancelot ?
– Car la vie passe vite sans amour… je pense aussi à ma vie… et à ma grand-mère Madeleine qui adorait cette chanson.
– Adagietto, Symphonie N° 5 … Gustav Mahler.
Lancelotte ?
– Car lettre d'amour d'une vie.
– All Around the World…
(Paroliers : Andy Morris/Etterlene Jordan/Mark Dwayne Debarge/Lisa Standfield/Paul Hardcastle. En duo Lisa Stansfield avec Barry White)
Lancelot ?
– Car la vie qui court.
– True… Gary Kemp/Steve Norman - Spandau Ballet.

Lancelotte ?
– Car la vie cette Lolita qui ensorcelle, « Golden brown »... The Stranglers...
– A Horse With No Name... America.
Lancelot ?
– Car la vie qui jaillit du désert.
– Who Wants to Live Forever... Brian May / Queen.
Lancelotte ?
– Car la vie pour l'éternité... ?
– Petite musique de nuit .... MOZART...
Lancelotte ET lancelot ?
– Car la musique de la vie éternelle recommencement vers un nouveau jour...
Voilà ! Tu peux dire : je connais cette chanson.
Tu peux dire : je ne connais pas la chanson.
Mais tu ne peux dire : on connaît la chanson ! Car chacun est dans son contexte !
Tiens ! En vous écoutant, il me revient un air de refrain : « It Was A Very Good Year... »
Si Sinatra m'était conté... et compté... Nothing but the best !
Car il y a la musique, les paroles, l'harmonie entre les deux et... ton interprétation !
Et TOI ? Ta journée musicale ? Avec tes références conscientes ET inconscientes ?
À ton tour, trouve ton eat-parade pour agrémenter et alimenter tes neurones.
Cette méthode assimile les bonnes ondes...
Lancelotte ! Tu es donc le LA !
Lancelot ! Tu es donc le LA !
... « LA MUSIQUE CREUSE LE CIEL » ... Charles Baudelaire. Journaux intimes. 1887
Hypnotiser conjugué au plus-que-parfait :
J'avais hypnotisé (J'avais aimé... J'avais agapé...)
Tu avais hypnotisé

Elle, Il avait hypnotisé
Nous avions hypnotisé
Vous aviez hypnotisé
Elles, ils avaient hypnotisé
« Si tu veux arriver où tu ne sais pas, il te faut passer par où tu ne sais pas. »
Saint Jean de la Croix
La psychothérapie dans un cadre hypnothique.
Comme dirait Sylvestre : faire une psycho-thérapie c'est réussir la quadrature dans le cercle de l'univers... de ton univers...
Selon Peter, un psychothérapeute ne se contente pas de travailler de midi à minuit ; son cerveau altruiste fonctionne en permanence... nuit et jour... égrégore quand tu nous tiens !
Enfin, pour Bruno, la psychothérapie est une transe en danse... avec un droit au repos, quand même !
Dans une psychothérapie, il y a cadrage, recadrage ; et l'on peut sortir du cadre pour un changement de cadre... tout en restant dans son cadre.
De plus, on l'a compris, chaque mot en transe est dissertatif...
Une fois encore, nous ferons nôtre cette philosophie de Montesquieu :
« Je n'ai jamais vu couler de larmes sans être attendri.
Je souhaite recevoir des services le moins que je puis, et en rendre le plus qu'il m'est possible. »
Si l'on peut oser cette métaphore, c'est-à-dire comme on le sait : transporter au-delà... et pour nous transe-porter...
Alors, on peut affirmer que dans l'histoire de l'humanité, JÉSUS est un « cri » dans le désert de l'Agapè, dans le désert de l'amour universel entre les Hommes...
Avec cette révélation, sa naissance « fait date », c'est le moins que l'on puisse dire sur l'horloge du temps de la

présence de l'Homme dans l'Univers...
Un prophète nous fait réaliser que l'être humain, l'individu, n'est pas seul, mais composite d'une âme universelle. Le Moi, l'Ego ne peut vivre qu'à travers l'Autre en fait. Les destins sont liés...
Et l'hypnose, l'outil hypnotique, nous fait réaliser tous les jours cette réalité dans la pratique. Et nous nous interrogeons, encore et encore sur la puissance de cet outil. Il nous faut accepter une fois de plus de ne pas tout comprendre... Mais il nous faut aussi accepter ce rôle d'aide envers autrui ; et avoir surtout encore l'humilité de s'effacer ensuite... pas si simple...
Ainsi le thérapeute, ce catalyseur de l'instant, va être un accompagnant... dans le voyage de la transe.
Voici le poète Henri de Régnier.
Inscription pour la porte des voyageurs :
« Toi qui marchas longtemps dans l'ombre, côte à côte
Avec toi-même, ô cher Voyageur, sois mon hôte !
Assieds-toi sur ma borne et secoue à mon seuil
La poudre de la route où peina ton orgueil
Peut-être, et redeviens celui qui, au départ,
Souriait d'être jeune et croyait partir tard... »
« La Transe Neuronale Thérapeutique, c'est de la dynamite ! »
Dr. Dunamis
Il faut donc des précautions...
Par définition, puisque nous pratiquons une exaltation neuronale ciblée ; nous ciblerons la demande du sujet...
Pour Françoise Dolto :
« Rien ne perturbe si l'on en parle », le problème c'est que le sujet ne s'exprime pas forcément sur ce (ceux !) qui le perturbe(nt) vraiment... et parfois le comportement parle de lui-même ! »
Ainsi, nous préparons toujours « l'entrevue » avec un

plan légèrement détaillé, plutôt qu'un script précis. En effet, il faut toujours laisser libre cours à ce qui semble paraître une improvisation... Bien sûr, il ne s'agit pas véritablement d'improvisation : les mots, les phrases, les bonnes métaphores sont comme guidées par une force qu'il est difficile d'expliquer. Comme si tout devenait fluide, et allait de « soi à soi » alors qu'il y a deux personnes différentes...

Pour Erickson, c'est le sujet qui fait la thérapie en réalité. Le thérapeute doit réaliser un contexte favorable afin que le sujet ramène des choses refoulées ou oubliées pour une raison ou pour autre... Un trouble de stress post-traumatique est toujours possible...

Il faudra privilégier l'écoute des mots, des attitudes, des postures... bref la lecture du non- verbal qui représente à peu près 93 % de la communication ! Votre propre inconscient pourra, à ce moment-là, faire une trame pour la séance de transe à venir.

Nous « hypnauditons » en fait !

« Et les mots suivront sans se faire prier une idée nettement conçue »

Horace. Art poétique, 311

Pour les pseudos « résistants », la meilleure façon de gagner un conflit c'est de l'éviter...

Nous devrons faire abstraction du cerveau gauche, de l'ego, du conscient. Afin de chercher la sororité entre deux âmes, ce qui est la base d'une harmonie universelle.

Encore une fois nous chercherons l'Agapè entre deux êtres, poussières d'étoiles ; ce qui permettra d'utiliser une énergie créatrice...

Et puis, s'il faut rendre l'âme (à qui ?) ; alors il faut faire en sorte de la partager avec autrui à bon escient. Car en... fin, faut-il attendre (quoi ?) pour couler des jours heureux ?

STOP ! Lancelotte, Lancelot, vous partez pour une croisière

très lointaine sur le bateau « HELICE AU PAYS DES MERVEILLES ». Dans votre bagage toujours DEUX livres seulement, réfléchissez bien !
Dans le choix... un... changement... peut... toujours... s'opérer... guidé par Socrate :
« La vie irréfléchie ne vaut pas la peine d'être vécue... »
Ancrez ces deux livres dans vos neurones !
AINSI TRANSENT-ILS !

/ TRANSIT... /

Sylvestre, Peter, Bruno,
pour la conclusion d'une parenthèse cérébrale...
Futur éternel :
La vie n'est pas un début,
et la mort n'est pas une fin :
elles ne sont que des variations
de l'être.

Erick Van Ruysbeek

Futur simple,
Le Maître : répétez après moi !
J'hypnotiserai (J'hypnauditerai... J'aimerai...)
Tu hypnotiseras
Elle, il hypnotisera
Nous hypnotiserons
Vous hypnotiserez
Elles, Ils hypnotiseront
« Les pieds lourds et puissants de chaque destinée
Pesaient sur chaque tête et sur toute action. »
Alfred de Vigny (Les Destinées)
Souvent la nuit, qui symbolise une sorte d'infini, il est très difficile de nous empêcher de nous poser des questions...
En effet, changeons-nous vraiment le destin d'un être humain ?
Où sommes-nous, nous-mêmes, inclus dans la destinée de cette personne ?

Marimount nous parle souvent d'un problème existentiel, existence-ciel, pour lui :
Cette circonstance, l'Homme qui disparaît pendant son sommeil… Il ne sait donc pas qu'il est mort… ? Si oui, alors comment ?
Quid du dialogue interne du cerveau, que l'on a évoqué ?
Et il ne sait pas non plus qu'il a vécu, ce qu'il a vécu… et qu'il a existé tout simplement sur cette terre !?
Il est difficile, encore une fois, de répondre à ces questions…
Nous pouvons être à la fois, peut-être, des êtres « programmés », tout en étant aussi des catalyseurs fortuits pour autrui.
Le paradoxe est toujours là.
Quoi qu'il en soit, l'humilité est de mise dans le mystère de l'espace-temps.
« La nature est un art que tu ne peux comprendre ;
La discorde un concert que tu ne peux entendre ;
Le hasard un dessein invisible pour nous ;
Et le mal de chacun, l'avantage de tous. »
Pope. Essai sur l'Homme, 1732
Alors tout serait hypnose ? Mais l'hypnose ne représente sûrement pas le TOUT !
Transe, fil d'Ariane dans l'Univers !
Transe en danse dans la transcendance…
Nous retiendrons ce message, pour la postérité, du génial Isaac NEWTON, alchimiste convaincu…
« Je ne sais pas ce que le monde pensera de moi. Pour ma part, j'ai l'impression de n'avoir été qu'un enfant qui joue sur la plage et se divertit en trouvant çà et là un coquillage plus joli qu'à l'ordinaire, alors que le grand océan la vérité reste inexploré devant moi. »
Né, Terre nether
Que ton chemin de Terre,
Ne soit pas un rail de fer,

Que ton esprit reste vert,
Afin que les Cieux te soient ouverts...
Volterre

De mon modeste côté, j'estime avoir déjà fait une bonne part de la part qui me reste toujours à faire, dans la partition éternelle de l'Univers... comme une sorte de testÂMEnt évolutif...

Oui, et pour l'Intelligence Artificielle qui pointe son nez ?

Je ne peux rien faire pour elle. Car elle n'éprouve aucune émotion. Et de surcroît, elle n'a aucune imagination... L'automate perroquet, ou ce singe-avatar savant, n'a rien à faire ici !

— Un petit test pour toi Intelligence ARTIFICIELLE... tu comprends ce résumé ? : P.M.S. T.N.T. E.N.C. N.D.C.C.

— Non ! À part la dynamite...

— Je le savais ! Et c'est logique ; car c'est BIOlogique...

Lancelotte et Lancelot ont compris !

Pour ta gouverne : Préparation Mentale Systémique Transe Neuronale Thérapie Exaltation Neuronale Ciblée Nouvelle Donne Carte Cérébrale...

La transelfie est aussi une chimère... la rêverie est le seul vrai rempart...

La Vie, cette mélopée avec ses alternances souffrances/catharsis, est heureusement allégée pas les moments de vrai bonheur, les rires, les lâcher-prises et toujours l'agapè...

« Il m'arrive d'être sollicité par un marin à quai qui cherche une passerelle pour une transe pacifique éternelle... »
Maremonthana

Aide-toi, et Marimount t'aidera...

Marimount en herbe :

— Lancelotte, petite têtue t'es-tu bien lue ? ... Lancelot, petit têtu t'es-tu bien lu ? ...

— Oui, Bruno ?

– J'ai hâte de lire vraiment « pour moi », ce livre bientôt terminé…
Car il demeure cette ambition Lancelotte, Lancelot : si tu choisis finalement cet ouvrage sur TON île ;
elle sera moins déserte… garde une part de rêve… l'avantage du rêveur ? Il ne meurt jamais…
Tu n'as donc pas encore tout compris ? Rassure-toi nous non plus !
Le mystère est moteur…
In Fine :
« Si vous réalisez ce qu'il y a en VOUS, ce que vous réaliserez vous sauvera. »
Jésus de Nazareth. Guérisseur et « hypniatre précurseur » devant l'Éternel…
Enfin, comme avant-dernier mot, les derniers mots de Léonard de Vinci :
« Nul être entre dans le néant »
Il est hors de question de rendre… l'âme… puisqu'elle est notre éternité…
Et je dirai même plus… les âmes sœurs résonnent à l'infini !
Alors, en lice au pays des merveilles,
Tirer sa rêve-errance,
Pour une transe éternelle…
Pour une conclusion fatalement provisoire, mais aussi fil rouge neuronal éternel…
L'hypnose ou la « mémoire du futur ».
Pourquoi la mémoire du futur ? Quand nous préparons mentalement une personne, nous engrammons (au sens d'imprimer) dans le cerveau ce qui doit se passer dans l'idéal pour le changement ou le but demandé. En jouant sur les états de conscience, nous nous transformons en « passeurs d'états d'âmes » …
Hypnose es-tu là ? Nous pensons que tu es là, mais nous ne savons pas « comment » tu es là…

Avec la pratique de l'hypnose, de la transse nous sommes sûr de l'égrégore possible entre deux êtres et l'univers.
TOUT est hypnose dès que l'on touche à l'intellect !
Tout ce que l'on peut dire c'est que l'hypnose, la méditation, la sophrologie, etc., etc., etc., ne sont des mots que sur des états de conscience induits... toujours à travers un dialogue neuronal... sémantique, quand tu nous tiens !
Ce qui compte vraiment, c'est la personne qui utilise ces états de conscience induits comme OUTIL avec une autre personne ou bien seule, afin d'obtenir un changement dans un but défini. Cela doit être fait en concertation bien sûr... mais il faut aussi, souvent, identifier quelle est la demande réelle... D'où l'expression toujours, pour nous, d'une : « EXALTATION NEURONALE CIBLEE ».
Malgré toutes les performances des moyens mis à la disposition de la médecine pour étudier le cerveau, nous ne sommes pas sûr d'expliquer un jour la totalité de l'alchimie et de la chimie qui se passe entre deux êtres et entre les êtres... Ce n'est pas de la magie. Mais le résultat peut sembler magique... le monde est ainsi.
JE DIS, LE SECRET DU MONDE EST TEL :
« Si tu veux posséder le Monde
Telle est la bienveillante Loi :
Si tu brises la Noix du Monde
Tu n'y trouveras pas l'Amande.
Ce que tu prendras dans tes mains
Fuira tes mains comme le sable. »
Très antique inscription
sur un rocher près de la Gompa de Phuto.
SAMIVEL. CONTES À PIC. ARTHAUD

LA véritable question : Est-ce véritablement souhaitable de tout comprendre ?
– En effet, le mystère de la VIE ne nous fait-il pas simplement vivre ? ...
– QUI peut expliquer l'Agapè ?
« Il faut avoir beaucoup étudié pour savoir peu. »
Montesquieu
La Vie ce voyage au bout de la nuit de l'intranquillité que seule une transe en danse avec l'Autre peut calmer.
Alors nous dirons, l'outil hypnotique en un mot : AGAPE
Et au-delà d'un facétieux Montaigne qui déclarait :
Le monde n'est qu'une branloire pérenne.
Se lire à haute voix, car deux voies...
Au fait ! Qui est le capitaine ?
Ki est le capitaine... KI est le capitaine ? Le capitaine c'est Ki. C'est qui Ki ?
Ki c'est toi...
Si Ki, père dur...
Qui rit, perdure...
Ainsi Lancelotte je suis meilleur car tu es déjà meilleure !
Ainsi Lancelot je suis meilleur car tu es déjà meilleur !
Grâce à TOI, je ne suis pas au bout de mes joies...
Lancelotte ! Te voilà TOI !
Lancelot ! Te voilà TOI !
Nous dirons simplement :
Vous pouvez entrer et sortir de transe,
Et mener harmonieusement votre danse,
Diriger une transe en danse universelle,
Et décrocher cette lune demoiselle...
Quand la vie est là ;
Alors l'hypnose est là.
Quand l'hypnose se fait la belle ;
Alors cette vie devient éternelle...
Voilà, la transe s'amenuise...

Paul Valéry nous apparaît :
« Le vent se lève ! ... Il faut tenter de vivre !
L'air immense ouvre et referme mon livre...
Les parties de mon corps ont été rassemblées,
Ce qui m'avait été enlevé m'a été rapporté,
Ce qui était dispersé a été rassemblé,
Mes yeux ont été ouverts pour que je puisse voir :
La Grande Etoile... »
Maintenant ! Lancelotte, Lancelot, vous pouvez sortir de transe...

à votre propre rythme... bien... très bien...

Mutatis mutandis...
Ce qui devait être changé... est changé ! ... et évoluera...
Lancelotte ! Te voilà plus LANCELOTTE !
Et tu sais que LA VIE n'est pas une bulle de savon...
Lancelot ! Te voilà plus LANCELOT !
Et tu sais que LA VIE n'est pas une bulle de savon...
LA VIE est une vallée de TRANSES...
In fine, que tout soit LUX, CALME et VOLONTÉ...
HAUT LES ÂMES !!!
BON... VENT... HYPNOTHIQUE...

Ô... RE... VOIR...
HAUT revoir...

je remarque alors une
mouette rieuse qui maintenant

avec ses ricanements
devenus plus doux

devient une métempsychose ailée
qui se fond dans l'horizon

Table de ta matière grise…

Car une « table des matières » dans la transe n'est pas concevable !
Il n'y a pas de plan non plus. Car personne ne connaît l'avenir.
Tu viens de réaliser que ce livre n'était, en fait, qu'un script de transe…
Tu l'as personnalisé…
Tu peux le relire à ta guise.
Tu ne seras jamais l'enfant prodigue !
Le chemin à parcourir t'appartient… infiniment

INDEX

Le meilleur index reste celui qui se lève lors d'un « signaling » volontaire ou non.
Ton cerveau a fait un travail ; et il sait retrouver ce qui est pertinent pour lui…
L'index montre du doigt l'Unité humaine dans l'Univers…

SOMMAIRE POST – TRANSES

– Hou ! Hou ! MARIMOUNT ! Tu m'écoutes ?
– Oui ? Plaît-il ?
– Merci pour ce « chef-d'œuvre », comme la réalisation d'un compagnon du devoir !
– De rien… de tout… de TOI… de ton âmitié…

Table des matières

Dépôt légal janvier 2025

Librinova

www.librinova.com

www.ingramcontent.com/pod-product-compliance
Lightning Source LLC
LaVergne TN
LVHW052225200926
848481LV00001B/218